Renate Frank

HONIG

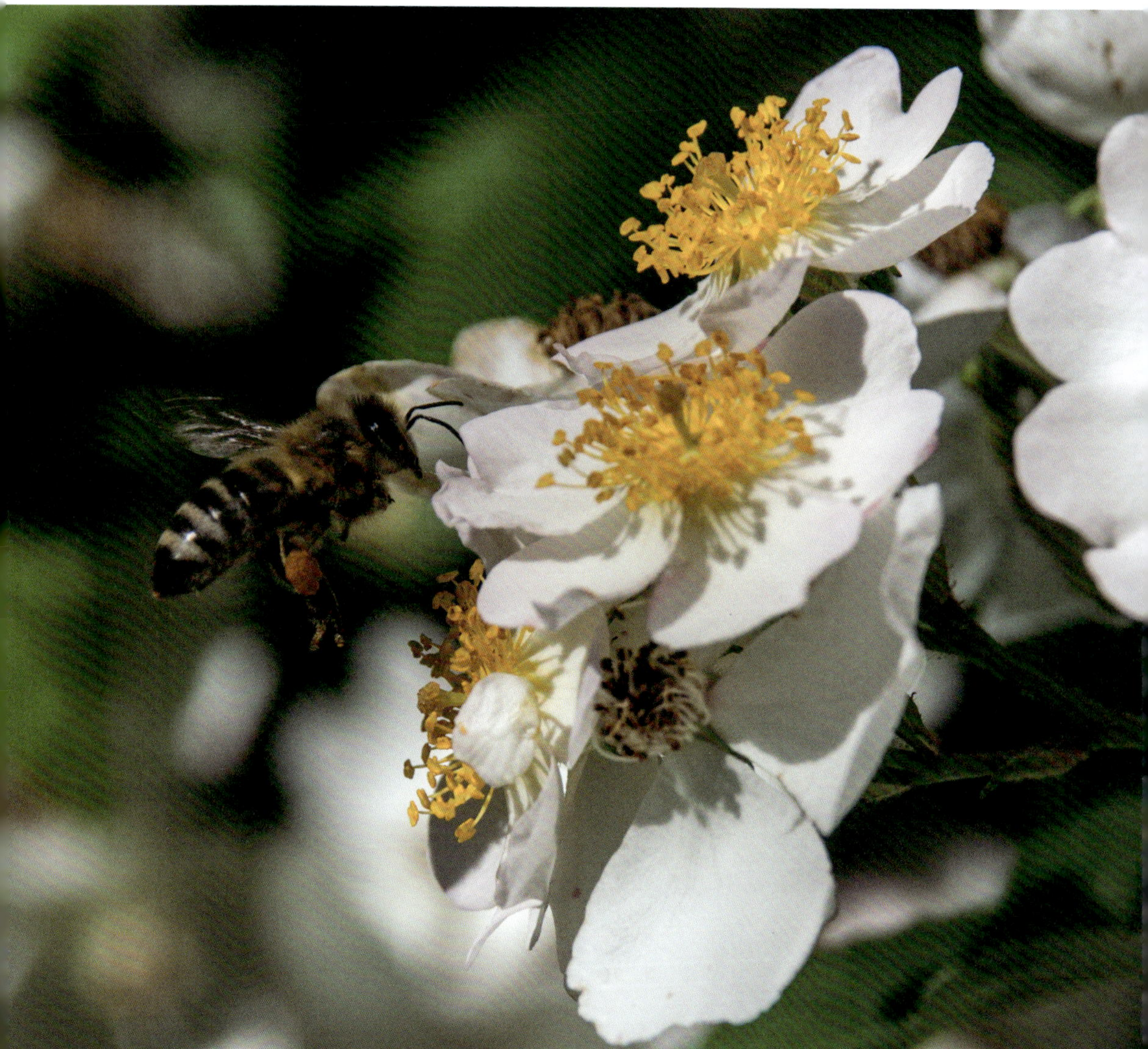

Renate Frank

HONIG

köstlich, gesund und vielseitig

3., erweiterte Auflage

ulmer

Inhalt

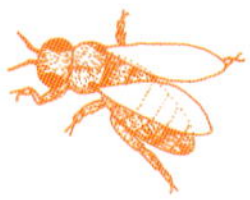

Meiner Tochter Nora gewidmet.

Vorwort zur 3., erweiterten Auflage

Trotz Ernährungsunterricht in den Schulen werden immer mehr Menschen in unserer Gesellschaft übergewichtig. Auch die Zahl der Neuerkrankungen an Diabetes und Fettstoffwechselstörungen ist in den letzten zehn Jahren erheblich gestiegen. Gleichzeitig werden immer häufiger widersprüchliche Ernährungsempfehlungen verbreitet, welche eher zur Verunsicherung der Bevölkerung beitragen als zur Aufklärung. So wird oftmals vom Verzehr traditioneller Lebensmittel abgeraten. Stattdessen sollen Nahrungsmittel, die es bis vor kurzem bei uns noch gar nicht gegeben hat, gegessen werden. Zu den Ernährungs-Modetrends gehört auch die kohlenhydratarme Ernährung. Bei dieser Ernährungsform soll auf kohlenhydrathaltige Lebensmittel, wie beispielsweise Brot, Kartoffeln, Nudeln, Reis, Obst und Honig verzichtet werden, tierische Nahrungsmittel dürfen dagegen in großer Menge konsumiert werden. Menschen, die abnehmen möchten oder an Stoffwechselkrankheiten leiden, wissen oftmals gar nicht mehr, was sie essen dürfen und was nicht. Das geht auch vielen Diabetikern so. Noch vor wenigen Jahren standen für Diabetiker Honig und viele Obstsorten auf der Verbotsliste. Heutzutage gibt es gegenteilige Ernährungsempfehlungen. Pollenallergiker und Menschen mit Krebs- und Darmkrankheiten trauen sich oftmals nicht, Honig zu essen und viele Eltern fragen sich, ob schwangere und stillende Mütter Honig zu sich nehmen dürfen und wie gesund das Bienenprodukt für Kinder ist. Verunsicherung und Schwierigkeiten gibt es nicht nur in der Ernährung, sondern auch in der Medizin: Immer mehr Antibiotika verlieren aufgrund zunehmender Resistenzen von Bakterien ihre Wirkung. Resistente Keime stellen besonders in der Wundpflege ein großes Problem dar.

Vor diesem Hintergrund wächst das Interesse an Hausmitteln aus vergangenen Zeiten. Honig gehört zu den ältesten Heilmitteln der Menschheit. Viele der überlieferten Wirkungen des Bienenproduktes, die man sich lange nicht erklären konnte, sind inzwischen wissenschaftlich nachgewiesen worden. So weiß man inzwischen, wie Honig Bakterien abtötet und warum er das Immunsystem stärkt. Zahlreiche Studien, die weltweit mit Honig durchgeführt wurden, zeigen, dass Honig wahrscheinlich wesentlich mehr gesundheitsfördernde Wirkungen auf den menschlichen Körper hat, als bisher angenommen wurde. Diese Erkenntnisse ermöglichen, dass Honig in höherem Maße als bisher in der Gesundheitsvorsorge eingesetzt werden kann.

In der vorliegenden dritten, erweiterten Auflage stellt dieses Buch viele neue Verwendungsmöglichkeiten von Honig für Menschen aller Altersstufen und in verschiedenen Lebenssituationen vor. Außerdem wird erklärt, wodurch sich die verschiedenen Honigsorten unterscheiden und welche Honigsorten für welche Anwendungen am besten geeignet sind.

Neu hinzugefügt wurden die Kapitel „Honig in der Schwangerschaft und Stillzeit" und „Honig bei Hautproblemen". Das Buch soll eine Hilfe zur Selbsthilfe sein und gleichzeitig diejenigen unterstützen, die ihr Wissen über die gesundheitliche Bedeutung von Honig an andere Menschen weitergeben möchten.

Renate Frank, Roseburg

Einleitung

Jahrhundertelang haben Menschen Nahrungsmittel nicht nur zum Lebenserhalt, sondern auch als Medikament und Heilmittel genutzt. Mit dem Aufkommen der industriellen Lebensmittelproduktion veränderte sich die Esskultur und die Einstellung zu Nahrungsmitteln grundlegend. Fertig- und Fast Food-Gerichte eroberten den Markt, Mahlzeiten wurden zunehmend außer Haus eingenommen. Für die Zubereitung von Speisen und Gerichten wurde immer weniger Zeit aufgebracht und die Kochkenntnisse verkümmerten. Mit diesem Wandel ging auch das Wissen um die Heilkraft der Nahrung mehr und mehr verloren. Fortschritte in der medizinischen Forschung und die Herstellung wirksamer Medikamente trugen dazu bei, dass der Glaube an überliefertes Volkswissen aus der Naturheilkunde nachließ.

Von dem Gesinnungswandel betroffen war auch der Honig. Bis in die 1990er Jahre hinein war es gängige Lehrmeinung, dass Honig sich gesundheitlich nicht von Haushaltszucker unterscheiden würde. Begründet wurde diese Behauptung unter anderem damit, dass der Gehalt an wertvollen Nährstoffen, wie Vitaminen und Mineralstoffen, zu gering sei, um eine ernährungsphysiologische Wirkung zu haben. Ernährungswissenschaftler und Mediziner beschäftigten sich hauptsächlich mit der gesundheitlichen Wirkung von Kohlenhydraten, Eiweißen, Fetten, Mineralstoffen und Vitaminen, die Bedeutung zahlreicher anderer Lebensmittelinhaltsstoffe wurde oft übersehen oder unterbewertet.

Mitte der 1990er Jahre fand langsam ein Umdenken statt. Wissenschaftler begannen, sich für pharmakologisch und pharmazeutisch wirkende Stoffe in Lebensmitteln zu interessieren. Sie stießen dabei auf die überraschende Erkenntnis, dass nicht nur die bekannten Nährstoffe, sondern auch verschiedene andere Nahrungsbestandteile den gesundheitlichen Wert der Lebensmittel maßgeblich mitbestimmen. Viele Zusammenhänge zwischen Ernährung und Gesundheit, die vorher als Spekulationen oder Vermutungen galten, wurden nun mit anderen Augen gesehen.

Obwohl die gesundheitsfördernden Wirkungen von Honig weltweit in zahlreichen wissenschaftlichen Studien nachgewiesen wurden, finden die Ergebnisse der Untersuchungen gegenwärtig in der breiten Öffentlichkeit nur wenig Aufmerksamkeit. Aus diesem Grunde halten sich Ernährungsirrtümer rund um den Honig hartnäckig und werden alle paar Jahre erneut medienwirksam verbreitet, auch wenn bereits das Gegenteil bewiesen wurde.

Dieses Buch wendet sich an alle, die wissen möchten, wie die gesundheitlichen Wirkungen des Honigs, die über Jahrhunderte hinweg beobachtet und von Generation zu Generation überliefert wurden, aus heutiger Sicht erklärt werden können und wie sich das Bienenprodukt in einer zeitgemäßen Ernährung einsetzen lässt. Nach einem kurzen Blick auf die Entwicklungs- und Entstehungsgeschichte des Honigs geht es am Anfang des Buches um die Inhaltsstoffe und deren Bedeutung für den menschlichen Stoffwechsel. Anschließend wird erklärt, wie Honig in verschiedenen Lebensabschnitten verwendet werden kann, um Wohlbefinden und Leistungsfähigkeit zu erhalten.

Der mittlere Teil des Buches beschäftigt sich mit der Wirkungsweise des Bienenprodukts in Belastungssituationen und im

Krankheitsfall. Außerdem werden die verschiedenen Honigsorten und ihre Besonderheiten vorgestellt. Zahlreiche praktische Tipps und Anregungen für die Behandlung und Verarbeitung von Honig sind am Ende des Buches zu finden.

Rund 180 Rezepte sollen zum Ausprobieren und Experimentieren einladen. Die Zutaten der Speisen und Getränke sind so ausgewählt, dass die jeweils erwünschten gesundheitlichen Wirkungen erzielt werden können. Die Zubereitung der Gerichte und Hausmittel erfordert weder spezielle Kenntnisse noch ist sie zeitaufwendig. Im Unterschied zu vielen anderen Therapiemaßnahmen führt die Anwendung von Honig im Rahmen einer ausgewogenen Ernährung oftmals schon nach kurzer Zeit zu einer Verbesserung des Wohlbefindens.

Obwohl Honig die Selbstheilungskräfte des menschlichen Körpers anregt, darf bei schweren Erkrankungen jedoch nicht auf eine medizinische Untersuchung und Behandlung verzichtet werden.

Bedeutung des Honigs – von der Antike bis heute

Die Geschichte der Menschheit ist eng mit dem Bienenprodukt Honig verknüpft. In fast allen Kulturen hat Honig nicht nur als Nahrungs- und Heilmittel, sondern auch als Bestandteil ritueller Zeremonien Spuren hinterlassen. Die ältesten bildlichen Darstellungen einer Honigernte sind 10 000 bis 15 000 Jahre alt und wurden in einer Höhle in Spanien gefunden.

Honig als Nahrungsmittel

Von den Wikingern weiß man, dass sie den Honig zur Kräftigung auf Schiffsreisen mitnahmen und die Römer stärkten sich vor Kämpfen mit Honig. Sie verwendeten das Bienenprodukt aber auch, um Fisch haltbar zu machen und Früchte zu konservieren. In Honig eingelegte Quitten nannten sie Honigäpfel. Die Griechen wiederum bereiteten aus Gerstenmehl, geriebenem Käse und Honig eine Kraftspeise zu, die den Namen Kykeon hatte. In Ägypten stellte man mit Hilfe des süßen Saftes Honigbrot, Honigbier und Honigwein her. Auch die Germanen liebten das Bienenprodukt. Sie kochten aus Wasser und Honig einen Sud, der nach der Gärung zu Met wurde. Dieses Getränk war über Jahrtausende ihr Lieblingsgetränk und wurde erst im Mittelalter vom Wein verdrängt.

Wie Aufzeichnungen von Chronisten zeigen, gehörten um 1000 n. Chr. neben Met auch Milch mit Honig, Käse mit Honig und Wabenhonig zur üblichen Ernährung in Europa. Im Mittelalter war Honig so kostbar wie Salz und jahrhundertelang ein wichtiger Handelsartikel. In vielen Ländern wurden Steuern in Form von Honig entrichtet. Die Honigsammler, auch Zeidler genannt, bildeten eine eigene Zunft, genossen Zollfreiheit und hatten eine eigene Gerichtsbarkeit.

Honig als Götterspeise

Da sich die Menschen des Altertums die Herkunft von Honig lange Zeit nicht erklären konnten, die Biene aber gleichzeitig verehrt wurde, galt Honig in vielen Völkern als göttliche Speise und fand Eingang in zahlreiche Mythen und Bräuche. So tranken zum Beispiel die Maya bei zeremoniellen Veranstaltungen ein Getränk aus den Rinden des Lonchocarpus-Baumes mit Honig. Die Griechen backten zu Ehren der Göttin Artemis-Selene Hörnchen aus Honig und Mehl, welche die Mondsichel darstellen sollten. In Rom gab es Honigkuchen als Siegespreis für Festspiele und als Andenken für Hochzeitsgäste. Auch am Neujahrstag schenkte man sich im alten Rom Honig in weißen Gefäßen und am 21. Februar, dem Gedenktag für die Toten, wurden Milch und Honig an den Gräbern geopfert.

In vielen anderen Völkern war Honig ebenfalls eine wichtige Opfergabe. So beschenkte der ägyptische König Ramses III. im 12. Jahrhundert v. Chr. den Nilgott Hapi gleich mit 15 Tonnen Honig. Auch Moses führte sein Volk in ein Land, “in dem Milch und Honig fließen.“ Im 2. Jahrhundert wurde im Christentum der Brauch eingeführt, Täuflingen Milch und Honig zu geben. Diese Tradition hielt sich bis ins 6. Jahrhundert.

Honig in der Volksmedizin

Die wichtigste Rolle spielte Honig jedoch in der Volksmedizin. Schon um 2500 v. Chr. verwendeten Menschen Honig in der Wundbehandlung. In ägyptischen Aufzeichnungen aus der Zeit um 1530 v. Chr. sind Rezepte mit Honig festgehalten, die bei Magen- und Gallenleiden, Schwächezuständen und Verstopfung eingesetzt wurden. Der griechische Arzt Hippokrates (460–377 v. Chr.) empfahl Honig bei Fieber und behandelte eiternde Wunden mit Honigsalben.

Zucker verdrängt den Honig

Bis ins Spätmittelalter hinein war Honig im europäischen Raum das einzige Produkt zum Süßen von Speisen und Getränken. Die Wende kam mit den Kreuzzügen als die Europäer die süßen Getränke und Speisen der arabischen Länder und Indiens kennenlernten. Seit dem 12. Jahrhundert brachten venezianische Händler den Zucker mit anderen orientalischen Gewürzen in ihre Heimat. Doch der Zucker kostete zehnmal so viel wie Honig und wurde lange Zeit als Kostbarkeit und Heilmittel angesehen. Erst als es den Europäern gelang, in ihren zahlreichen Kolonien Zuckerrohr auf Plantagen anzubauen, konnte das begehrte Süßungsmittel in größeren Mengen eingeführt werden. Aber der Preis war hoch und so blieb der Zucker zunächst dem Adel und den reichen Bürgern vorbehalten.

Siegeszug des Zuckers

Der Zuckerkonsum an den Höfen und in herrschaftlichen Bürgerhäusern beeinflusste die kulturelle Entwicklung in Europa entscheidend. Besonders in der Zeit des Barock galt es als vornehm, die neuen exotischen Getränke Kaffee, Tee und Kakao mit Zucker zu süßen. Am französischen Hof wurde die Sitte eingeführt, zu diesen beliebten Getränken stets süßes Gebäck zu reichen. Die Kaffeetafel wurde gesellschaftsfähig und entwickelte sich mehr und mehr zu einer bevorzugten Mahlzeit für Gäste. Auch die heute übliche Speisenfolge, bei der ein Festmahl mit einem Dessert endet, entstand in dieser Zeit. Marzipan, Konfekt, Eis und Likör wurden vor etwa 300 Jahren erfunden und waren zunächst nur den Reichen vorbehalten. Aus den Küchen der Oberschicht war Honig Ende des 16. Jahrhunderts fast vollständig verschwunden.

Als Rohrzucker immer teurer wurde, versuchte man aus anderen Pflanzen Zucker zu gewinnen. Die hohen Einfuhrzölle, welche die Zuckerimporte aus Übersee belasteten, waren besonders dem preußischen König Friedrich dem Großen ein Dorn im Auge. Er ließ nach Möglichkeiten für eine einheimische Zuckerproduktion aus der Runkelrübe suchen. Bereits Mitte des 18. Jahrhunderts gelang es, Zucker aus Zuckerrüben zu gewinnen. Die erste Zuckerrübenfabrik der Welt wurde 1801 in Schlesien errichtet, in der täglich aus 5000 kg Rüben circa 200 kg Kristallzucker gewonnen werden konnte. Von da an war der Siegeszug des Zuckers nicht mehr aufzuhalten. Als am Ende des 19. Jahrhunderts die Technik so weit fortgeschritten war, dass der Zucker industriell und kostengünstiger produziert werden konnte, war es immer mehr Menschen möglich, sich das begehrte Gut zu leisten. Nicht nur Naschwerk und süße Backwaren erfreuten sich großer Beliebtheit, auch Suppen, Getreidebreie, Fleisch- und Gemüsegerichte wurden zunehmend mit dem Produkt verfeinert.

Zucker wurde vom Luxusartikel zum populären Genussmittel. Während die Deutschen Ende des 18. Jahrhunderts noch rund ein Kilogramm Zucker pro Person und Jahr aßen, stieg der Zuckerkonsum zwischen 1800 und 1900 auf durchschnittlich 14 Kilogramm pro Kopf und Jahr. Im Jahre 1974 wurde etwa 32-mal so viel Zucker gegessen wie im Jahre 1800. Heutzutage nimmt jeder Einwohner Deutschlands jährlich durchschnittlich 36 Kilogramm Zucker zu sich, das entspricht rund 12.000 Stück Würfelzucker im Jahr oder 32 Stück Würfelzucker am Tag. Der Honigkonsum dagegen liegt derzeit bei etwa 1,4 Kilogramm pro Kopf und Jahr. Das bedeutet, dass die Deutschen durchschnittlich 2 Teelöffel Honig pro Woche essen.

Honig im 21. Jahrhundert

Im Zeitalter des Zuckers, der industriellen Lebensmittelproduktion und der hoch entwickelten Medizin änderte sich die Bedeutung des Honigs von Grund auf. Wegen seines ausgeprägten Eigengeschmacks und der klebrig-flüssigen Konsistenz ist Honig für die Herstellung von feinen Backwaren und Konfekt nur begrenzt geeignet. Das Bienenprodukt ist teurer als Zucker und die Sortenvielfalt führt bei so manchem Verbraucher zu Verwirrung. In Zeiten, in denen weniger gekocht wird und Nahrung schnell zubereitet werden muss, erscheint vielen Menschen die Verarbeitung von Honig als aufwendig und unpraktisch. Alte Honigrezepte geraten immer mehr in Vergessenheit und sind in vielen Kochbüchern nicht mehr vorhanden. Als Brotbelag und zum Süßen von Tee ist das Bienenprodukt zwar allgemein bekannt, bei der Zubereitung und Verfeinerung von Speisen und zur Gesundheitsvorsorge spielt es aber kaum eine Rolle.

Honig ist nicht nur unmodern geworden, sondern auch verstärkt in das Kreuzfeuer der Kritik geraten. Einige Menschen sind davon überzeugt, dass der süße Saft gegenüber Zucker keine Vorteile bietet und sogar gesundheitsschädlich sein kann. So wird zum Beispiel vor einer erhöhten Kariesgefahr für die Zähne und vor Risiken für die Figur gewarnt. Der Gehalt an Vitaminen, Mineralstoffen und anderen Inhaltsstoffen wird vielfach als unbedeutend dargestellt. Gesundheitsfördernde Wirkungen werden dem Honig entweder ganz abgesprochen, zum Teil als Aberglauben dargestellt oder mit der Begründung abgetan, dass die Heilwirkungen nicht wissenschaftlich bewiesen seien. Selbsternannte Ernährungsexperten machen ihren Anhängern sogar mit der Behauptung Angst, dass Honig „das Blut sauer und den Körper heiß macht“. Vereinzelt wird die Meinung vertreten, Honigkonsum könne zu Gicht und erhöhten Cholesterinwerten im Blut führen.

Während die Gegner kaum ein gutes Haar an der süßen Substanz lassen, sind die Befürworter von den Vorteilen des Honigs überzeugt. Viele Honigliebhaber sind der Meinung, dass sie ihre gute Gesundheit dem Bienenprodukt zu verdanken haben. Positive Wirkungen des Honigs bei Erkrankungen der Verdauungsorgane werden ebenso berichtet wie Erfolge bei der Behandlung von Herz-Kreislauf-Problemen, Zuckerkrankheit, Allergien und Nervenleiden. Nicht wenige Senioren führen ihr stolzes Alter auf den regelmäßigen Genuss von Honig zurück. Weltweit konnte Menschen mit schlecht heilenden Wunden oder offenen Beinen durch Honigbehandlungen geholfen werden.

Die Frage, ob Honig gesund ist oder nicht und welche Rolle er in der Ernährung und Gesundheitsvorsorge spielen kann, ist heute aktueller denn je. Immer mehr Menschen interessieren sich für gesunde Ernährung und Naturheilkunde. Noch vor wenigen Jahren war das Interesse der Wissenschaft an Naturprodukten gering, viele Untersuchungsmethoden fehlten oder waren ungenau. Durch neue Erkenntnisse in der ernährungswissenschaftlichen und medizinischen Forschung und mithilfe präziserer Analysemethoden ist es inzwischen möglich, Beobachtungen, die lange Zeit rätselhaft erschienen, wissenschaftlich zu erklären.

Honig – ein Produkt der Natur

Im Unterschied zu Hummeln und Wespen überwintern Bienen als ganzes Volk und benötigen Honigvorräte zum Überleben in den Wintermonaten. Im Sommer werden die Bienenlarven mit Honig und Pollen gefüttert. Die Zusammensetzung des Futtersaftes entscheidet, ob aus den Larven Arbeitsbienen oder Königinnen werden (siehe Foto S. 67, unten).

Wie Honig entsteht

Um ein Kilogramm Blütenhonig zu produzieren, muss eine Biene den Nektar von mindestens drei Millionen Blüten sammeln und eine Flugstrecke zurücklegen, die einer sechsmaligen Erdumrundung entspricht. Bienen sammeln aber nicht nur Nektar, sondern auch Honigtau. Das ist eine von Blattläusen aus dem Pflanzensaft grüner Blätter und Nadeln gebildete zuckerhaltige Masse, die bei Bienen und Ameisen gleichermaßen beliebt ist. Von den süßen Säften kann eine Honigbiene bis zu 60 mg auf einem Flug nach Hause tragen.

Bereits beim Aufnehmen des Nektars mit dem Saugrüssel werden Speichelsekrete zugesetzt. Während des Fluges zum Bienenstock gelangen Nektar und Honigtau in die Honigblase, einer Erweiterung der Speiseröhre, wo sie den ersten chemischen Veränderungen unterworfen sind. Im Bienenstock werden die Rohstoffe von Biene zu Biene weitergegeben und dabei mit zusätzlichen Substanzen angereichert. Auf diese Weise gelangen Enzyme in den Honig. Diese Bienenwirkstoffe sind entscheidend an der Honigreifung beteiligt und für die Zuckervielfalt im Honig verantwortlich. Neben den Enzymen werden dem Rohmaterial außerdem verschiedene Aminosäuren (Eiweißbausteine) zugesetzt.

Da die Bienen den Honigrohstoff mehrfach abgeben und anschließend wieder aufsaugen, verdunstet ein Teil des Wassers und der Saft wird eingedickt. Die Wabenzellen werden nur zu etwa einem Viertel mit dem halbreifen Honig gefüllt und offen gelassen.

Honigsorten nach Art der Gewinnung

Schleuderhonig	Der Honig wird mit Hilfe einer Zentrifuge aus den Waben geschleudert
Tropfhonig	Man lässt den Honig aus den Waben tropfen
Presshonig	Der Honig wird mit Druck aus den Waben gepresst. Diese Methode wird nur noch selten praktiziert.
Wabenhonig	Die noch verdeckelten, brutfreien Waben werden in Scheiben geschnitten

Honigsorten nach der Herkunft

Trachthonig	Honig, der überwiegend von einer bestimmten Blüten- bzw. Pflanzenart stammt
Mischblütenhonig	Honig aus dem Nektar verschiedener Pflanzenarten
Honig aus Frühtracht	Honig aus der ersten Schleuderung
Honig aus Sommertracht	Honig, der im Sommer geschleudert wird
Honigtauhonig	Honig aus Sekreten lebender Pflanzenteile oder aus auf lebenden Pflanzenteilen befindlichen Exkreten pflanzensaugender Insekten

Erst wenn der Wassergehalt auf höchstens 20 Prozent gesunken ist, verschließen die Bienen die Zellen mit luftundurchlässigen Wachsdeckeln (siehe Foto S. 68, unten).

Bei der Honigernte entnehmen Imker die gefüllten Waben, entfernen die Wachsdeckel und schleudern den Honig in einer Zentrifuge (siehe Fotos S. 69). Eine Erwärmung ist dabei nicht erforderlich, weil die Waben noch die Temperatur des Bienenstockes haben, die zwischen 30 und 40 Grad Celsius beträgt. Wachsrückstände werden mit Sieben herausgefiltert. Bei der anschließenden Abkühlung kristallisiert der Zucker (siehe Fotos S. 70).

Die verschiedenen Honigsorten werden sowohl nach der Art ihrer Gewinnung als auch nach den Herkunftspflanzen eingeteilt. Sie unterscheiden sich stark in ihrem Nährstoffgehalt.

Inhaltsstoffe des Honigs

Chemisch gesehen ist Honig eine gesättigte Lösung verschiedener Zuckerverbindungen (Kohlenhydrate) in Wasser, die gleichzeitig pflanzliche und bienenspezifische Bestandteile enthält. Der Kohlenhydratgehalt beträgt 80 bis 85 Prozent, der Wasseranteil schwankt zwischen 16 und 19 Prozent. Die Hauptzucker sind Fruchtzucker (Fructose) und Traubenzucker (Glucose), wobei Fructose mit einem durchschnittlichen Anteil von 34 bis 41 Prozent in allen Honigen überwiegt. Der Traubenzuckergehalt liegt zwischen 28 und 35 Prozent. Beide Zucker bestehen aus einem einzigen Molekülbaustein und werden daher Einfachzucker oder Monosaccharide genannt.

Sogenannte Zweifachzucker (Disaccharide) setzen sich aus zwei miteinander verbundenen Zuckermolekülen zusammen. Zu diesen gehört die Saccharose, die sowohl im Honig als auch im Haushaltszucker vorkommt.

Als höhere Zucker (Oligosaccharide) werden Kohlenhydratverbindungen bezeichnet, die aus drei bis acht Bausteinen bestehen. In Honigen konnten mehr als zwanzig verschiedene Oligosaccharide nachgewiesen werden. Welche höheren Zucker in einem Honig vorliegen, hängt sehr stark von den Pflanzen ab, von denen der Honig stammt.

Zu den Nährstoffen im Honig gehören neben den Kohlenhydraten verschiedene Eiweißstoffe und Aminosäuren. Letztere sind Substanzen, aus denen der menschliche Organismus Körpereiweiß, Nervenbotenstoffe, Hormone und Abwehrstoffe bildet. 100 g Honigtrockenmasse enthalten etwa 100 mg Aminosäuren. Da ein Großteil der im Honig vorkommenden Eiweißverbindungen pflanzlichen Ursprungs ist, verrät die Aminosäurezusammensetzung die regionale Herkunft des Bienenproduktes.

Info

Der Geschmack des Honigs wird durch vielerlei Komponenten bestimmt. Einige Substanzen sind in allen Honigen enthalten, andere stammen von bestimmten Pflanzen und sind deswegen nur in manchen Honigsorten zu finden. Die Aminosäure Phenylalanin ist zusammen mit den Verbindungen Phenylacetaldehyd und Phenylessigsäure für das typische Honigaroma verantwortlich. Heidehonige, die sehr eiweißreich sind, besitzen ein besonders kräftiges bis herbes Aroma.

Info

Enzyme sind Eiweißverbindungen und steuern fast alle chemischen Umsetzungen im menschlichen Stoffwechsel. Sie setzen die erforderliche Energie herab und erleichtern so chemische Reaktionen. Ein Beispiel ist die bei der Kohlenhydratverdauung im Darm stattfindende Aufspaltung von Saccharose in Glucose und Fructose. Dieser Vorgang kann auch im Honigglas ablaufen, wenn der Honig nicht wärmegeschädigt ist und die Enzyme noch intakt sind.

Honig enthält eine Reihe wichtiger Mineralstoffe. Sie gelangen über die Pflanzensäfte in das Bienenprodukt. Der Mineralstoffgehalt ist sehr verschieden und in Honigtauhonigen im Allgemeinen höher als in Blütenhonigen. Während Blütenhonige durchschnittlich 100 mg Mineralstoffe pro Kilogramm aufweisen, findet man in Honigtauhonigen zwischen 400 und 1000 mg pro Kilogramm. Kalium ist in allen Sorten am stärksten vertreten. Daneben kommen Natrium, Calcium, Magnesium und Chlor vor. Unter den Spurenelementen sind Eisen, Zink, Mangan, Kupfer und Chrom von ernährungsphysiologischem Interesse.

Von den Vitaminen sind die wasserlöslichen Vitamine B1, B2, Niacin, Vitamin B6, Pantothensäure und Vitamin C in kleinen Mengen vertreten. Sie wirken in Verbindung mit den anderen Honigbestandteilen.

Eine Reihe weiterer Inhaltsstoffe sind von erheblicher Bedeutung für eine gesunde Ernährung. Zu diesen Substanzen gehören Säuren, Pollenkörner, Enzyme, Aroma-, Duft- und Farbstoffe.

Zahlreiche organische Säuren beeinflussen den Säuregrad des Honigs. Durch chemische Umwandlungen dieser Säuren entstehen Aroma- und Duftstoffe, die für den honigtypischen Geschmack und Geruch sorgen. Über 120 solcher, meist wärmeempfindlicher Verbindungen sind im Bienenprodukt nachweisbar. Seine Farbe erhält der Honig durch verschiedene Pflanzenfarb-

Honig-Inhaltsstoffe in der Übersicht

Bestandteil	**Mittelwert**	**Schwankungsbreite**
Zuckerverbindungen		
Fruchtzucker (Fructose)	38,2 %	27,3 %–44,3 %
Traubenzucker (Glucose)	31,3 %	22,0 %–40,8 %
Malzzucker (Maltose)	7,3 %	2,7 %–16,0 %
Rohrzucker (Saccharose)	2,4 %	1,7 %–3,0 %
Höhere Zucker (Oligosaccharide)	1,5 %	0,1 %–8,5 %
Nichtzuckerbestandteile		
Wasser	17,2 %	13,2–22,9
Enzyme, Vitamine, Geschmacks-, Farb- und Aromastoffe	3,1 %	0–13,2
Freie Säuren	22,0 %	6,8–47,2
Mineralstoffe	0,22 %	0,20–0,21

Quelle der Nährwertangaben: Belitz/Grosch/Schieberle: Lehrbuch der Lebensmittelchemie, 6. Aufl., Berlin, Springer, 2008

Kristallisationsverhalten von Honig

Der Wassergehalt und das Verhältnis von Traubenzucker zu Fruchtzucker beeinflussen, wie stark ein Honig auskristallisiert und damit, ob er eine feste, cremige oder flüssige Konsistenz bekommt. Traubenzucker löst sich schwer in Wasser und bildet leicht Kristalle. Je mehr Traubenzucker ein Honig enthält, desto schneller kristallisiert er und umso fester wird er. Das trifft zum Beispiel für Raps-, Löwenzahn- und Efeuhonig zu. Honige mit einem hohen Fruchtzuckergehalt bleiben länger flüssig, weil Fructose mehr Feuchtigkeit aus der Luft aufnimmt und langsamer kristallisiert. Zu diesen Honigsorten gehören unter anderem Akazienhonig (Robinienhonig), Tannen- und Waldhonig. Neben der Anzahl beeinflusst auch die Größe der sich bildenden Kristalle die Streichfähigkeit des Bienenproduktes. Entstehen überwiegend kleine Kristalle, ist der Honig feincremig, grobe Kristalle ergeben dagegen eine körnigere Konsistenz. Auch der Wassergehalt ist von Bedeutung: Wasserarme Honige mit einem Wasseranteil unter 17 Prozent werden schneller hart als solche mit einem Wassergehalt zwischen 17 und 18 Prozent. Durch Filtration und Rühren des Honigs kann der Kristallisationsvorgang verzögert werden.

stoffe, zu denen auch die Flavonoide gehören. Die Gesamtmenge der Flavonoide schwankt zwischen 0,5 und 2 mg pro 100 Gramm Honig. Enzyme im Honig stammen einerseits von der Biene, andererseits sind sie pflanzlichen Ursprungs. Zu den von den Bienen zugesetzten Enzymen gehören Saccharase, Diastase und Glucose-Oxidase. Aus Nektar und Honigtau stammen Katalase und saure Phosphatase.

Honig ist nicht gleich Honig

Das Pflanzenangebot und die Witterungsverhältnisse entscheiden über die Art und Vielzahl der Honigsorten, die Imker gewinnen können. Meist fliegen die Bienen verschiedene Pflanzenarten an und produzieren Mischblütenhonige. Kommen in einer Region jedoch bestimmte Pflanzen häufiger vor, können auch Sortenhonige gewonnen werden. Beliebte Trachthonige sind zum Beispiel Raps-, Klee-, Löwenzahn-, Lindenblüten-, Edelkastanien-, Heide- und Waldhonige. Sie unterscheiden sich in Farbe und Konsistenz sowie in ihrem Nährstoffgehalt (siehe Foto S. 71, oben). Diese Vielfalt hat den Vorteil, dass das Bienenprodukt neben Geschmack und Aussehen auch nach seinen Inhaltsstoffen ausgewählt und gezielt in der Ernährung und Gesundheitsvorsorge eingesetzt werden kann.

Honigtauhonige und Blütenhonige enthalten zwar eine ähnlich hohe Gesamtmenge an Zucker, der Anteil der einzelnen Zuckerarten ist jedoch unterschiedlich. Während in

Durchschnittlicher Mineralstoff in hellem und dunklem Honig

Mineralstoff	Heller Honig	Dunkler Honig
Kalium	205,0 ppm	1676,0 ppm
Natrium	18,0 ppm	76,0 ppm
Calcium	49,0 ppm	51,0 ppm
Magnesium	19,0 ppm	35,0 ppm
Eisen	2,4 ppm	9,4 ppm
Mangan	0,3 ppm	0,6 ppm
Kupfer	0,3 ppm	0,6 ppm

Einheimische Sortenhonige und ihre Eigenschaften

Honigsorte	Farbe	Konsistenz	Geruch	Geschmack	Kristallisation	Besonderheiten
Blütentracht						
Akazie (Robinie)	klar bis hellgelb	dünnflüssig	geruchsarm	mild süß	oft jahrelang flüssig	Hoher Fruchtzuckergehalt
Alpenrose	hell- bis goldgelb	flüssig	blumig	säuerlich	kristallisiert grob aus	
Edelkastanie	hell- bis rotbraun	dünnflüssig	intensiv	herb		stark antibiotisch
Heide	goldgelb bis rotbraun	cremig	schwach	herb-aromatisch		pollenreich, daher hoher Eiweißgehalt
Klee	weiß bis hellbraun	fest	heuartig	zartes Aroma	feincremig	pollenreich
Lindenblüten	grünlich gelb	fest	intensiv nach Linde	menthol-artig	kristallisiert hart aus	wirkt beruhigend
Löwenzahn	goldgelb	körnig	duftend	würzig	kristallisiert schnell	
Obstblüten	hell- bis dunkelgelb	fest	duftend	dezent		häufig Beitrachten aus Raps, Weide, Löwenzahn
Raps	weiß bis hellgelb	cremig bis fest	schwach	dezent	kristallisiert schnell	pollenreich
Sonnenblume	leuchtend gelb	fest	zart	kräftig	kristallisiert schnell und fein	
Honigtautracht						
Tanne	braun bis grün-schwarz	zähflüssig	malzig	harzig-würzig	bleibt lange flüssig	pollenarm, sehr mineralstoffreich
Wald	gelb- bis rotbraun	zähflüssig	malzig	würzig	bleibt lange flüssig	mineralstoffreich
Fichte	rotbraun	zähflüssig	schwach würzig	würzig mild	kristallisiert meist erst nach 3 bis 6 Monaten	pollenarm, sehr mineralstoffreich

Blütenhonigen Traubenzucker und Fruchtzucker überwiegen, kommen in Honigtauhonigen mehr Drei- und Mehrfachzucker vor. Bei Heidehonigen ist der Gehalt an Zweifachzuckern sehr gering, Saccharose liegt nur in wenigen Proben vor. Akazienhonig gehört zu den Honigsorten mit einem überdurchschnittlich hohen Fruchtzuckergehalt.

Honigtauhonige weisen meist mehr Mineralstoffe auf als Blütenhonige. Besonders mineralstoffreich ist Heidehonig. Dunkle Honige enthalten aber auch mehr Flavonoide als helle. Einen herausragend hohen Anteil an diesen wertvollen Farbstoffen hat Buchweizenhonig. Er liefert ebenso viele Flavonoide wie einige Obst- und Gemüsesorten.

Besonders reich an Eiweißverbindungen ist Heidehonig. Der durchschnittliche Gehalt der Aminosäure Prolin von 676 parts per million (ppm) wird nur von einigen Honigtauhonigen und wenigen Blütenhonigen, wie z. B. Phaceliahonig, erreicht. Dagegen enthalten Nektarhonige oft die Aminosäuren Phenylalanin, Leucin, Valin und Isoleucin in größeren Mengen. Blütenhonige zeichnen sich auch durch einen hohen Gehalt an Acetylcholin und Pollen aus.

Lagerung und Haltbarkeit

In welchem Ausmaß Honig gesundheitsfördernde Wirkungen hat, hängt zu einem großen Teil von der Lagerung und Behandlung des Bienenprodukts ab. Viele Inhaltsstoffe werden durch Licht, Wärme und Sauerstoff zerstört. Am empfindlichsten sind die Vitamine. Sie werden durch alle drei Faktoren schnell geschädigt. Enzyme verlieren ihre Wirkung, wenn sie einer Temperatur von über 40 °C ausgesetzt sind. Besonders hitzeempfindlich ist die Saccharase, die auch Invertase genannt wird. Dieses Enzym wird bereits ab 45 °C erheblich geschädigt und bei 70 °C vollständig zerstört. Deshalb gilt die Aktivität der Invertase als Maß für die Naturbelassenheit eines Honigs. Auch Aromastoffe verdampfen bei höheren Temperaturen. Jede Erwärmung über 35 °C setzt das Aroma eines Honigs herab. Mineralstoffe und sekundäre Pflanzenstoffe sind dagegen hitzestabiler.

Bei Erwärmung von Honig leiden nicht nur Enzyme, Vitamine und Aromastoffe, sondern auch die Kohlenhydrate. Die im Honig enthaltenen Zucker spalten unter Wärmeeinwirkung Wasser ab und es entsteht eine Verbindung mit dem Namen Hydroxymethylfurfural (HMF). Da frisch geschleuderte Honige so gut wie kein HMF aufweisen, gibt die gefundene Menge dieses Stoffes Auskunft darüber, wie stark der Honig Wärmeeinflüssen ausgesetzt war.

Auch der Wassergehalt eines Honigs ist von Bedeutung für die Qualität und Haltbarkeit: Je mehr Wasser im Honig vorhanden ist, desto schneller kann er gären. Es bildet

Honig richtig aufbewahren

Um alle Inhaltsstoffe so gut wie möglich zu erhalten, sollte das Bienenprodukt dunkel, trocken und kühl aufbewahrt werden. Empfehlenswert ist eine Lagertemperatur von 10 bis 15 °C und eine relative Luftfeuchtigkeit von maximal 60 Prozent. Bei diesen Bedingungen ist das Wachstum von Hefepilzen gehemmt. In feuchten Räumen kann der Honig dagegen selbst bei verschlossenen Gläsern Wasser aus der Umgebungsluft aufnehmen. In solchen Fällen besteht die Gefahr der Gärung und damit der Zersetzung des kostbaren Gutes.

Bei richtiger Lagerung kann Honig jahrelang ohne wesentliche Qualitätsbeeinträchtigungen aufbewahrt werden. Die schonendste Lagermethode für Honig ist das Tiefgefrieren. Weder Enzyme noch Vitamine sind kälteempfindlich. Zwar setzt die Frosttemperatur die Aktivität der Enzyme herab, schädigt sie aber nicht. Wichtig ist allerdings, dass der Honig langsam bei niedrigen Temperaturen aufgetaut wird. Bleibt die Temperatur unter 37°C, entfalten die Enzyme wieder ihre ursprüngliche Wirkung.

Empfindlichkeit von Honiginhaltsstoffen gegen äußere Einflüsse

Inhaltsstoff	Hitze	Sauerstoff	Licht
Vitamin B1	Sehr empfindlich	Empfindlich	Empfindlich
Vitamin B2	Empfindlich	Nicht empfindlich	Empfindlich
Vitamin B6	Empfindlich	Nicht empfindlich	Empfindlich
Vitamin C	Sehr empfindlich	Sehr empfindlich	Sehr empfindlich
Enzyme	Empfindlich	Nicht empfindlich	Nicht empfindlich
Mineralstoffe	Nicht empfindlich	Nicht empfindlich	Nicht empfindlich
Farbstoffe	Nicht empfindlich	Nicht empfindlich	Nicht empfindlich

sich dann auf der Oberfläche Schaum und das Produkt schmeckt säuerlich. Oft trennen sich eine flüssige dunkle Oberschicht und eine feste helle Unterschicht (siehe Foto S. 71, unten). Gesundheitsschädlich wird das Bienenerzeugnis dadurch nicht. Die Enzymaktivität ist aber stark herabgesetzt.

Bei abgefüllten kandierten Honigen können während der Lagerung weiße Kristalle am Glasrand oder auf der Oberfläche entstehen. Während Verbraucherinnen und Verbraucher oft denken, dass es sich dabei um Zucker handelt, der den Bienen zugefüttert wurde, nennen Imkerinnen und Imker diese Erscheinung Blütenbildung. Zur Blütenbildung kommt es besonders dann, wenn wasserarme Honige in trockenen Räumen gelagert werden. Durch die Kristallisation der Zuckermoleküle entstehen Hohlräume im Kristallgefüge. Wenn nicht genügend flüssige Honigsubstanz zum Ausfüllen der Hohlräume zur Verfügung steht, dringt Luft ein, wodurch sich die Oberfläche weißlich verfärbt. Zu einer vermehrten Blütenbildung kommt es auch dann, wenn der Honig starken Temperaturschwankungen ausgesetzt ist oder bei Temperaturen unter 4 °C gelagert wird. In solchen Fällen schrumpft die Honigmasse und Luft dringt zwischen Honig und Glaswand ein.

Auch bei günstigen Lagerbedingungen kann sich die Konsistenz des Honigs verändern. In nicht wärmegeschädigten Honigen wirken die Enzyme des Honigs im Glas weiter. Durch die Enzymtätigkeit wird zum Beispiel Traubenzucker in Fruchtzucker umgewandelt. Steigt der Fruchtzuckergehalt über ein bestimmtes Maß an, bricht das Gitterwerk der Traubenzuckerkristalle zusammen, sie setzen sich am Boden ab und bilden eine feste weiße Schicht. Über dieser bildet der Fruchtzucker eine dunklere flüssige Schicht. Auf den ernährungsphysiologischen Wert haben diese Veränderungen jedoch keinen Einfluss.

Durch Zugabe verschiedener Wirkstoffe sorgen Bienen dafür, dass Honig nicht schnell verdirbt. Säuren und Enzyme hemmen das Wachstum und die Lebensfähigkeit von Bakterien, Pilzen und anderen Mikroorganismen. Ein guter, nicht wärmegeschädigter Honig ist bei günstigen Lagerbedingungen nahezu unbegrenzt haltbar.

Qualitätssicherung und Honigverordnung

Jeder Honig, der in den Handel gebracht wird, unterliegt einer Reihe von Verordnungen und Gesetzen zur Sicherung der Qualität. So regelt die deutsche Honigverordnung vom 13.12.1976 die Bezeichnung des Produkts nach Art der Ausgangsstoffe (Blüten-

Anforderungen für Honig nach der Honigverordnung und den Warenzeichenbestimmungen des D. I. B.

Anforderungen	Honigverordnung	D. I. B.-Bestimmungen
Wassergehalt Honig allgemein	max. 20,0 % (DIN/AOAC)	max. 18,0 % (DIN/AOAC) = 19,7 % (Rohrzuckerskala)
Wassergehalt Heidehonig	max. 23,0 % (DIN/AOAC)	max. 21,4 % (DIN/AOAC) = 23,0 % (Rohrzuckerskala)
Invertase (= Saccharase)	Keine Anforderungen	Mindestaktivität 64,0 U/kg (Einheiten nach Siegenthaler) Ausnahme natürlich enzymschwache Honige
Hydroymethylfurfural (HMF)	max. 40 mg/kg bzw. max. 15 mg/kg bei natürlich enzymschwachen Honigen	max. 15 mg/kg bzw. max. 5 mg/kg bei natürlich enzymschwachen Honigen

AOAC= Association of Official Agricultural Chemists

oder Honigtauhonig), Art der Gewinnung (Waben- oder Scheibenhonig) und dem Verwendungszweck (Speise- oder Backhonig). Sie schreibt aber auch die Höhe des maximalen Gehaltes an Wasser und Hydroxymethylfurfural (HMF) sowie das Mindestmaß der Enzymaktivität vor.

Honige, die im Einheitsglas des Deutschen Imkerbundes (D.I.B) abgefüllt sind, unterliegen noch strengeren Qualitätsanforderungen. Während der HMF-Wert nach der Honigverordnung bis 40 mg/kg betragen kann, dürfen Honige im D.I.B-Glas HMF-Werte von 15 mg/kg nicht überschreiten. Ferner muss der Wassergehalt niedriger und eine vorgeschriebene Mindestaktivität für Invertase nachweisbar sein. Diese strengen Richtlinien gelten übrigens auch für Honige aus biologischer Erzeugung, wie beispielsweise von Bioland, Demeter oder Naturland. Zum geschützten Warenzeichen des Deutschen Imkerbundes gehören das typische Honigglas mit dem D.I. B.-Logo (Bienenkorb vor Laubbaum und zwei Tannen) sowie die Angabe der Sortenbezeichnung, der Imkerei und einer Kontrollnummer. Die mit dem Aufdruck „Echter Deutscher Honig“ versehenen Bienenprodukte müssen in Deutschland geerntet sein und dürfen keine Trachtanteile ausländischer Herkunft enthalten. Auch ist es den Imkerinnen und Imkern untersagt, die Bienen mit ausländischem Honig zu füttern.

Seit Januar 2004 gilt in Deutschland eine neue Honigverordnung, bei der die EU-Richtlinie 2001/110/EG des Rates vom 20. Dezember 2001 in deutsches Recht umgesetzt wurde. Danach muss auf den Etiketten sowohl ein Mindesthaltbarkeitsdatum als auch das Herkunftsland angegeben werden. Kunden, die ihren Honig direkt beim Imker kaufen, haben den Vorteil, dass sie sich persönlich darüber informieren können, aus welcher Region der Honig stammt, wann er abgefüllt wurde und welche Vorzüge die jeweilige Honigsorte aufweist. Bei einem Honig aus dem Supermarkt oder Lebensmittelgeschäft kann es sich um ein Gemisch aus unterschiedlichen Sorten handeln. Häufig stammen diese Honige aus verschiedenen Ursprungsländern. Die Gläser sind dann mit einer der folgenden Angaben versehen: „Mischung von Honig aus EG-Ländern“, „Mischung von Honig aus Nicht-EG-Ländern“ oder „Mischung von Honig aus EG-Ländern und Nicht-EG-Ländern“. Nähere Informationen erhalten Verbraucherinnen und Verbraucher über die Herkunft des Honigs nicht. Während alle Honige, die in EG-Ländern erzeugt werden, der europäischen Richtlinie unterliegen, trifft das für Honig aus Nicht-EG-Ländern nicht zu. Um die jeweils verwendeten Honige für die maschinelle Abfüllung mischen zu können, werden sie in der Regel auf Temperaturen von circa 70 °C erhitzt. Bei einer solchen Erwärmung ist mit einer starken Verringerung der Enzymtätigkeit und mit Vitaminverlusten zu rechnen. Hinzu kommt, dass Waren in Lebensmittelgeschäften längere Zeit im Regal stehen können. Je länger aber das empfindliche Bienenprodukt Wärme und Licht ausgesetzt ist, desto mehr Inhaltsstoffe verlieren ihre Wirksamkeit. Während es nach der alten Honigverordnung nicht zulässig war, dem Bienenprodukt etwas hinzuzufügen oder zu entziehen, ist es jetzt erlaubt, Wachs, Rückstände und Pollen zu entfernen. Dadurch wird der Honig fließfähiger und besser dosierbar, was wiederum die Abfüllung erleichtert. Das Verfahren hat aber den Nachteil, dass keine Pollenanalysen, die Auskunft über die regionale Herkunft des Honigs geben, durchgeführt werden können. Gefilterte Ware muss als solche gekennzeichnet werden. Wer einen naturbelassenen Honig wünscht und genau wissen möchte, woher sein Honig kommt, sollte ungefilterten Honig kaufen.

Wie ist die Rückstandsbelastung von Honig?

In Deutschland sind viele Bürger der Meinung, dass Rückstände von Pflanzenschutzmitteln in der Nahrung ein hohes Gesundheitsrisiko darstellen. Das hat eine im Auftrag des Bundesinstituts für Risikobewertung im Jahr 2009/2010 durchgeführte Befragung von 1.003 Personen ergeben. Da Bienen Pflanzen anfliegen, die mit Pestiziden behandelt werden, ist die häufig gestellte Frage nach der Schadstoffbelastung des Honigs berechtigt. Das Chemische und Veterinäruntersuchungsamt (CVUA) Stuttgart führte von Juni bis August 2008 Honiguntersuchungen durch, welche ergaben, dass das Bienenprodukt nur sehr gering mit Pestiziden belastet war. Seit 1989 werden im Rahmen des Nationalen Rückstandskontrollplans für Lebensmittel (NRKP) Nahrungsmittel tierischen Ursprungs, wie Fleisch, Milch, Eier und Honig, regelmäßig auf Rückstände unerwünschter Stoffe untersucht. Zu diesen zählen Schwermetalle, Schimmelpilzgifte und Pflanzenschutzmittel. Das Programm wird in der Europäischen Union einheitlich durchgeführt und in Deutschland vom Bundesamt für Verbraucherschutz und Lebensmittelsicherheit koordiniert. Die im Jahresbericht 2012 zum Nationalen Rückstandskontrollplan veröffentlichten Ergebnisse zeigen, dass die Anzahl positiver Rückstandsbefunde in Honig von 2010 bis 2012 zurückgegangen ist.

Im Vergleich zu Obst und Gemüse finden sich im Honig deutlich weniger Schadstoffe. Das lässt sich einerseits dadurch erklären, dass die Bienen sehr empfindlich auf Spritzmittel reagieren und bei hohen Konzentrationen bereits auf dem Rückflug eingehen und den Bienenstock gar nicht mehr erreichen. Ferner sind die meisten Pflanzenschutzmittel wenig wasserlöslich und reichern sich somit nur schwer in der wässrigen Zuckerlösung an. Im Bienenwachs werden dagegen wiederholt höhere Pestizidwerte gefunden.

Das Chemische und Veterinäruntersuchungsamt Freiburg untersuchte von 2010 bis 2011 insgesamt 115 Honigsorten auf den Gehalt an gentechnisch veränderten Bestandteilen im Pollen. Keine der aus Deutschland stammenden Proben enthielten gentechnisch veränderte Pollen. Bei den 21 Produkten mit positivem Ergebnis (18 Prozent) handelte es sich um Importhonige, die bis auf eine Ausnahme mit der Deklaration „Mischung von Honig aus EG-Ländern und Nicht-EG-Ländern" versehen waren.

Ernährungsphysiologische Bedeutung der Honig-Inhaltsstoffe

Lange Zeit wurde Honig als Süßigkeit eingestuft, die nicht nur dick machen soll, sondern auch besonders schädlich für die Zähne sei. Die Meinung, dass Honig überwiegend Zucker enthalten würde und die anderen Bestandteile des Bienenproduktes aufgrund ihrer geringen Konzentration für die menschliche Ernährung ohne Bedeutung seien, ist auch heute noch weit verbreitet. Bei diesem vorschnellen Urteil wird nicht nur der Honig, sondern auch die Komplexität des menschlichen Stoffwechsels unterschätzt. Ernährungswissenschaftliche und medizinische Forschungen der letzten Jahre haben gezeigt, dass der gesundheitliche Wert eines Lebensmittels nicht allein von der Menge einzelner Substanzen, sondern von der gesamten Zusammensetzung des Nahrungsmittels abhängt. Die Kombination aller Inhaltsstoffe ist dafür verantwortlich, welche Reaktionen ein Lebensmittel im menschlichen Organismus auslöst. Der Stoffwechsel des Menschen lässt sich mit einem Zahnradsystem vergleichen, bei welchem ein Rad in das andere greift. Für das reibungslose Funktionieren dieses Systems ist eine Vielzahl unterschiedlicher Nahrungsbestandteile erforderlich, die miteinander vernetzt sein müssen. Als Naturprodukt enthält Honig eine große Anzahl verschiedener Inhaltsstoffe, die sich in ihrer Wirkung ergänzen. Viele dieser Substanzen greifen in biologische Abläufe ein und unterstützen den Stoffwechsel. Sie liegen zwar in geringer Konzentration vor, sind aber wirkungsvoll in ihrer Gesamtheit.

Kohlenhydrate liefern Energie

Bei der Behauptung, dass Honig sich nicht von Haushaltszucker unterscheiden würde, wird meist übersehen, dass das Bienenprodukt im Unterschied zu Zucker nicht nur aus einer einzigen Substanz besteht, sondern bis zu dreißig verschiedene Zuckerarten (Kohlenhydrate) enthält. Kohlenhydrate sind die wichtigsten Energielieferanten in der menschlichen Ernährung. Tag für Tag, Minute für Minute und Sekunde für Sekunde benötigt der Körper große Mengen Energie, um funktionieren zu können. Diese wird durch den Abbau von Kohlenhydraten in den Zellen gewonnen. Für eine optimale Energieversorgung muss der Blutzuckerwert konstant zwischen 0,7 und 0,9 g Traubenzucker pro Liter Blut liegen. Häufige und starke Blutzuckerschwankungen wirken sich sowohl auf das Wohlbefinden als auch auf die Leistungsfähigkeit negativ aus. Um körperlich und geistig fit zu bleiben, ist es erforderlich, dass die Nahrung nicht nur schnell, sondern auch über einen langen Zeitraum Energie spendet.

Als einziges Süßungsmittel enthält Honig verschiedene Zuckerarten, die nicht gleichzeitig, sondern nacheinander ins Blut strömen. Traubenzucker und Saccharose werden als Erstes durch die Darmwand aufgenommen und stehen dem Organismus bereits wenige Minuten nach dem Essen als Energiequelle zur Verfügung. Während diese Kohlehydrate verstoffwechselt werden, gelangt Fruchtzucker in die Blutbahn und sorgt für einen Energienachschub. Später treffen die höheren Zucker im Blut ein und halten das Energieniveau aufrecht. Diese

Kohlenhydrat ist nicht gleich Kohlenhydrat

Als Kohlenhydrate bezeichnet man eine Gruppe von Nahrungsbestandteilen, die vorwiegend in pflanzlichen Lebensmitteln vorkommen und den menschlichen Körper mit Energie versorgen. Zu diesen Stoffen gehören süß schmeckende Zuckerverbindungen, wie beispielsweise Trauben-, Frucht- und Haushaltszucker sowie nicht süß schmeckende Substanzen wie Stärke. Die verschiedenen Kohlenhydrate unterscheiden sich sowohl in ihrem chemischen Aufbau als auch in der Geschwindigkeit, mit der sie vom Darm ins Blut aufgenommen werden.

Von allen Kohlenhydraten gelangt Traubenzucker (Glucose) am schnellsten in die Blutbahn. Diese Substanz besteht aus nur einem Baustein (Monosaccharid) und muss im Darm nicht mehr zerlegt werden. Mit Hilfe eines Trägerteilchens wird der Traubenzucker unter Energieaufwand so schnell durch die Darmwand geschleust, dass schon wenige Minuten nach der Mahlzeit der Blutzuckerspiegel steil ansteigt. Um die Blutzuckerwerte wieder auf ein normales Niveau zu bringen, bildet die Bauchspeicheldrüse Insulin. Das Hormon bewirkt, dass der Zucker aus dem Blut in die Körperzellen gelangt, wo er unter Energiegewinn abgebaut wird. Dabei kann der Zuckerspiegel so stark absinken, dass er unter den Normalwert fällt. Erstes Symptom einer Unterzuckerung ist meist ein Hungergefühl. Aber auch Zittern, Muskelschwäche, Müdigkeit, Kopfschmerzen und verringerte Konzentrations- und Leistungsfähigkeit sind Zeichen eines niedrigen Blutzuckerspiegels. Obwohl Saccharose aus zwei Bausteinen besteht (Disaccharid), wird diese Verbindung fast genauso schnell ins Blut aufgenommen wie Traubenzucker.

Der in Obst und Honig vorkommende Fruchtzucker (Monosaccharid) gelangt langsamer ins Blut. Für die Passage durch die Darmwand müssen weder Energie noch Trägerteilchen bereitgestellt werden. Fruchtzucker strömt „per Diffusion“ vom Ort der höheren Konzentration (Darm) zum Ort der niedrigeren Konzentration (Blut). Je mehr Fruchtzucker in der Blutbahn ankommt, desto langsamer folgen weitere Zuckerteilchen nach. Dadurch steigt der Blutzuckerspiegel nicht sprunghaft, sondern kontinuierlich an. Außerdem wird die Insulinbildung nicht stimuliert, da Fruchtzucker ohne die Hilfe des Hormons in die Körperzellen aufgenommen werden kann. Einige Stunden später sinkt der Blutzuckerwert langsam wieder ab, der Normalwert wird nicht unterschritten.

Noch langsamer verläuft der Übergang der höheren Zucker (Oligosaccharide) in die Blutbahn. Diese Kohlenhydrate bestehen aus mehreren Bausteinen, die im Darm erst durch die Verdauungsenzyme voneinander getrennt werden müssen. Der Abbau erfordert Zeit und verringert sowohl die Aufnahmegeschwindigkeit durch die Darmwand als auch die Insulinbildung. Oligosaccharide führen nicht in eine Unterzuckerung.

kontinuierliche Energieversorgung bewirkt, dass die psychische und physische Leistungsfähigkeit über einen langen Zeitraum erhalten bleibt. Voraussetzung für die Wirkung ist allerdings, dass genügend B-Vitamine zur Verfügung stehen.

B-Vitamine erhöhen den Energiegewinn

Um Kohlenhydrate abbauen und in Energie umwandeln zu können, benötigt der Körper Vitamine der B-Reihe. In natürlichen Lebensmitteln treten die B-Vitamine immer als Gruppe auf, sie kommen nie isoliert vor und

Im Honig nachgewiesene Mehrfachzucker

Mehrfachzucker	% bezogen auf die Gesamtmenge der Mehrfachzucker
Disaccharide	
Maltose	29,4 %
Kojibiose	8,2 %
Turanose	4,7 %
Isomaltose	4,4 %
Saccharose	3,9 %
Maltulose	3,1 %
Nigerose	1,7 %
Trehalose	1,1 %
Gentiobiose	0,4 %
Laminaribiose	0,09 %
Trisaccharide	
Erlose	4,5 %
Theanderose	2,7 %
Panose	2,5 %
Maltotriose	1,9 %
Kestose	0,9 %
Isomaltotriose	0,6 %
Melizitose	0,3 %
Isopanose	0,24 %
Centose	0,05 %
Isomaltosylglucose	Nur in Spuren vorhanden
Oligosaccharide	
Isomaltotetraose	0,33 %
Isomaltopentaose	0,16 %

Quelle der Angaben: Belitz/Grosch/Schieberle: Lehrbuch der Lebensmittelchemie 6. Aufl., Berlin, Springer, 2008

erzielen nur gemeinsam eine gute Wirkung. Im Honig liegen die Vitamine B1 (Thiamin), B2 (Riboflavin), B3 (Nicotinamid), B5 (Pantothensäure) und Vitamin B6 (Pyridoxin, Pyridoxal, Pyridoxamin, Phosphorsäureester) vor. Viele Vorgänge im Kohlenhydratstoffwechsel laufen nur unter Mitwirkung dieser sogenannten „Energievitamine“ ab. Eine Schlüsselstellung nimmt Vitamin B1 ein: Es steuert den Abbau von Traubenzucker und die Bereitstellung von Energie für Körper- und Gehirnzellen.

Zahlreiche Lebensmittel, wie beispielsweise Kekse, Kuchen und Brote aus Weißmehl sowie Süßigkeiten und andere zuckerreiche, stark bearbeitete Nahrungsmittel, haben einen hohen Kohlenhydratgehalt, enthalten aber wenig oder gar kein Vitamin B1. Beim Verzehr dieser Lebensmittel muss das für den Zuckerabbau benötigte Thiamin aus den körpereigenen Reserven mobilisiert werden. Da Thiamin als wasserlösliches Vitamin nur in kleiner Menge gespeichert werden kann und ein Teil immer mit dem Urin ausgeschieden wird, sind die Vorräte schnell aufgebraucht. Ist der Vitamin B1-Speicher erschöpft, wird Traubenzucker nicht mehr vollständig abgebaut und infolgedessen weniger Energie freigesetzt. Von dieser Unterversorgung sind als erstes die Körperzellen betroffen, die ausschließlich oder überwiegend ihre Energie aus Kohlenhydraten beziehen, nämlich die Nerven- und Gehirnzellen. Symptome für Vitamin B1-Mangel sind Konzentrationsschwäche, Erschöpfung, Müdigkeit und Kopfschmerzen.

Während akuter Vitamin B1-Mangel selten ist, nimmt der latente Thiaminmangel durch einseitige Ernährung in Deutschland zu. Besonders häufig sind Kinder, Jugendliche und alte Menschen betroffen. Auch Erkrankungen wie Diabetes mellitus, Morbus Alzheimer, Darm- und Leberleiden sowie Aids können zu Thiaminmangel führen.

Neben Vitamin B1 spielt Vitamin B2 eine wichtige Rolle im Kohlenhydratstoffwechsel. Die Substanz ist Bestandteil von etwa 60 verschiedenen Wirkstoffen, die zahlreiche biochemische Reaktionen steuern. Vitamin B5 und Vitamin B6 sind nicht nur am Ab- und Umbau von Kohlenhydraten, sondern auch am Eiweiß- und Fettstoffwechsel beteiligt. Im Unterschied zu Zucker und vielen Süßigkeiten liefert Honig neben Kohlenhydraten die für deren Abbau benötigten B-Vitamine gleich mit.

Weniger ist manchmal mehr

Der niedrige Vitamingehalt des Honigs ist das Kriterium, das am häufigsten genannt wird, wenn die vermeintliche Wertlosigkeit des Bienenprodukts aufgezeigt werden soll. Natürlich kann mit Honig der Tagesbedarf an Vitaminen nicht annähernd gedeckt werden. Das wäre aber auch nur dann erforderlich, wenn Honig das einzige zur Verfügung stehende Lebensmittel wäre. Da es unwahrscheinlich ist, dass Menschen versuchen, sich allein von Honig zu ernähren, ist nicht vorrangig die Menge der vorliegenden Vitamine von Interesse, sondern die Frage, wie sich Vitamine und andere Honiginhaltsstoffe in einem raffinierten Zusammenspiel gegenseitig ergänzen und in ihrer Wirkung unterstützen. Ein hoher Vitamingehalt in einem Lebensmittel bedeutet noch lange nicht, dass dieses Lebensmittel automatisch gesund ist und andersherum ist ein Nahrungsmittel mit einem niedrigen Vitamingehalt nicht immer ungesund.

Obwohl Äpfel als Vitaminbomben angesehen werden und Honig als vitaminarmes Lebensmittel gilt, ist der durchschnittliche Gehalt beider Nahrungsmittel an Vitaminen der B-Reihe auffallend ähnlich. Bei ausschließlichem Verzehr von Äpfeln oder anderem Obst kann der Tagesbedarf an B-Vitaminen genauso wenig gedeckt werden wie mit Honig. Trotzdem käme niemand auf die Idee, Äpfel als ungesund zu bezeichnen. Wie bei Obst und Gemüse ist auch im Honig der Gehalt an wasserlöslichen Vitaminen stark von der Sorte abhängig und unterliegt großen Schwankungen. In 100 g Honig sind durchschnittlich 0,05 mg Vitamin B2 enthalten. Das ist so viel wie in der gleichen Menge ei-

Durchschnittlicher Vitamingehalt von Äpfeln und Honig im Vergleich

Vitamin	pro 100 g Äpfel*	pro 100 g Honig*
Vitamin B1	35 µg	3 µg
Vitamin B2	32 µg	50 µg
Vitamin B3	300 µg	130 µg
Vitamin B5	100 µg	70 µg
Vitamin B6	103 µg	159 µg
Vitamin C	12 mg	2,4 mg

* Angaben nach: S. W. Souci u. a.: Lebensmitteltabellen für die Praxis, Wissenschaftliche Verlagsgesellschaft, 2011, S. 20 ff.

nes üblichen Apfels zu finden ist. Einige Honigsorten weisen sogar einen höheren Gehalt an Vitamin B6 auf als Äpfel. Auch mit anderen Obst- und Gemüsesorten ist das Vitamin B-Spektrum des Honigs durchaus vergleichbar.

Vitamine können entweder gar nicht oder nur ungenügend im Organismus gebildet werden. Deshalb ist der Mensch auf die regelmäßige Zufuhr mit der Nahrung angewiesen. Allen Vitaminen ist gemeinsam, dass sie schon in kleinen Konzentrationen wirken. Das einzige Vitamin, das in einer größeren Menge als 20 mg am Tag benötigt wird, ist Vitamin C. Auch dieser wichtige Stoff liegt im Honig vor.

Vitamin C verhindert Eisenmangel

Obwohl der Vitamin C-Gehalt nicht ausreicht, um den Tagesbedarf zu decken, ist die Ascorbinsäure im Honig nicht bedeutungslos: Sie erhöht die Ausnutzung des ebenfalls im Bienenprodukt vorkommenden Eisens. Ohne Vitamin C ist der menschliche Körper nicht in der Lage, das zur Blutbildung benötigte Eisen in ausreichender Menge durch die Darmwand aufzunehmen. Das Spurenelement kommt in unterschiedlichen Wertigkeitsstufen vor. Das mit der Nahrung aufgenommene Eisen ist zum größten Teil dreiwertig. Von diesem kann nur ein kleiner Teil die Darmschranke überwinden. Bei gleichzeitiger Anwesenheit von Vitamin C wird die dreiwertige Verbindung in zweiwertiges Eisen umgewandelt und leichter durch die Darmwand aufgenommen. Vitamin C verbessert aber nicht nur die Bioverfügbarkeit des Spurenelements, sondern auch dessen Verwertung im Körper. So erleichtert Ascorbinsäure den Transport von Eisen im Blut zu Leber, Knochenmark und Milz. Auch bei verschiedenen Stoffwechselreaktionen sind Vitamin C und Eisen aufeinander angewiesen. Aufgrund der starken Abhängigkeit voneinander tritt Eisenmangel häufig als Folge eines Vitamin C-Defizits auf. Farbstoffe im Honig (Flavonoide) schützen die Ascorbinsäure vor Zerfall und erhöhen die Wirkung des Vitamins um ein Vielfaches.

Pflanzenfarbstoffe verbessern die Vitaminwirkung

Vitamine sind zwar lebenswichtig, können allein aber wenig ausrichten. Aufgrund ihrer chemischen und physikalischen Eigenschaften sind sie nicht in der Lage, in alle Gewebe des Körpers einzudringen. Der menschliche Stoffwechsel ist daher auf eine Vielzahl unterschiedlicher Nahrungsbestandteile angewiesen, die miteinander vernetzt sind und sich gegenseitig ergänzen. Für die Wirksamkeit von Vitaminen haben pflanzliche Farbstoffe eine besondere Bedeutung. Sie sind im Pflanzenreich weit verbreitet und erfüllen dort verschiedene Aufgaben: In Blüten locken sie Insekten an, in Blättern und Stängeln schrecken sie aufgrund ihres bitteren Geschmacks Schädlinge ab und in Früchten erhalten sie Vitamine.

Im Honig finden sich vorwiegend die zu den Flavonoiden gehörenden Pflanzenfarbstoffe, von denen rund 6.500 verschiedene Verbindungen bekannt sind. Der Begriff Flavonoid leitet sich von dem lateinischen Wort flavus (= gelb) ab und deutet darauf hin, dass diese Stoffe einem Lebensmittel oder einer Pflanze Farbe verleihen. Kein einziges Lebensmittel weist innerhalb seiner Sorten eine so große Farbvielfalt auf wie Honig. Das Farbspektrum reicht von hellweiß über gelbe, grünliche, bräunliche und rote Schattierungen bis zu einem tiefen Schwarz (siehe Foto S. 71, oben). Dementsprechend vielseitig ist das Vorkommen von Flavonoiden. Mengenmäßig am stärksten vertreten sind in allen Honigsorten die Verbindungen Pinobanksin, Pinocembrin, Chrysin, Quercetin und Kaempferol. Im menschlichen Stoffwechsel haben die Flavonoide einen vitaminsparenden Effekt. So schützt der hellgelbe Farbstoff Quercetin das Vitamin C vor Zerstörung durch Sauerstoff und verlängert dessen Lebensdauer. Dadurch steht das Vitamin dem Organismus länger zur Verfügung und entfaltet eine höhere biologische Aktivität. Auch auf die B-Vitamine wirken Flavonoide stabilisierend. Die Vitaminausnutzung aus der Nahrung ist bei gleichzeitigem Vorhandensein von Flavonoiden circa 20- bis 50-mal höher als bei einer flavonoidarmen Ernährung. Auch die körpereigenen Abwehrkräfte werden durch Pflanzenfarbstoffe angeregt.

Flavonoide schützen vor Krankheiten

Seit Jahrtausenden werden lindernde und heilende Wirkungen von Honig bei Krankheiten beobachtet. Erklären konnte man diese Erscheinungen lange Zeit nicht. Noch bis vor wenigen Jahren wurde die wohltuende Wir-

Was sind Flavonoide?

Flavonoide sind eine Gruppe chemisch unterschiedlicher, nur im Pflanzenreich vorkommender Substanzen, die vom menschlichen und tierischen Organismus nicht gebildet werden können, aber doch für den Stoffwechsel von Bedeutung sind. Sie gehören zu den sekundären Pflanzenstoffen. Bereits in kleinsten Mengen zeigen die Flavonoide biologische Aktivitäten.

In Abhängigkeit von ihrer chemischen Struktur können Flavonoide unterschiedlich wirken:

- Sie verhindern schädliche Reaktionen mit Sauerstoff (antioxidativ).
- Sie hemmen die Krebsentwicklung (antikanzerogen).
- Sie stärken die Abwehrkräfte (immunmodulatorisch).
- Sie hemmen das Wachstum von Mikroorganismen (antimikrobiell).
- Sie wirken entzündungshemmend (antiphlogistisch).
- Sie verringern die Thromboseneigung.

kung von Honig bei Erkältungskrankheiten hauptsächlich auf die Aktivität der Enzyme zurückgeführt. Heute weiß man, dass verschiedene Flavonoide antibakterielle und entzündungshemmende Eigenschaften haben und in hohem Maße zur Genesung beitragen. Auch die guten Erfolge, die mit Honig in der Wundbehandlung erzielt werden, sind unter anderem auf die Wirkung der Farbstoffe zurückzuführen. Die einzelnen Flavonoide unterscheiden sich in ihren Funktionsweisen: Einige Farbstoffe aktivieren Zellen des Immunsystems, andere beeinflussen die Tätigkeit von Enzymen. So schützt beispielsweise der Pflanzenfarbstoff Quercetin im menschlichen Organismus sowohl die Vitamine als auch ungesättigte Fettsäuren und Cholesterin vor Zerfall. Dadurch wird die Ablagerung dieser Stoffe an den Blutgefäßwänden verhindert und Arteriosklerose vorgebeugt. Andere Flavonoide hemmen die Zusammenballung von Blutplättchen und verringern so die Thrombosegefahr. In mehreren Studien konnte nachgewiesen werden, dass ein hoher Flavonoidgehalt in der Nahrung das Risiko für koronare Herzkrankheiten um bis zu 30 Prozent senkt. Epidemiologische und experimentelle Untersuchungen belegen, dass Pflanzenfarbstoffe nicht nur vor Arteriosklerose und Herzinfarkt schützen, sondern auch krebshemmend wirken.

Aminosäuren fördern die Regeneration

Eiweiße (Proteine) sind die Grundsubstanz der lebenden Materie. Ein Mensch mit Normalgewicht besteht zu 15 bis 20 Prozent aus Eiweiß. Rund die Hälfte aller im menschlichen Körper vorkommenden Proteine befinden sich in den Muskeln, ein Viertel im Bindegewebe und weitere 25 Prozent in den inneren Organen und im Blut. Sowohl die weißen als auch die roten Blutkörperchen, aber auch Hormone, Verdauungsenzyme und Abwehrstoffe bestehen aus Eiweiß.

Wie technische Geräte und Maschinen unterliegt auch der menschliche Körper Abnutzungs- und Verschleißerscheinungen, die stets ausgeglichen und beseitigt werden müssen. Muskel- und Bindegewebsproteine werden innerhalb weniger Wochen und Monate erneuert. Rote Blutkörperchen haben eine Lebensdauer von etwa einem Monat. Auch Hormone, Enzyme und Abwehrstoffe

Was sind essenzielle Aminosäuren?

Für den Aufbau und Erhalt des Körpereiweißes benötigt der Organismus zwanzig verschiedene Aminosäuren. Enthält die Nahrung nicht alle erforderlichen Bausteine in ausreichender Menge, ist der Körper in der Lage, die meisten fehlenden Eiweißbestandteile selbst zu bilden. Einige Aminosäuren kann der Organismus jedoch nicht selber herstellen, sie müssen regelmäßig mit der Nahrung zugeführt werden. Diese wichtigen Verbindungen nennt man essenzielle Aminosäuren. Acht Aminosäuren sind für Erwachsene unentbehrlich, Kinder sind auf die ständige Zufuhr von zehn Aminosäuren angewiesen. Die essenziellen Aminosäuren müssen nicht nur vollzählig, sondern auch gleichzeitig zur Verfügung stehen.

stehen nur für kurze Zeit zur Verfügung. Insulinmoleküle verlieren schon nach wenigen Minuten ihre Wirkung. Im menschlichen Stoffwechsel müssen also fortwährend alte Strukturen ab- und neue aufgebaut werden. Für diese Regeneration ist der Körper auf die regelmäßige Zufuhr von Eiweißbausteinen, sogenannten Aminosäuren, mit der Nahrung angewiesen.

Die wenigsten Lebensmittel enthalten alle Aminosäuren in den erforderlichen Mengen. Meist sind einige Bausteine zu viel, andere zu wenig vertreten. Je einseitiger die Ernährung ist, desto größer ist die Gefahr, dass einzelne Aminosäuren fehlen. Bei einer unzureichenden Eiweißzufuhr werden schon nach kurzer Zeit weniger Abwehrstoffe gebildet, das Immunsystem wird schwach, die Infektanfälligkeit steigt. Bleibt das Eiweißdefizit bestehen, können Enzyme und Wirkstoffe nicht mehr vollständig aufgebaut werden. Stoffwechselstörungen sind die Folge und die Regeneration der Körperzellen ist beeinträchtigt. Besonders die stoffwechselaktiven Organe, wie Leber und Nieren, sind auf eine ausgewogene und kontinuierliche Eiweißversorgung angewiesen. Honig enthält nicht nur die essenziellen, sondern alle zwanzig benötigten Aminosäuren (siehe Kasten). Am stärksten vertreten ist Prolin mit einem Anteil von 50 bis 85 Prozent der gesamten Eiweiße sowie die essenzielle Aminosäure Phenylalanin. Auch die Eiweißbausteine Histidin und Tryptophan sind im Honig zu finden. Da die Aminosäuren ungebunden in freier Form vorliegen, müssen sie im Darm nicht mehr zerlegt werden und können ohne weiteren Abbau durch die Darmwand aufgenommen werden. Das ist besonders vorteilhaft für Menschen mit Magen-Darm-Erkrankungen, bei denen die Verdauungsleistung geschwächt ist (siehe Kapitel Honig bei Darmkrankheiten).

Honig kann aufgrund seines Gehaltes an wichtigen Eiweißstoffen dazu beitragen, das unzureichende Aminosäurespektrum anderer Lebensmittel auszugleichen. So sind zum Beispiel die in einem hellen Weizenmehlbrötchen vorkommenden Mengen an essenziellen Aminosäuren nicht bedarfsdeckend. Aus einem weißen Brötchen mit drei Gramm Eiweiß bildet der Organismus nur rund ein Gramm Körpereiweiß. Wird das Brötchen mit Honig bestrichen, findet eine Ergänzungswirkung statt, da das Bienenprodukt die fünf Aminosäuren enthält, die im Weizenbrötchen in zu niedriger Menge vorkommen.

Noch hochwertiger ist ein mit Quark und Honig bestrichenes Vollkornbrötchen. Quark liefert wertvolles Eiweiß und Honig verbessert zusätzlich die Ausnutzung der Aminosäuren. Nahrungseiweiß wird nämlich nur

Freie Aminosäuren im Honig

Aminosäure	mg/100 g Honig-trocken-masse	Essen-ziell für Erwach-sene	Essen-ziell für Kinder
Prolin	59,65		
Phenylalanin	14,75	X	X
Asparagin und Glutamin	11,64	X	X
Histidin	3,84		X
Tryptophan	3,84	X	X
Asparaginsäure	3,44		
Glutaminsäure	2,94		
Tyrosin	2,58		
Alanin	2,07		
Valin	2,00	X	X
Arginin	1,72		X
Isoleucin	1,12	X	X
β-Alanin	1,06		
Leucin	1,03	X	X
Lysin	0,99	X	X
Glycin	0,68		
Cystein	0,47		
Threonin	0,40	X	X
Methionin	0,33	X	X

Quelle der Angaben: Belitz/Grosch/Schieberle: Lehrbuch der Lebensmittelchemie 6. Aufl., Berlin, Springer, 2008

dann optimal genutzt, wenn es in Verbindung mit Kohlenhydraten gegessen wird. Enthält die Kost ausreichend Kohlenhydrate, werden die Zuckerverbindungen zur Energiegewinnung herangezogen und die Eiweißstoffe stehen für Körperaufbau und Regeneration zur Verfügung. Die Kohlenhydrate des Honigs haben somit einen eiweißsparenden Effekt.

In der menschlichen Ernährung sind neben Aminosäuren noch weitere Eiweißverbindungen von Bedeutung, die der Körper nur teilweise selber herstellen kann. Auch diese sind im Honig zu finden.

Cholin koordiniert Nervenfunktionen

Honig gehört zu den Lebensmitteln, welche am besten die Nerven stärken. Das ist unter anderem auf den Gehalt an Cholin zurückzuführen. Alle Körper- und Gehirnzellen benötigen diese Eiweißverbindung für den Aufbau ihrer Zellwände. Auch an der Bildung von Myelin ist Cholin beteiligt. Das ist eine Membran, die Nervenbahnen vor Schäden schützt. Darüber hinaus beeinflusst Cholin als Bestandteil des Nervenbotenstoffes Acetylcholin die Übertragung von Nervenimpulsen im Gehirn und damit Gedächtnis und Konzentration. Im Fettstoffwechsel spielt die Eiweißverbindung ebenfalls eine wichtige Rolle (siehe Kapitel Honig bei Erschöpfung und Stress).

Cholin kann mit der Nahrung aufgenommen und in kleiner Menge vom Organismus selbst gebildet werden. Obwohl die Substanz in vielen Lebensmitteln vorkommt, ist die Aufnahme mit der Nahrung oftmals wesentlich geringer als angenommen. Hinzu kommt, dass eine Synthese von Cholin nur dann stattfinden kann, wenn alle Aminosäuren im Überschuss mit der Nahrung aufgenommen und nicht für die Regeneration von Körperstrukturen benötigt werden. Heutzutage wird Cholin als vitaminähnliche Substanz angesehen, weil Forschungsergebnisse darauf hindeuten, dass der Körper nicht die gesamte für den Stoffwechsel benötige Menge selber bilden kann. Honig enthält so viel Cholin, dass die Aminosäuren aus den übrigen Lebensmitteln nicht für die Cholinsynthese herangezogen werden müssen, sondern für andere Funktionen zur Verfügung stehen.

Mineralstoffe steuern den Stoffwechsel

Wenn wir unsere Nahrung gekaut, geschmeckt und heruntergeschluckt haben, geht die Arbeit im Stoffwechsel erst richtig los: Ungefähr 75 Tonnen Nährstoffe nimmt der Mensch im Laufe seines Lebens mit der Nahrung auf. Diese müssen in Bausteine zerlegt und zu neuen Strukturen zusammengesetzt werden. Energie muss gewonnen und zur richtigen Zeit und an der richtigen Stelle bereitgestellt werden. Giftstoffe müssen unschädlich gemacht und ausgeschieden werden. All diese chemischen Umsetzungen sind nur durch die Aktivität verschiedener Enzyme möglich. Viele Enzyme benötigen allerdings bestimmte Nicht-Eiweiß-Bestandteile, um aktiv zu werden. Dazu gehören Vitamine, Mineralstoffe und Spurenelemente.

Die meisten Honige weisen bis zu elf verschiedene Mineralstoffe und 17 Spurenelemente auf. Mengenmäßig ist Kalium am stärksten vertreten, aber auch Natrium ist in dem Bienenprodukt zu finden. Beide Mineralstoffe sind dann besonders wichtig, wenn der Körper vermehrt Flüssigkeit verliert, zum Beispiel bei Durchfall, Fieber oder starkem Schwitzen. Magnesium ist unverzichtbar für die Steuerung des Stoffwechsels: Rund 250 verschiedene Enzyme benötigen für ihre Tätigkeit Magnesium, darunter zahlreiche am Kohlenhydratstoffwechsel beteiligte Wirkstoffe.

Ob ausreichend Mineralstoffe für den Stoffwechsel zur Verfügung stehen oder nicht, hängt jedoch nicht nur von der Höhe der Mineralstoffmenge in einem verzehrten Lebensmittel, sondern auch von der gesamten Speisenzusammensetzung ab. Die Darmschranke stellt nämlich ein Hindernis dar, welches von einigen Nährstoffen nur schwer überwunden werden kann. So gibt es Nahrungsbestandteile, die den Transport von Mineralstoffen durch die Darmwand behindern, und solche, die ihn fördern. Ist beispielsweise der Anteil an gesättigten Fettsäuren in einer Mahlzeit sehr hoch, wird das für die Knochen wichtige Calcium im Darm zu schwer löslichen Kalkseifen gebunden und vermehrt mit dem Stuhl ausgeschieden. Auch andere Nahrungsbestandteile behindern die Aufnahme von Mineralstoffen stark. Dazu gehören Phosphatverbindungen, Phytin, Oxal- und Gerbsäuren. Werden Mineralstoffe dagegen in Verbindung mit langsam resorbierbaren Kohlenhydraten und organischen Säuren aufgenommen, ist die Durchlässigkeit der Darmzellen für die wichtigen Substanzen erhöht. Honig wirkt sich aufgrund seines hohen Gehaltes an Kohlenhydraten und pflanzlichen Säuren günstig auf die Resorp-

Wodurch sich Mengen- und Spurenelemente unterscheiden

Mineralstoffe kommen im Organismus in unterschiedlicher Menge vor. Man unterscheidet Mengen- und Spurenelemente entsprechend ihrer Konzentration in den Körperflüssigkeiten und -geweben. Während die Mengenelemente in Größenordnungen von einigen Gramm am Tag benötigt werden, sind von den Spurenelementen schon einige Milligramm, manchmal nur wenige Mikrogramm ausreichend. Für den reibungslosen Ablauf der meisten Stoffwechselvorgänge ist es erforderlich, dass die Verteilung und das Mengenverhältnis der Mineralstoffe untereinander keinen großen Schwankungen unterliegt. Pro Tag verliert der erwachsene Mensch zwischen 15 und 20 g Mineralstoffe. Dieser Anteil muss mit der Nahrung ersetzt werden.

Durchschnittlicher Gehalt verschiedener Mineralstoffe und Spurenelemente in Honig

Mineralstoff	Heller Honig	Dunkler Honig
Kalium	205,0 ppm	1676,0 ppm
Natrium	18,0 ppm	76,0 ppm
Calcium	49,0 ppm	51,0 ppm
Magnesium	19,0 ppm	35,0 ppm
Eisen	2,4 ppm	9,4 ppm
Mangan	0,3 ppm	0,6 ppm
Kupfer	0,3 ppm	0,6 ppm

tion und die Verwertung der meisten Mineralstoffe und Spurenelemente aus.

Magnesium benötigt für den Durchgang durch die Darmwand zusätzlich die Vitamine B1, B2 und B6. Alle drei Stoffe sind im Honig zu finden. Auch das für die Blutbildung benötigte Eisen kann oftmals nur schlecht aus der Nahrung aufgenommen werden. Für eine gute Eisenresorption ist das gleichzeitige Vorhandensein von Vitamin C, Kupfer und Mangan erforderlich. Außerdem wird die Bioverfügbarkeit von Eisen durch die Aminosäuren Cystein und Methionin erhöht. Alle fünf Stoffe sind im Honig vorhanden.

Spurenelemente: Kleine Mengen genügen

Wer sich ständig müde und antriebslos fühlt, blasse Haut und brüchige Fingernägel hat, könnte an Eisenmangel leiden. Ein Defizit an diesem Spurenelement ist weltweit die häufigste Mangelerscheinung. In Europa sind schätzungsweise fünf bis zehn Prozent der Gesamtbevölkerung davon betroffen. Der menschliche Körper benötigt das Spurenelement, um rote Blutkörperchen bilden zu können. Diese wiederum sind für den Transport von Sauerstoff im Blut unverzichtbar. Für eine ausreichende Blutbildung sind aber nicht nur Eisen, sondern auch Kupfer und bestimmte Aminosäuren erforderlich. Da alle benötigten Stoffe gemeinsam im Honig vorliegen, kann das Bienenprodukt dazu beitragen, Blutarmut vorzubeugen.

Zu den im Honig vorkommenden Spurenelementen gehören neben Eisen auch Mangan, Chrom und Zink. Ohne diese Substanzen wäre eine Kohlenhydratverwertung unter Energiegewinn nicht denkbar. Zusammen mit Vitamin B1 ist Mangan Bestandteil vieler wichtiger Enzyme im Zuckerstoffwechsel. Einige Honigtauhonige enthalten so viel Mangan, dass der Tagesbedarf eines Erwachsenen, der zwischen zwei und fünf Milligramm liegt, gedeckt werden kann, wenn

Rote Blutkörperchen versorgen den Organismus mit Sauerstoff

Das Blut eines erwachsenen Menschen enthält etwa 30 Billionen rote Blutkörperchen (Erythrozyten). Jedes Blutkörperchen setzt sich aus vier Eiweißketten und einem Farbstoffanteil, dem Hämoglobin, zusammen, das wiederum Eisen enthält. Das gesamte Hämoglobin eines erwachsenen Menschen wiegt etwa 1 Kilogramm. Mit Hilfe des Hämoglobins kann der in der Lunge eingeatmete Sauerstoff im Blut gebunden und im Körper transportiert werden. Nach Abgabe des Sauerstoffs im Gewebe nimmt der rote Blutfarbstoff Kohlendioxid auf und befördert es in die Lunge, wo es ausgeatmet wird. Die roten Blutkörperchen haben jedoch nur eine Lebensdauer von 100 bis 120 Tagen und müssen ständig erneuert werden. Das Knochenmark produziert jede Sekunde über 2 Millionen rote Blutkörperchen.

eine Menge von 20 bis 50 Gramm Honig gegessen wird. Das entspricht ein bis zwei Esslöffeln Honig.

Chrom entscheidet darüber, wie viel Haushalts- und Traubenzucker der menschliche Stoffwechsel verarbeiten kann, ohne Schaden zu nehmen. Das Spurenelement erhöht die Sensibilität der Körperzellen für Insulin. Bei Anwesenheit von Chrom reichen schon geringe Insulinmengen aus, um den erhöhten Blutzuckerwert nach einer zuckerreichen Mahlzeit zu senken. Je mehr Süßes gegessen wird, desto mehr Chrom wird benötigt. Aus diesem Grunde kann ein regelmäßig hoher Verzehr zuckerreicher Lebensmittel schnell zu einem Mangel an Chrom führen. Zuckerrüben enthalten ebenso wie Honig Chrom, doch wird das Spurenelement bei der Zuckerraffination nahezu vollständig entfernt. In deutschen Blütenhonigen werden dagegen durchschnittlich 0,029 mg Chrom pro 100 Gramm Honig nachgewiesen. Das ist die tausendfache Menge des im Zucker vorkommenden Chromgehalts. Die meisten deutschen Blütenhonige decken in einer Menge von 50 Gramm den Tagesbedarf an Chrom.

Auch Zink ist eng mit dem Kohlenhydratstoffwechsel verbunden: Die Bauchspeicheldrüse kann Insulin nur in Verbindung mit diesem Spurenelement speichern. Zink selber kommt im Gewebe von Leber, Nieren, Muskeln und der Bauchspeicheldrüse in einer Konzentration von 0,04 bis 0,05 mg vor, das entspricht der Menge, die durchschnittlich in 200 Gramm Blütenhonig enthalten ist. Die gleichzeitige Anwesenheit der Aminosäuren Histidin und Cystein erleichtert die Zinkresorption im Darm. Das Spurenelement spielt auch eine wichtige Rolle im Immunsystem und im Stoffwechsel der Haut. Es unterstützt die Wundheilung und wird als Bestandteil von Salben und Cremes zur Behandlung verschiedener Hautkrankheiten eingesetzt. Auch Honig hat sich in der Wundbehandlung und Hautpflege bewährt.

Enzyme halten Krankheitserreger in Schach

Enzyme sind Wirkstoffe, die chemische Substanzen abbauen und verändern. Die Zuckervielfalt des Honigs ist auf die Aktivität zuckerspaltender Enzyme zurückzuführen. Bei solchen chemischen Umwandlungen entstehen Stoffe, die das Wachstum von Bakterien hemmen. Die bekannteste Verbindung mit antibakterieller Wirkung ist Wasserstoffperoxid. Es entsteht im Honig beim Abbau von Glucose durch das Enzym Glucoseoxidase. Da Wasserstoffperoxid in unerhitztem Honig ständig gebildet wird, sind schon kleine Mengen des Bienenproduktes ausreichend, um Bakterien abzutöten. Wissenschaftler der Technischen Universität Dresden entdeckten, dass beim Abbau von Zucker auch Methylglyoxal entsteht. Die Forscher vermuten, dass die Verbindung Bakterien auf zweierlei Weise angreift: Durch Reaktion mit Eiweißstoffen wird die Bakterienzellwand beschädigt und gleichzeitig der Energiestoffwechsel der Keime gestört. Die stark antibiotisch und entzündungshemmend wirkende Substanz kommt in besonders großer Menge in neuseeländischem Manuka-Honig vor. In geringer Konzentration ist Methylglyoxal auch in europäischen Honigsorten zu finden, vorwiegend in Honigtau- und Edelkastanienhonigen.

Einige im Honig enthaltene Enzyme

Enzym	Funktion
Saccharase (Invertase)	Spaltung von Saccharose in Glucose und Fructose
Diastase (Amylase)	Spaltung von Stärke in kürzere Zuckerverbindungen
Glucoseoxidase	Abbau von Glucose in Gluconsäure und Wasserstoffperoxid
Katalase	Spaltung von Wasserstoffperoxid in Wasser und Sauerstoff

Enzyme werden leicht durch Licht, Sauerstoff und Wärme zerstört. Bei sachgemäßer Schleuderung und Lagerung des Honigs bleiben die wertvollen Stoffe jedoch erhalten. Sie wirken dann im Glas weiter und sind dafür verantwortlich, wenn sich die Konsistenz des Honigs während der Lagerung verändert. Sie verleihen dem Bienenprodukt die Eigenschaften einer lebenden Substanz und sind ein Maß für die Naturbelassenheit des Produkts.

Lange Zeit glaubte man, dass hauptsächlich Enzyme und die durch ihre Aktivität entstehenden Stoffe für die antibakterielle Wirkung des Honigs verantwortlich seien. Heute weiß man, dass das nicht der Fall ist. Auch die reichlich vorkommenden Zuckerverbindungen machen den Mikroorganismen den Garaus, indem sie ihnen Wasser entziehen. Einige Flavonoide (z. B. Pinocembrin) und Aromastoffe wirken ebenfalls antibakteriell. Einen hohen Einfluss auf das Bakterienwachstum haben auch organische Säuren.

Einige im Honig vorkommende organische Säuren

- Ameisensäure
- Apfelsäure
- Bernsteinsäure
- Buttersäure
- Essigsäure
- Fumarsäure
- Gluconsäure
- Ketoglutarsäure
- Malonsäure
- Milchsäure
- Oxalsäure
- Pyroglutaminsäure
- Weinsteinsäure
- Zitronensäure

Optimaler pH-Wert für die Wirkung von Enzymen

Enzym	pH-Wert
Amylase	5 bis 6
β-Amylase	4 bis 5
Saccharase	4 bis 5
Katalase	6 bis 7

Säuren machen Keime müde und Enzyme munter

Der Geschmack eines Honigs wird unter anderem durch den Gehalt an natürlichen Säuren bestimmt. In allen Honigsorten ist Gluconsäure am stärksten vertreten, da sie ebenso wie Wasserstoffperoxid durch die Spaltung von Glucose entsteht. Daneben kommen Apfel-, Butter-, Essig- und Milchsäure sowie viele andere Säuren in unterschiedlichen Anteilen vor. Honigtauhonige enthalten mehr freie Säuren als Blütenhonige. Trotzdem sind die sauren Eigenschaften der dunklen Honigsorten schwächer als die der hellen, da der höhere Gehalt an Mineralstoffen und Aminosäuren die Säurewirkung herabsetzt. Der Säuregrad einer Lösung wird mit dem sogenannten pH-Wert angegeben. Liegt der pH-Wert zwischen 1 und 7 überwiegen die sauren Eigenschaften. Je kleiner der Wert ist, desto stärker ist die Säurewirkung. Bei Nektarhonigen liegt der pH-Wert zwischen 3,6 und 4,5, bei Honigtauhonigen zwischen 4 und 5,4. In diesem sauren Milieu entfalten die Enzyme des Honigs ihre höchste Wirksamkeit. Der Stoffwechsel der Bakterien wird dagegen durch die Säuren blockiert. Verstärkt wird die keimhemmende Wirkung durch Aromastoffe.

Bakterien mögen Aromastoffe nicht

Pflanzen locken mit Aromastoffen Nützlinge an und schützen sich gleichzeitig vor Pilzen und Schädlingen. Im Honig sind mehr als 120 verschiedene Aromastoffe zu finden. Sie

Aromastoffe im Honig

Alkohole

- Methanol
- Ethanol
- Popan-1-ol
- Propan-2-ol
- Butan-1-ol

Ketone und Aldehyde

- Formaldehyd
- Acetylaldehyd
- Propionaldehyd
- Dimethylketon
- Butyraldehyd

Ester

- Methylformat
- Ethylformat
- Methylacetat
- Ethylacetat
- Propylacetat
- Isopropylacetat
- Ethylpropionat

sind für den Geschmack, teilweise aber auch für die antibakterielle Wirkung verantwortlich. Sowohl die Aldehyde als auch die alkoholischen Verbindungen unter den Aromastoffen verringern das Wachstum von Bakterien. Da Aromastoffe chemische Substanzen sind, die bei höheren Temperaturen verdampfen, leiden Geschmack und antibakterielle Wirkung gleichermaßen, wenn Honig über 40 °C erwärmt wird.

Honig: Die Alternative zu Antibiotika

Ein großes Gesundheitsproblem der heutigen Zeit ist die weltweite Zunahme von Bakterien, die gegen Antibiotika resistent sind. Besonders bedrohlich sind Krankheitserreger, die gegen mehrere Antibiotikaklassen Resistenzen aufweisen. Zu diesen Erregern gehören zum Beispiel Escherichia coli-Bakterien, welche unter anderem Darmkrankheiten auslösen, und Pseudomonas aeruginosa, die Atemwegserkrankungen und Harnwegsinfektionen verursachen können. Nach Angaben des Robert Koch-Instituts in Berlin wurde im Jahr 2013 das Auftreten

Antibiotika-resistente Bakterienstämme, auf die Honig wachstumshemmend wirkt:

- Enterokokkus faecium (Enterokokken)
- Escherichia coli (Colibakterien)
- Pseudomonas aeruginosa (häufiger Krankenhauskeim)
- Staphylococcus aureus (Staphylokokken)

resistenter Keime in 20,7 % aller deutschen Krankenhäuser und in 8,6 Arztpraxen pro 100.000 Einwohner registriert. Begünstigt wird diese Entwicklung durch die weitverbreitete und teilweise unsachgemäße Einnahme von Antibiotika.

Naturbelassener Honig kann eine wirksame Alternative zu Antibiotika sein. Das haben Forschungen an der Salve Regina University in Newport (USA) ergeben. Die Studie, die beim 247. National Meeting of the American Chemical Society im März 2014 vorgestellt wurde, ergab, dass Honig Bakterien daran hindert, Biofilme zu bilden. Bakterien schließen sich üblicherweise zu Ansammlungen zusammen, in denen sie miteinander kommunizieren und Prozesse koordinieren. Außerdem bilden die Bakterienverbände ein gemeinsames Schutzschild aus Eiweiß, um sich vor Abwehrstoffen und Antibiotika zu schützen. Honig unterbricht

Einige Honigbestandteile mit antibakterieller Wirkung:

- Pinocembrin
- Terpene
- Benzylalkohol
- Syringische Säure
- Methylsyringate

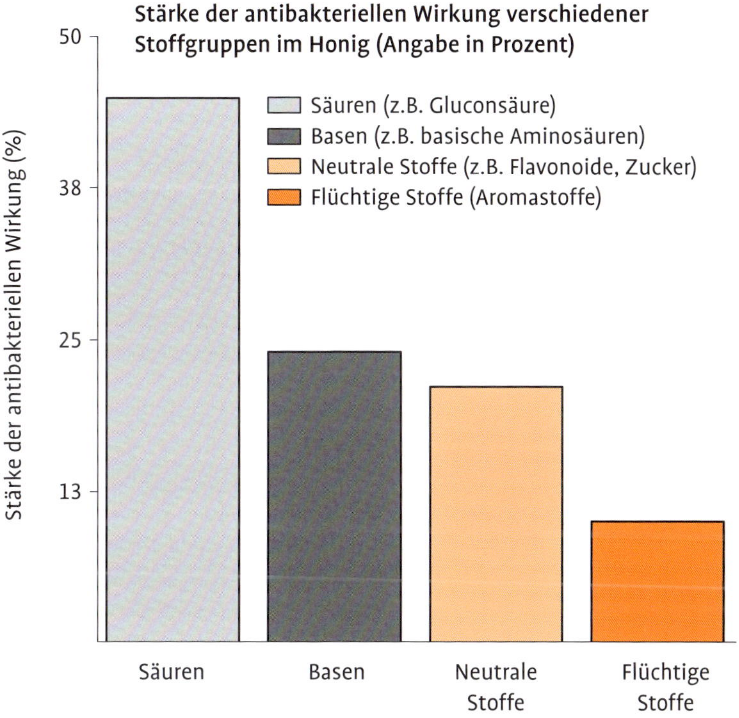

die Kommunikation der Bakterien untereinander und hindert sie auf diese Weise daran, einen Schutzfilm zu bilden und gemeinsam krankheitserregende Giftstoffe auszuschütten.

Im Unterschied zu synthetischen Antibiotika enthält Honig viele verschiedene Stoffe, die Bakterien mit unterschiedlichen Wirkmechanismen angreifen. Dadurch wird den Keimen die Entwicklung von Resistenzen erschwert. Kein einziger Bakterienstamm ist bis zum heutigen Zeitpunkt gegen das Bienenprodukt resistent. Besonders gute Erfolge mit Honig werden bei der Behandlung infektiöser Atemwegs- und Magen-Darm-Erkrankungen sowie in der Wundbehandlung erzielt (siehe Kapitel Honig bei Infektionskrankheiten und Honig in der Wundbehandlung).

Pollen stärken die Abwehrkräfte des Körpers

Wenn Bienen Blüten aufsuchen, um Nektar zu sammeln, bleibt Blütenstaub an ihrem Haarkleid haften. Während des Fluges streifen sie die Pollenkörner in sogenannte Pollenhöschen an den Hinterbeinen und tragen sie so in den Bienenstock (siehe Foto S. 68, oben). Die meisten Honige enthalten deshalb Pollen. Blütenhonige können bis zu 100 000 Pollenkörner in 10 Gramm Honig aufweisen. Die kleinen Körner sind reich an Mineralstoffen und Vitaminen und enthalten Stärke, ein Kohlenhydrat, das aufgrund seiner Kettenlänge sehr langsam ins Blut aufgenommen wird. Da auch der Eiweißgehalt hoch ist, sind Pollen in der Lage, das Aminosaurenspektrum des Honigs zu ergänzen. Das ist besonders für jene Menschen von Bedeutung, die einen erhöhten Eiweißbedarf haben. Bei bestimmten Krankheiten, wie zum Beispiel Krebs und Aids, aber auch bei Stresszuständen und geschwächtem Immunsystem steigt der Eiweißbedarf stark an (siehe Kapitel Honig bei Krebserkrankungen). Studien haben gezeigt, dass Blütenpollen das Immunsystem anregen und die Darmtätigkeit erhöhen.

Durchschnittlicher Nährstoffgehalt von 100 g Blütenpollen

Kohlenhydrate	55,3 g
Eiweiß	17,8 g
Fett	8,5 g
Energie	369 kcal/ 1557kJ

Honig in verschiedenen Lebensabschnitten

Während das Essverhalten des Menschen durch Traditionen und Gewohnheiten bestimmt und oftmals jahrzehntelang beibehalten wird, verändert sich der Nährstoffbedarf im Laufe des Lebens ständig. So benötigen Kinder und Jugendliche viele Nahrungsbestandteile in anderen Mengen als ältere Menschen. Auch äußere Einflüsse und besondere Umstände, wie beispielsweise schwere Arbeitsbedingungen, psychische und physische Belastungen, Schwangerschaft und Krankheit beeinflussen den Nährstoffbedarf. Wird die tägliche Kost den jeweiligen Situationen nicht angepasst, kann es leicht zu einer Fehlernährung kommen. Dabei ist sowohl eine Über- als auch eine Unterversorgung mit Nährstoffen und Energie möglich.

Honig in der Kinderernährung

In keiner anderen Phase des Lebens ist eine gesunde Ernährung so wichtig wie in der Kindheit. Für eine gute geistige und körperliche Entwicklung und für den Aufbau eines starken Immunsystems ist eine bedarfsgerechte und ausgewogene Kost erforderlich. Eltern haben es heutzutage aber nicht immer leicht, ihre Kinder gesund zu ernähren. Werden Heranwachsende nach ihren Lieblingsspeisen gefragt, stehen Pommes frites, Würstchen, Nudeln, Schokolade, Eis und Gummibärchen ganz oben auf der Rangliste. Während Obst und Gemüse oftmals nicht sehr beliebt sind, gehören Süßigkeiten zu den meist genannten Favoriten.

Die Vorliebe für Süßes ist angeboren

Schon Säuglinge bevorzugen die Geschmacksrichtung süß. Da Muttermilch als einziges Kohlenhydrat Milchzucker (Lactose) enthält, der sehr langsam ins Blut aufgenommen wird und gut sättigt, ist eine Überfütterung bei Babys, die ausschließlich gestillt werden, sehr selten. Werden aber Flaschenmilch, Tees und Breie mit Haushalts- und Traubenzucker versehen, steigt die Reizschwelle für Süßes. Einmal auf den Geschmack gekommen, mögen viele Kinder bald nur noch süße Speisen und Getränke zu sich nehmen, auf weniger gezuckerten Lebensmitteln bleiben die Eltern oft sitzen.

Süßwaren schmeicheln nicht nur dem Gaumen, sondern auch der Seele. Wie schnell kann ein Bonbon oder ein Gummibärchen über ein aufgeschlagenes Knie oder einen kleinen Kummer hinwegtrösten! Wenn Essen hilft, Ängste und Stress abzubauen oder Langeweile zu überwinden, ist die Gefahr, dass aus Kindern „Kummeresser" werden, die auch als Erwachsene in schwierigen Situationen zu Süßigkeiten greifen, sehr groß. Sind die Kids dem Kleinkindalter entwachsen, haben sie es leicht, auch ohne die Eltern an Schleckereien heranzukommen. Freunde, Nachbarn oder Großeltern verfügen meist über einen Vorrat an Süßigkeiten, an den das Kind schnell gelangen kann. Auch in den Geschäften liegen die Leckereien in den Regalen griffbereit in Kinderhöhe. 66 Prozent der deutschen Kinder im Alter von 6 bis 13 Jahren geben ihr Taschengeld für Süßigkeiten, Kekse und Kaugummi aus. Das ergab die Kids-Verbraucheranalyse, die im Auftrag des Egmont Ehapa Verlag Anfang 2013 durchgeführt wurde.

Der Gesundheit kommt das süße Schlemmen allerdings nicht entgegen.

Laut Statistik steigt der Prozentsatz der dicken Kinder weltweit kontinuierlich an. Die vom Robert Koch-Institut von 2003 bis 2006 durchgeführte Studie „Gesundheit von Kindern und Jugendlichen in Deutschland" (KiGGS-Studie) hat gezeigt, dass in Deutschland rund zehn Prozent der Kinder bis zu fünf Jahren übergewichtig sind. Das ist ähnlich wie vor zwanzig Jahren. Anders als damals sind heute aber doppelt so viele Achtjährige übergewichtig. Beängstigend ist auch, dass deutsche Kinder zunehmend an Krankheiten leiden, die früher erst bei 40- bis 50-Jährigen auftraten. So haben immer mehr Heranwachsende Diabetes mellitus 2, erhöhte Cholesterinwerte und Bluthochdruck. Viele Kinder leiden auch regelmäßig an Kopfschmerzen: Seit den 1970er Jahren hat sich die Zahl der davon betroffenen Minderjährigen vervierfacht.

Naschen führt in einen Teufelskreis

Mit Sprüchen wie „Zucker ist Nervennahrung" und „Wenn der Körper nach Süßem verlangt, dann braucht er es" werden Naschsüchte gerechtfertigt und das Gewissen beruhigt. In Wirklichkeit ist der Körper weder auf Haushalts- noch auf Traubenzucker aus der Nahrung angewiesen. Im Gegenteil: Speisen, die mit isolierten Kohlenhydraten gesüßt werden, regen den Appetit an und verleiten zu vermehrtem Essen. Den wenigsten Menschen gelingt es, sich mit einem Gummibärchen oder einem Stück Schokolade zu begnügen. Ist die Tafel Schokolade oder die Gummibärchentüte erst einmal geöffnet, gibt es meist kein Halten mehr. Sobald die Leckerei im Mund verschwunden ist, laufen bei Kindern und Erwachsenen die gleichen physiologischen Vorgänge ab: Wenige Minuten nach dem Naschen steigt der Blutzuckerspiegel sprunghaft an. Als Gegenregulation schüttet die Bauchspeicheldrüse große Mengen Insulin aus. Die überschießende Insulinproduktion führt zu einem verstärkten Appetit auf Süßes. Es wird ein zweites Mal in die Tüte oder Schachtel gegriffen. Das geht meist so lange weiter, bis die Packung leer ist. Ein bis zwei Stunden später bewirkt die freigesetzte Insulinmenge einen raschen Blutzuckerabfall, der wiederum ein erneutes Hungergefühl verursacht. Wird jetzt wieder genascht, schließt sich ein Teufelskreis: Süßigkeiten sättigen nicht, verleiten zu häufigem Essen und erzeugen stets neuen Hunger.

Je mehr Schleckereien zur Verfügung stehen, desto weniger werden gesunde Lebensmittel wie Obst, Gemüse und Vollkornpro-

Kalorien- und Nährstoffgehalt verschiedener Süßwaren

Lebensmittel	kcal	Kohlenhydrate in g/100 g	Fett in g/100 g	Mineralstoffe in g/100 g
Fruchteis	139	29,1	1,8	0
Blütenhonig	302	75,1	0	0,2
Rohr-, Rübenzucker	399	99,8	0	0
Marzipan	486	58,7	24,9	0,8
Nuss-Nougat-Creme	532	58,4	31,3	0,9
Milchschokolade	537	54,1	31,5	2,2

Nährwertangaben nach: Lebensmitteltabelle für die Praxis, Der kleine Souci-Fachmann-Kraut, 2011

dukte gegessen. Besonders bei Kindern ersetzen Süßigkeiten oftmals nicht nur das Pausenbrot, sondern auch das Mittag- oder Abendessen. Eine mangelhafte Versorgung mit Ballaststoffen, Calcium und Vitaminen ist bei Kindern und Jugendlichen nicht selten. Da der Körper für die Zuckerverwertung Vitamin B1 benötigt, dieses in vielen Süßwaren aber nicht enthalten ist, kommt es bei häufigem Naschen und nicht ausgewogener Ernährung leicht zu einem Defizit an dem wichtigen Vitamin. Die Folgen sind Konzentrationsschwäche, Nervosität und Müdigkeit sowie ein erhöhtes Verlangen nach süßen Speisen.

Honig verringert den Appetit auf Süßigkeiten

Werden Nahrungsmittel und Getränke mit Honig gesüßt, kommt es im Körper zu anderen Reaktionen als beim Verzehr zuckerhaltiger Speisen. Honig besteht zu rund 40 Prozent aus Fruchtzucker. Diese Kohlenhydratverbindung wird langsamer in die Blutbahn aufgenommen als Haushalts- und Traubenzucker und benötigt für den Abbau kein Insulin. Aufgrund der geringeren Insulinausschüttung wird das Hungergefühl während des Essens schneller gestillt. Der Blutzuckerspiegel steigt moderat an, bleibt für längere Zeit auf einem konstanten Niveau und fällt langsam wieder ab. Honig bewirkt daher sowohl eine schnelle als auch eine anhaltende Sättigung. Außerdem liefert das Bienenprodukt das für den Zuckerabbau benötigte Vitamin B1 mit. Deshalb müssen die körpereigenen Reserven nicht angegriffen werden und ein Vitamin B1-Mangel durch Naschen kann vermieden werden. Honig schmeckt zwar süß, ruft aber kein Suchtverhalten hervor.

Wie schädlich ist Honig für die Zähne?

Während immer mehr Erwachsene in Deutschland gesunde Zähne haben, gehört Karies zu den häufigsten Erkrankungen bei Kleinkindern. Nach Angaben der deutschen Zahnärzte-Organisationen haben 10 bis 15 Prozent aller Kleinkinder Karies an den Milchzähnen. Als Hauptursache wird das ständige Saugen an Nuckelflaschen gesehen, die mit süßen Getränken gefüllt sind. An der Entstehung von Karies sind Bakterien beteiligt, die den Kindern als „Karius und Baktus" gut bekannt sind. Keime, die sich auf den Zähnen ansiedeln, bauen Kohlenhydrate zu organischen Säuren ab, welche den Zahnschmelz angreifen. Die Zahnsubstanz wird entkalkt und an den geschädigten Stellen können Löcher entstehen. Je länger kohlen-

Was an den Zähnen kleben bleibt und was nicht

In einer holländischen Studie wurde untersucht, wie lange die Inhaltsstoffe verschiedener Zuckerlösungen, kohlenhydrathaltiger Snacks und Mahlzeiten im Mund nachweisbar waren.

Dabei stellte sich heraus, dass die Lebensmittel, von denen man noch lange nach dem Verzehr Spuren im Mundraum fand, nicht diejenigen waren, die allgemein als besonders klebrig eingeschätzt werden: So lösten sich Sahnebonbons schneller auf und waren rascher aus dem Mund verschwunden als Bestandteile stärkehaltiger Lebensmittel wie Brot und Gebäck. Auch Studien aus Großbritannien, Neuseeland und Israel zeigen, dass viele stärkereiche Lebensmittel, die außerhalb des Körpers keine klebrige Konsistenz haben, länger an den Zähnen haften als Karamell, Schokolade, Bonbons und Honig.

hydrathaltige Lebensmittel im Mundraum verweilen, desto mehr Zeit haben die Kariesbakterien, Säuren zu bilden, welche die Zähne angreifen.

Immer wieder wird behauptet, Honig sei besonders schlecht für die Zähne und fördere in noch höherem Maße die Kariesbildung als Zucker. Begründet wird diese These mit dem Argument, Honig hafte aufgrund seiner klebrigen Konsistenz besonders lange an den Zähnen. Da Honig sehr hartnäckig auf einem Löffel, einer Brotscheibe oder einer Tischplatte klebt, wird davon ausgegangen, dass er sich auf den Zähnen genauso verhält. Übersehen wird bei dieser Betrachtungsweise allerdings der Einfluss des Speichels und der Temperatur auf die Konsistenz von Honig.

Für die Entstehung von Karies ist die Aufenthaltsdauer von Lebensmitteln im Zahnbereich von größerer Bedeutung als der Zuckergehalt der Nahrung. Die Verweildauer von Nahrungsbestandteilen im Mund hängt wiederum von den chemischen und physikalischen Eigenschaften des jeweiligen Lebensmittels und von der Menge und Zusammensetzung des Speichels ab.

Je höher der Gehalt eines Nahrungsmittels an leicht löslichen Zuckern ist, desto schneller wird dieser vom Speichel weggespült. Honig ist stark hygroskopisch (wasseranziehend) und löst sich schnell im Speichel auf. Wird Honig vor dem Verzehr in einer Speise oder einem Getränk aufgelöst, hat er keine Chance, sich an den Zähnen festzusetzen. Auch nach dem Biss in ein Honigbrötchen bleibt das Bienenprodukt nicht lange an den Zähnen kleben, da die Viskosität des Bienenproduktes stark von der Temperatur abhängt: Je höher die Temperatur ist, desto geringer ist die Dickflüssigkeit. Bei einer Temperatur von 37 °C im Mund verliert Honig rasch seine Klebrigkeit. Außerdem wird beim Lösen von Honig im Speichel Wasserstoffperoxid freigesetzt. Dieser Wirkstoff senkt den Säuregrad des Speichels. Gleichzeitig greift Wasserstoffperoxid in den Stoffwechsel der Bakterien ein und hindert sie daran, ihr Stoffwechselprodukt Dextran zu bilden. Ohne dieses Sekret können Bakterien nicht an der Zahnoberfläche haften. In Neuseeland werden Honigsorten, die besonders reich an Wasserstoffperoxid sind, mit der Bezeichnung "antiseptisch" gekennzeichnet.

An der Friedrich-Schiller-Universität Jena wurde im Jahr 2012 im Rahmen einer Dissertation nachgewiesen, dass Honig sich günstig bei Parodontitis auswirkt. Bei dieser Erkrankung handelt es sich um eine Entzündung des Zahnbetts, die vorrangig durch das Bakterium Porphyromonas gingivalis ausgelöst wird. Das Zahnbett verbindet den Zahn mit dem Kiefer und umfasst Zahnfleisch, Bindegewebe und Kieferknochen. Sind die Krankheitserreger in den Mundraum gelangt, bilden sie in den Zahnzwischenräumen und am Zahnfleischrand Biofilme. Diese Bakterienverbände produzieren Säuren und Giftstoffe, welche das Zahnfleisch angreifen und Entzündungen hervorrufen. Durch Anschwellen des Zahnfleisches bildet sich mit der Zeit ein Zwischenraum zwischen Zahn und Zahnfleisch. Wenn die Bakterien in diese Zahnfleischtasche eindringen, kommt es zu Entzündungen im Zahnbett. In Deutschland müssen sich rund 75 Prozent aller zahnärztlichen Patienten einer Parodontitis-Behandlung unterziehen. Nicht immer lässt sich das Fortschreiten der Erkrankung durch konven-

Viskosität von Salbeihonig bei verschiedenen Temperaturen

Temperatur (°C)	Viskosität (Poise)
11,7	729,6
20,2	184,8
30,7	55,2
40,9	19,2

Angaben nach Belitz/Grosch/Schieberle: Lehrbuch der Lebensmittelchemie, 6. Aufl., Berlin, Springer 2008.

tionelle Therapien verhindern, so dass Antibiotika eingesetzt werden müssen. Aufgrund zunehmender Resistenzen vieler Keime gegenüber Antibiotika ist diese Behandlung nicht immer erwünscht. Im Rahmen der Forschungen an der Medizinischen Fakultät der Universität Jena wurde die antibakterielle Wirkung von zwei Honigsorten auf Porphyromonas gingivalis untersucht. Zum Einsatz kamen ein einheimischer Imkerhonig und ein neuseeländischer Manukahonig. Beide Honigsorten führten in einer 10 %igen Konzentration schon nach sechs Stunden zu einer deutlichen Reduzierung des Bakterienwachstums. Innerhalb von 24 Stunden verringerten beide Honigsorten die Bildung von bakteriellen Schutzhüllen. Bereits vorhandene Biofilme wurden in diesem Zeitraum in Abhängigkeit von der Honigkonzentration zerstört.

Trotz der beobachteten positiven Wirkungen von Honig auf die Zähne sollte die Zahnpflege nicht vernachlässigt werden. Auch ist das Zusetzen von Honig in Kindertees, die mit einer Babyflasche verabreicht werden, nicht empfehlenswert, da bei ständigem Nuckeln zu lange und zu viele Kohlenhydrate aufgenommen werden.

Ab wann dürfen Kinder Honig essen?

In Europa wird dringend davon abgeraten, Kindern im ersten Lebensjahr Honig zu geben. Viele Menschen, die diesen Hinweis kennen, glauben, dass das Bienenprodukt generell für Kinder unverträglich oder schwer bekömmlich sei. Das ist aber nicht der Grund für die Warnung. Honig gehört zu den bekömmlichsten Lebensmitteln in der Ernährung des Menschen. Trotzdem sollten Kinder vor dem ersten Geburtstag keinen Honig essen.

In der Umwelt und vor allen Dingen im Boden ist das Bakterium Clostridium botulinum weit verbreitet. Durch Kontakt von Arbeitsgeräten mit dem Boden oder durch Bienen können Sporen des Krankheitserregers in den Honig gelangen. Isst ein Erwachsener oder ein älteres Kind einen solchen Honig, werden die Sporen im Dickdarm von den Darmbakterien abgetötet. Bei Säuglingen wird die Darmflora im Laufe des ersten halben Lebensjahres in Abhängigkeit von der jeweiligen Ernährung gebildet und ist mit spätestens einem Jahr vollständig aufgebaut. Schluckt ein Baby, bei dem die Darmflora noch nicht vollständig entwickelt ist, mit einem Lebensmittel oder Getränk Botulismusbakterien, können die Sporen im Darm des Kindes zu reifen Bakterien heranwachsen und ein gefährliches Toxin bilden. Es handelt sich dabei um ein Nervengift, welches schwere Muskelfunktionsstörungen und eine lebensbedrohliche Atemlähmung verursachen kann.

Zur Vermeidung dieser schweren Krankheit sollten Kinder im ersten Lebensjahr weder selbst zubereitete Getränke, Breie oder Backwaren mit Honig bekommen, noch sollten die Brustwarzen oder der Schnuller mit Honig eingerieben werden. Unbedenklich sind dagegen fertige Babynahrungsmittel, die von der Lebensmittelindustrie mit Honig gesüßt wurden. Der Honig wird vor der Verarbeitung so hoch erhitzt, dass mögliche Sporen abgetötet werden. Auch besteht keine Gefahr für das Baby, wenn die Mutter während der Schwangerschaft und Stillzeit Honig isst oder bei der Lebensmittelzubereitung erst den Honig und dann das Kind mit den Händen berührt.

Nach dem ersten Geburtstag dürfen Kleinkinder Honig essen. In vielerlei Hinsicht ist das Bienenprodukt in der Kinderernährung vorteilhaft. Mit Honig lässt sich der Wunsch des Kindes nach Süßigkeiten verringern. Gleichzeitig wird der Sprössling mit immunstärkenden Stoffen und mit allen Aminosäuren, die für den Körperaufbau erforderlich sind, versorgt.

Rezepte für Kinder

Knuspermüsli

Zutaten für 4 Portionen:
- 1 Tasse Rosinen
- 5 Tassen Haferflocken
- 1 Tasse gehackte Nüsse
- 1 Tasse Sesamsamen
- 1 Tasse Sonnenblumenkerne
- ½ Tasse Rapsöl
- ½ Tasse Wasser
- ½ Tasse Honig

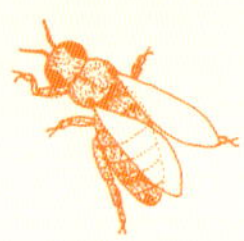

Zubereitung:
Rosinen, Haferflocken, Nüsse und Kerne miteinander vermischen und auf einem gefetteten Backblech verteilen. Wasser, Öl und Honig miteinander verrühren und über die Körnermischung gießen. Im Ofen bei 120 bis 150°C in etwa 10 Minuten knusprig bräunen. Als Knabberei zwischendurch oder als Müsli mit Milch oder Joghurt essen.

Fruchteis

Zutaten für 2 Portionen:
- 200 g Tiefkühlfrüchte, z. B. Himbeeren oder Erdbeeren
- 3 Esslöffel Joghurt
- 2–3 Esslöffel Honig
- 1 Esslöffel Mandelstifte

Zubereitung:
Die Tiefkühlfrüchte nur ganz kurz antauen lassen. Die noch halb gefrorenen Früchte mit Joghurt und Honig in ein hohes Gefäß geben und mit dem Pürierstab pürieren. Eis portionieren und mit Mandelstiften garnieren.

Schoko-Creme als Brotaufstrich

Zutaten für circa 4 Scheiben Brot:
- 80 g gemahlene Haselnüsse
- 2 Teelöffel Kakaopulver ungesüßt
- ¼ Teelöffel Vanillepulver oder etwas Mark aus einer Vanilleschote
- 80 g Butter
- 5 Esslöffel Honig oder mehr

Zubereitung:
Gemahlene Haselnüsse mit Kakaopulver und Vanillemark verrühren. Die zimmerwarme Butter mit einer Gabel zerdrücken, zur Nuss-Kakao-Masse geben und mit dem elektrischen Handrührgerät zu einer glatten Creme rühren. Eventuell mit etwas warmem Wasser verdünnen. Mit Honig nach Geschmack süßen. Der Aufstrich hält sich in einem Schraubglas im Kühlschrank mindestens 10 Tage.

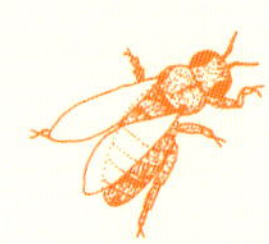

Honigmarzipan

- Zutaten für 10–20 Kugeln:
- 200 g gemahlene Mandeln
- 1 Esslöffel Orangensaft
- 100 g Honig
- zum Bestreuen nach Belieben je 3 Esslöffel Kakaopulver, Kokosraspeln, Sesam oder Sonnenblumenkerne

Zubereitung:
Die gemahlenen Mandeln mit Orangensaft und Honig verkneten. Das Marzipan zu kleinen Kugeln oder Pralinen formen und nach Belieben in Kakao, Kokosraspeln, Sesam oder Sonnenblumenkernen wälzen. Das Konfekt hält sich im Kühlschrank bis zu 8 Wochen.

Kokoskugeln

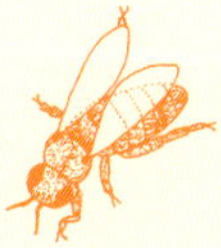

Zutaten für 10–20 Kugeln:
- 200 g Sahne
- 125 g Haferflocken
- 80 g gehackte Haselnüsse
- 80 g ungeschwefelte Rosinen
- 130 g Kokosflocken
- 2 Messerspitzen Vanillepulver oder etwas Mark aus einer Vanilleschote
- 100 g Honig
- Kokosflocken zum Wälzen

Zubereitung:
Die Sahne in einem Topf bis kurz vor dem Kochpunkt erhitzen. Vom Herd nehmen und Haferflocken einrühren. Haselnüsse, Rosinen, Kokosflocken, Vanille und Honig zugeben und gut verrühren. Mit angefeuchteten Händen kleine Kugeln aus dem Teig formen und in den restlichen Kokosflocken wälzen. Kugeln auf ein gefettetes Backblech setzen und bei 180°C (Umluft 160°C) in etwa 20 Minuten goldbraun backen.

Apfelpunsch

Zutaten für circa 5 Gläser:
- 1 Liter Apfelsaft
- 1 Beutel Glühweingewürz
- 1 Zitrone
- 3 Apfelsinen
- Honig nach Geschmack

Zubereitung:
Apfelsaft mit dem Glühweingewürz in einem großen Kochtopf bis kurz vor dem Kochpunkt erhitzen, 5 Minuten ziehen lassen. Den Saft der ausgepressten Orangen und der Zitrone in den heißen Apfelsaft geben. Nicht kochen lassen! Das Glühweingewürz herausnehmen. Den Saft mit Honig abschmecken und heiß trinken.

Honig-Popcorn

Zutaten für circa 4 Portionen:
- 1 Esslöffel Butterschmalz oder Öl
- 1 Tasse Maiskörner
- 2–3 Esslöffel Honig

Zubereitung:
Das Fett in einen großen Topf geben. Eine Tasse Maiskörner hinzufügen und den Topf mit einem Deckel verschließen. Die Herdplatte auf eine mittlere Temperatur einstellen. Wenn die Maiskörner aufspringen und in dem Topf Knallgeräusche zu hören sind, den Topf in kurzen Abständen schwenken und schütteln. Dabei nicht den Deckel öffnen! Den Deckel erst abnehmen, wenn aus dem Topf keine Geräusche mehr zu hören sind. Honig auf das Popcorn geben und mit einem großen Löffel gleichmäßig verteilen.

Bananen-Milch-Shake

Zutaten für 2 Gläser:
- 1 Banane
- 400 ml Vollmilch
- 2 Teelöffel Honig

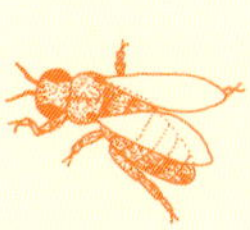

Zubereitung:
Banane schälen und in Stücke schneiden. Milch und Honig zugeben und das Getränk im Mixer oder mit dem Pürierstab pürieren.

Himbeertraum

Zutaten für 2 Portionen:
- 200 g Naturjoghurt
- 2 Esslöffel Honig
- 1 Teelöffel Zitronensaft
- 100 g Sahne
- 1 Päckchen Sahnesteif
- 100 g Tiefkühl-Himbeeren
- 2–3 Esslöffel Honig

Zubereitung:
Die Himbeeren auftauen lassen. Den Joghurt mit Honig und Zitronensaft verrühren. Die Sahne steif schlagen, dabei Sahnesteif einrieseln lassen. Die geschlagene Sahne mit dem Joghurt mischen. Die Himbeeren mit einem Pürierstab pürieren, dann mit Honig nach Geschmack süßen. Die Himbeercreme spiralförmig unter die Joghurtcreme rühren.

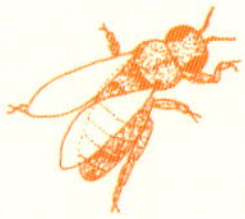

Obstsalat

Zutaten für 4–6 Portionen:
- 1 Orange
- 1 Apfel
- 1 Banane
- 1 Ogen- oder Honigmelone
- 1 Ananas
- 200 g Joghurt
- 100 g Schmand
- 1 Esslöffel Honig
- Saft einer halben Zitrone

Zubereitung:
Die Orange schälen und in Scheiben teilen. Die Scheiben zweimal durchschneiden. Den Apfel waschen, das Kerngehäuse entfernen und den Apfel in kleine Stücke schneiden. Die Banane schälen und in Scheiben schneiden. Die Melone halbieren, Schale und Kerne entfernen und das Fruchtfleisch in Stücke schneiden. Den harten Strunk aus der Ananas entfernen, das Fruchtfleisch von der Schale lösen und in kleine Stücke schneiden. Alle Früchte vorsichtig mischen und zugedeckt kühl stellen. Aus Joghurt, Schmand, Honig und Zitronensaft eine Soße rühren. Die Soße kalt stellen und erst kurz vor dem Servieren über den Salat geben.

Obstspieße mit Schoko-Dip

Zutaten für circa 10 Spieße:
- 500 g Früchte, z. B. Äpfel, Birnen, Bananen, Orangen, Weintrauben
- 150 g Magerquark
- 150 g Naturjoghurt
- 100 ml Schlagsahne
- 1-3 Esslöffel Honig
- 100 g Vollmilchschokolade
- 10 Schaschlikspieße

Zubereitung:
Die Früchte waschen, putzen und in mundgerechte, aber nicht zu kleine Stücke schneiden. Die Früchte in bunter Reihenfolge auf die Spieße stecken. Quark und Joghurt verrühren. Die Sahne steif schlagen und unter die Quarkmasse heben, mit Honig abschmecken. Die Schokolade reiben und unter den Dip rühren. Die Früchte mit Spießen in den Dip tunken.

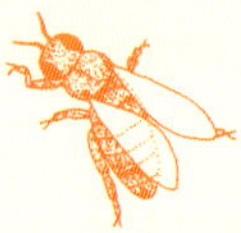

Honig in der Ernährung Erwachsener

Der Alltag stellt immer höhere Anforderungen an die Leistungsfähigkeit im Beruf, im Haushalt, in der Ausbildung und im Umgang mit Menschen. Um diesen Belastungen gewachsen zu sein, braucht der Mensch eine ausgewogene und gesunde Ernährung. Für den Aufbau, den Erhalt und die Regeneration der Körpersubstanz benötigt der Organismus ständig Baustoffe aus der Nahrung. Auch die Konzentrations- und Leistungsfähigkeit wird zu einem großen Teil durch Nahrungsmittelinhaltsstoffe beeinflusst und gesteuert. Schon das Fehlen eines einzigen Wirkstoffes kann zu Störungen im Stoffwechsel führen und das körperliche und geistige Wohlbefinden beeinträchtigen.

Die Zahl übergewichtiger Menschen steigt

Seit Jahren streiten Experten darüber, womit der gesundheitsbewusste Mensch am besten seine Speisen süßen sollte. Eine Zeit lang hieß es, dass Zucker und Honig Dickmacher seien. Dann wurde das widerrufen und nur Fett als Hauptverantwortlicher für das Übergewicht dargestellt. Neuerdings wird behauptet, dass eine kohlenhydratreiche Ernährung nicht nur ein Abnehmen verhindern würde, sondern sogar noch gesundheitsschädlich sei. Obwohl seit Jahrzehnten unzählig viele Reduktionsdiäten publiziert und jede Menge kalorienarmer Lebensmittel angeboten werden, schaffen es die meisten Erwachsenen in Deutschland nicht, ihr Gewicht bis ins höhere Alter hinein im Normalbereich zu halten. Dem 12. Ernährungsbericht der Deutschen Gesellschaft für Ernährung 2012 zufolge sind etwa 60 Prozent der Männer und 43 Prozent der Frauen übergewichtig oder adipös. Aber nicht nur in Deutschland, sondern weltweit nimmt die Zahl der übergewichtigen Menschen zu. Die Weltgesundheitsorganisation (WHO) sieht die Adipositas (Fettleibigkeit) als das am schnellsten wachsende Gesundheitsproblem an und spricht von einer „Adipositas-Epidemie“.

Ob nun das Fett, die Eiweiße oder Kohlenhydrate aus der Nahrung Schuld an der weit verbreiteten Fettleibigkeit sind oder nicht, fest steht, dass das Körpergewicht immer eine Frage der Bilanz ist: Werden mehr Kalorien gegessen als der Körper verbraucht, kann jeder energieliefernde Nährstoff als Fettpolster auf den Hüften oder Schenkeln landen.

Machen Kohlenhydrate dick?

Zuckerreiche Lebensmittel sind nicht nur kalorienreich, sondern haben zusätzlich eine weitere unerwünschte Wirkung: Sie verleiten dazu, zu viel zu essen. Wer kennt nicht das Phänomen der süßen Nachspeise nach einer sättigenden Mahlzeit? Obwohl man eigentlich satt ist und das Gefühl hat, nichts mehr essen zu können, „rutscht“ die Nachspeise doch noch und plötzlich ist wieder Platz im Magen. Für Menschen, die abnehmen möchten, kommt erschwerend hinzu, dass hohe Insulinkonzentrationen im Blut den Einbau von Fett in die Fettzellen erhöhen und damit eine Gewichtsreduktion erschweren. Aus diesem Grund wird oftmals empfohlen, auf Kohlenhydrate zu verzichten. Der Haken an dieser Empfehlung ist jedoch, dass meistens kein Unterschied zwischen den verschiedenen Kohlenhydraten gemacht wird: Langkettige Kohlenhydrate, die in Vollkornbrot und Kartoffeln vorkommen und kurzkettige Zuckerverbindungen in Süßigkeiten werden “in einen Topf geworfen“ und generell als Dickmacher bezeichnet. Unbeachtet bleibt dabei die unterschiedliche Wirkung der Kohlenhydrate auf den Stoffwechsel und auf das Sättigungsgefühl. Ebenfalls wird häufig nicht erwähnt, dass Nahrungsfette nur dann vollständig abgebaut werden können, wenn ausreichend Substanzen aus dem Kohlenhydratstoffwechsel zur Verfügung stehen. Fehlen diese Stoffwechselzwischenprodukte, bleibt der Fettabbau unvollständig und es entstehen Substanzen, die sich im Blut anreichern können. Das gehäufte Auftreten dieser Stoffe belastet Leber und Nieren.

Mit Honig leichter abnehmen und Gewicht halten

Menschen, die regelmäßig Honig essen, haben seltener ein großes Verlangen nach Süßigkeiten. Das konnte in einer Studie gezeigt werden, die 2006 in Österreich durchgeführt und in Ernährung & Medizin 4/2007 veröffentlicht wurde. Die 50 gesunden Erwachsenen, die an der Studie teilnahmen, bekamen keine Einschränkungen oder Vorgaben für ihre tägliche Ernährung. Die einzige Bedingung war, dass über einen Zeitraum von acht Wochen täglich mindestens zwei Esslöffel Honig (50 Gramm) gegessen werden sollten. Während der Testphase veränderte sich das Naschverhalten der Studienteilnehmer/-innen gravierend. Vor der Studie hatten 42 Prozent der Probanden nach eigenen Angaben in regelmäßigen Abständen Heißhunger auf süße Lebensmittel gehabt. Während der Studie bekamen nur noch 25 Prozent der Teilnehmer/-innen von Zeit zu Zeit Verlangen nach Süßigkeiten.

Süßkraft von Kohlenhydraten

Fruchtzucker (Fructose)	173 %
Honig	130 %
Haushaltszucker (Saccharose)	100 %
Traubenzucker (Glucose)	74 %
Malzzucker (Maltose)	32 %
Milchzucker (Lactose)	16 %

Alle Probanden naschten in der Testphase deutlich weniger als vorher. Die Studienteilnehmer/-innen sahen das aber nicht als Verzicht an, im Gegenteil: 76 Prozent der Probanden erklärten, dass es ihnen leicht gefallen sei, weniger zu naschen.

Der Honigkonsum hatte auch positive Auswirkungen auf das Gewicht: 23 Prozent der Probanden konnten ihr Gewicht während der Studie verringern, obwohl sie keine Diät durchgeführt und ihr Ernährungsverhalten nicht wesentlich geändert hatten. Die größte Gewichtsabnahme betrug bei einer Person fünf Kilogramm, das entsprach 3,9 Prozent des Ausgangsgewichtes.

Auffallend war, dass von den Studienteilnehmern/-innen, die drei Esslöffel Honig und mehr am Tag gegessen hatten, mehr Probanden ihr Gewicht reduzieren konnten als Personen, die täglich zwei Esslöffel Honig verzehrt hatten. Erklären lässt sich dieses Ergebnis einerseits mit einem gleichmäßigen Blutzuckerverlauf und einer moderaten Insulinausschüttung nach dem Genuss von Honig. Andererseits werden Kalorien eingespart, wenn Zucker durch Honig ersetzt wird. 100 Gramm Honig liefern rund 97 kcal weniger als die gleiche Menge Haushaltszucker. Hinzu kommt, dass Honig eine höhere Süßkraft hat als Saccharose. Das Süßungsvermögen des Bienenprodukts ist abhängig von der Größe des Fruchtzuckeranteils und ist bei Blütenhonigen um etwa 30 Prozent höher als bei Haushaltszucker.

Aus diesem Grunde reichen schon geringe Honigmengen aus, um einen angenehm süßen Geschmack zu erzielen. Wer bei der Zubereitung von Speisen 100 Gramm Haushaltszucker durch 70 g Honig ersetzt, spart rund 279 kcal ein. Das entspricht der Energiemenge, die in 12 Teelöffeln (à 6 Gramm) Zucker, 40 Stück Gummibärchen (80 Gramm) oder in zweieinhalb Riegeln Zartbitterschokolade (à 20 Gramm) enthalten ist.

Wie Süßkraft bestimmt wird

Die Süßkraft ist ein Maß für die Auslösung von geschmacklichem Süßempfinden im Verhältnis zur eingesetzten Menge Süßungsmittel. Die Süßkraft des Haushaltszuckers (Saccharose) wird als Bezugsgröße mit 100 Prozent festgesetzt. Die anderen Zuckerverbindungen werden sensorisch getestet und daran gemessen.

Eine kohlenhydratarme Ernährung ist besonders ungünstig für Menschen, die hohen Anforderungen und Belastungen ausgesetzt sind. Honig kann dazu beitragen, ausgeglichen, fit und leistungsfähig zu bleiben.

Wie Honig Leistungsknicks verhindert

Morgens schnell eine Tasse Kaffee, ohne Frühstück aus dem Haus, ein kleiner Happen zwischendurch, ein schneller Snack am Mittag und abends erst richtig Zeit zum Essen – so sieht für viele Menschen der Ernährungsalltag aus. Wer morgens nicht frühstückt und tagsüber wenig isst, muss damit rechnen, im Laufe des Tages von Konzentrationsschwäche, Müdigkeit oder Kopfschmerzen geplagt zu werden. Unregelmäßiges und einseitiges Essen macht deshalb schnell schlapp und müde, weil das Gehirn nicht zur richtigen Zeit mit den richtigen Nährstoffen versorgt wird.

Naschverhalten vor und während einer achtwöchigen Honigeinnahme (2–3 EL/Tag)

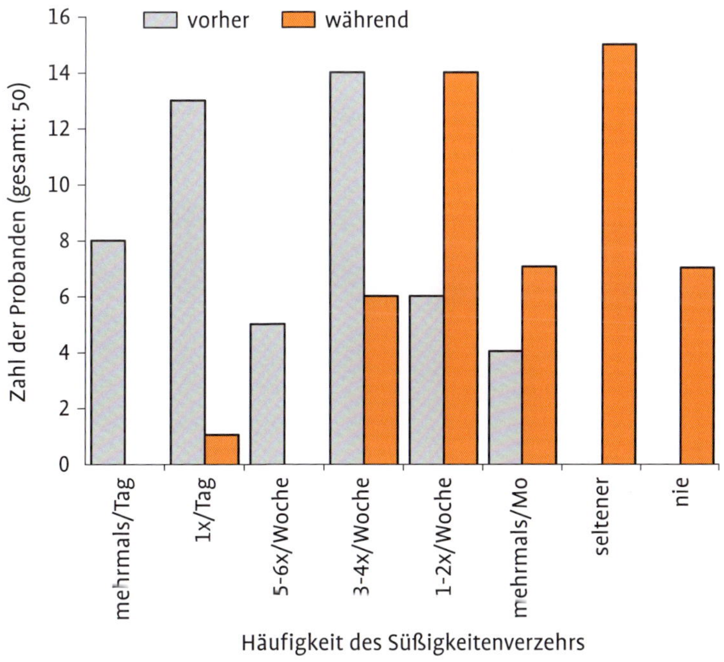

Auswirkung verschiedener Kohlenhydrate auf die Leistungsfähigkeit

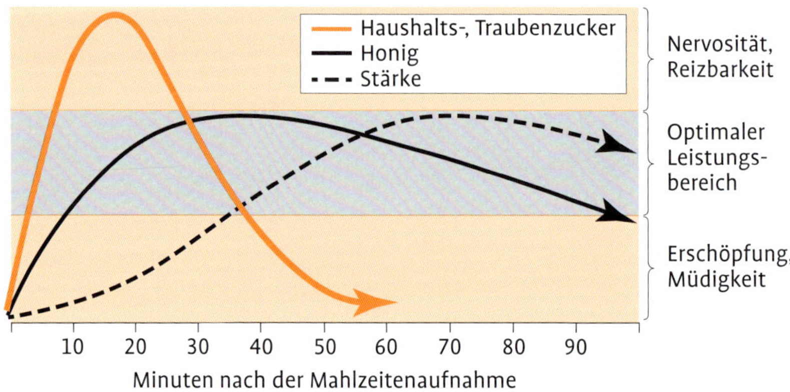

Obwohl das Gehirn weder das größte noch das schwerste Organ des menschlichen Körpers ist, verbraucht es doch mehr als ein Fünftel der Nahrungsenergie. Im Unterschied zu den meisten anderen Köperzellen können Gehirnzellen weder aus Fett noch aus Eiweiß Energie gewinnen, sie sind auf Traubenzucker als einzige Energiequelle angewiesen. Unter Normalbedingungen entzieht das Gehirn dem Blutkreislauf etwa zwei Drittel des vorhandenen Traubenzuckers, in Stresssituationen sogar bis zu 90 Prozent. Nur wenn der Blutzuckerspiegel keinen großen Schwankungen unterliegt und das Gehirn gleichmäßig mit Traubenzucker versorgt wird, ist anhaltende Aufmerksamkeit, Tatkraft und Leistungsfähigkeit möglich.

An Tagen, an denen es auf Konzentration und Ausdauer ankommt, ist es für geistig und körperlich arbeitende Menschen wichtig, dass sowohl schnell als auch langfristig Energie aus der Nahrung gewonnen werden kann. Das ist dann der Fall, wenn Honig in Verbindung mit stärke- und ballaststoffreichen Nahrungsmitteln gegessen wird. Geeignete Lebensmittelkombinationen sind zum Beispiel Vollkornbrot mit Honig ebenso wie Milch oder Joghurt mit Getreideflocken, Obst und Honig, Haferkekse mit Honig, Milch-Mixgetränke sowie Getränke aus pürierten Früchten (Smoothies) mit Honig. Da das Bienenprodukt Kohlenhydrate enthält, die schnell und in mittlerer Geschwindigkeit ins Blut gehen, steigt der Blutzuckerspiegel kurze Zeit nach dem Essen in einen Bereich, der eine optimale Leistungsfähigkeit ermöglicht. Während die ersten Zuckerverbindungen verbraucht werden, strömt nach und nach Traubenzucker aus den stärkehaltigen Lebensmitteln in die Blutbahn und liefert einen Energienachschub (siehe Abbildung). Der Blutzucker bleibt so für viele Stunden in einem optimalen Bereich.

Nicht nur was, sondern auch wann der Mensch etwas zu sich nimmt, entscheidet darüber, wie der Alltag bewältigt werden kann. Das Frühstück sollte das Sprungbrett in den Tag darstellen. Am günstigsten ist ein Frühstück dann, wenn es neben einem Getreideprodukt auch ein Milchprodukt und einen Obstanteil enthält. Das könnte eine Scheibe Vollkornbrot mit Quark und Honig und ein Glas Fruchtsaft dazu sein. Auch eine Speise aus Joghurt oder Dickmilch mit Getreideflocken, Obst und Honig liefert für viele Stunden Energie. Um ein Abrutschen in das Mittagstief zu verhindern, ist allerdings noch eine Zwischenmahlzeit am Vormittag erforderlich. Wer den ganzen Tag über fit sein möchte, sollte nach einem mäßigen Mittagessen auch am Nachmittag einen gesunden Snack zu sich nehmen. Dadurch kann verhindert werden, dass der Appetit am Abend zu groß und die Abendmahlzeit zu umfangreich wird. Zwischenmahlzeiten müssen nicht zeitaufwendig sein. Geeignet sind honiggesüßtes Gebäck, ebenso Fruchtkaltschalen oder Fruchtmus mit Honig. Wer gar keine Zeit zum Essen hat, kann auch etwas trinken. Milchmixgetränke mit pürierten Früchten und Honig enthalten Nährstoffe und ersetzen Mahlzeiten. Und wenn gelegentlich der Appetit auf Süßes sehr groß ist, empfiehlt es sich, nicht zur Schokolade zu greifen, sondern einen Teelöffel Honig zu lutschen. Der Heißhunger ist dann meist rasch gestillt.

Ein idealer Energiespender für lange anstrengende Tage ist ein selbst gebackenes Bananenbrot. Dieses Gebäck entspricht einem süßen Brot und lässt sich schnell zubereiten. In den Rührteig gehören neben Bananen, Mehl, Milch, Eiern, Fett, Backpulver und Honig noch Mandeln und Rosinen, welche sich positiv auf die Konzentrationsfähigkeit auswirken. Das Bananenbrot kann scheibenweise eingefroren und an Arbeitstagen als Zwischenmahlzeit mitgenommen werden. Auch bei langen Autofahrten und bei der Ausübung von Ausdauersportarten hilft das Brot, die erforderliche Aufmerksamkeit und Kondition zu erhalten (siehe Kasten und Foto S. 73, unten).

Gute Laune mit Honig

Die wenigsten Menschen haben jeden Tag gleich gute Laune. An manchen Tagen überwiegt das Glücksgefühl und die Lebensfreude, dann wiederum gewinnen Niedergeschlagenheit und Traurigkeit die Oberhand. Nicht immer sind andere Menschen oder unangenehme Ereignisse die Ursache für schlechte Stimmungen. Auch das Ernährungs- und Trinkverhalten beeinflusst den Gemütszustand. Eine besondere Bedeutung

Bananenbrot

Zutaten für 1 Kastenform:
- 60 g Butterschmalz, ersatzweise 80 g Butter
- 60 g Honig
- 3 Eier (bei Verwendung von Butter nur 2 Eier)
- 1 Päckchen Vanillezucker
- 150 g Weizen- oder Dinkelvollkornmehl
- 50 g Haferflocken
- 2 Teelöffel Backpulver
- 4 Esslöffel Milch
- 50 g gemahlene Mandeln
- 50 g Rosinen
- 3 Bananen

Zubereitung:
Fett, Honig, Eier und Vanillezucker cremig rühren. Mehl, Haferflocken, Backpulver, Milch, Mandeln und Rosinen unterrühren. 2 Bananen mit einer Gabel zerdrücken und unter den Teig mischen. Eine Banane in kleine Stücke schneiden und unterheben. Den Teig in eine mit Backpapier ausgelegte Kastenform füllen. Bei 180°C Umluft (konventionell 200°C) 45 Minuten backen, 10 Minuten im ausgeschalteten Ofen stehen lassen. Bei starker Bräunung das Brot nach circa 30 Minuten Backzeit mit Backpapier abdecken. Das Brot aus der Form nehmen und auf einem Gitter auskühlen lassen.
Tipp: Das Bananenbrot kann gut eingefroren werden. Scheibenweise verpackt lässt es sich gut mitnehmen und unterwegs als Zwischenmahlzeit essen.

für unsere Stimmung hat der Nervenbotenstoff Serotonin: Als Reglerstoff im Gehirn ist er für das psychische Wohlbefinden verantwortlich. Darüber hinaus wirkt er schmerzlindernd und antidepressiv. Weil Serotonin in Aufbau und Funktion den Hormonen ähnelt, wird der Nervenbotenstoff häufig als "Glückshormon" bezeichnet. Diese für das Seelenleben wichtige Substanz steht leider nicht immer in gleichbleibender Menge zur Verfügung: In bestimmten Situationen sinkt die Serotoninkonzentration im Gehirn ab. Ursachen dafür können eine kohlenhydratarme Ernährung, wenige Aufenthalte im Freien, Schlafmangel und starke seelische oder körperliche Belastungen sein. Wird das Defizit an dem Botenstoff zu groß, schlägt eine anfangs gute Stimmung um und Niedergeschlagenheit und depressive Verstimmungen nehmen zu.

Zwar kommt die glücklich machende Substanz in zahlreichen Lebensmitteln vor, doch kann sie aus diesen nicht ins Gehirn aufgenommen werden. Die sogenannte Blut-Hirn-Schranke schützt unsere oberste Schaltzentrale vor Gift- und Schadstoffen und lässt nur ganz wenige Substanzen ins Gehirn einströmen.

Serotonin gehört nicht dazu. Das Gehirn muss sich den Glücksstoff daher selber bilden. Dafür benötigt es die Aminosäure Tryptophan, die in eiweißreichen Lebensmitteln enthalten ist. Um den Serotoninspiegel im Gehirn anzuheben, reicht es allerdings nicht aus, besonders viel Eiweiß zu essen, da Tryptophan die Blut-Hirn-Schranke nur dann überwinden kann, wenn gleichzeitig ausreichend Kohlenhydrate vorliegen. Um das Glückshormon im Gehirn anzureichern, ist es also erforderlich, dass die Nahrung mehr Kohlenhydrate als Eiweiß und Fett enthält. Das ist bei Honig der Fall. Neben Tryptophan liefert das Bienenprodukt Kohlenhydrate, die einen gleichmäßigen Blutzuckerverlauf bewirken. Dadurch kann Tryptophan über einen langen Zeitraum ins Gehirn aufgenommen werden und für seelisches Wohlbefinden sorgen.

Tagesschwankungen ausgleichen

Wie alle anderen Körperfunktionen unterliegen auch Stimmungen und Gefühle natürlichen Schwankungen am Tag. Das Ausmaß dieser Schwankungen wird maßgeblich durch die Ernährung beeinflusst. Normal ist es, dass die Serotoninkonzentration im Gehirn am Nachmittag absinkt. Besonders groß sind die Verluste des wichtigen Nervenbotenstoffes jedoch, wenn bis zum Mittag gar nichts oder wenig gegessen wurde. Bemerkbar macht sich dieses Defizit durch einen verstärkten Appetit auf süße Speisen, zunehmende Nervosität und schlechte Laune. Stimmungsschwankungen lassen sich am besten verhindern, wenn Honig im Laufe des Vormittags und am Nachmittag gegessen wird. Günstig sind Kombinationen mit Hafer, Hirse, Nüssen, Mandeln, Sesamsaat, Bananen und Feigen. Auch Vanille und Zimt erhöhen die stimmungserhellende Wirkung.

Rezepte für den guten Start in den Tag

Muntermacher-Müsli

Zutaten für 1 Portion:
- 1 Esslöffel Haferflocken (circa 10 g)
- 1 Teelöffel Rosinen (circa 5 g)
- ½ Esslöffel gehackte Mandeln oder Haselnüsse
- Obst nach Saison: entweder ½ Banane oder 1 kleiner Apfel oder 125 g Beerenfrüchte oder anderes Obst
- 125 g Vollmilchjoghurt oder Dickmilch
- 1–2 Teelöffel Honig

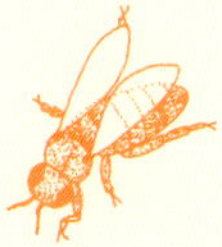

Zubereitung:
Das Obst waschen, putzen und klein schneiden und zusammen mit Haferflocken, Rosinen und Nüssen in den Joghurt rühren. Die Speise mit Honig süßen. Es lohnt sich, die Nuss-Flockenmischung für mehrere Portionen zuzubereiten. Für 5 Portionen 15 Gramm gehackte Nüsse, 50 Gramm Haferflocken und 25 Gramm Rosinen mischen und in einem Schraubglas aufbewahren. Anstelle von Joghurt oder Dickmilch kann man auch Milch verwenden.

Müsli nach Bircher-Benner-Art

Zutaten für 2 Portionen:
- 50 g Haferflocken
- ⅛ Liter Wasser
- Saft von einer Orange
- 1 Esslöffel Zitronensaft
- 2 Äpfel
- 2 Bananen
  100 g Rosinen
- 80 g gemahlene Haselnüsse oder Mandeln
- 2 Esslöffel Naturjoghurt
- 2 Esslöffel Honig

Zubereitung:
Die Haferflocken mit Wasser, Orangen- und Zitronensaft vermischen und zugedeckt über Nacht oder mindestens 5 Stunden im Kühlschrank stehen lassen. Die Äpfel waschen, entkernen und in mundgerechte Stücke schneiden. Die Bananen schälen und in Scheiben schneiden. Obst, Rosinen und Nüsse unter die Haferflockenmasse heben. Joghurt zugeben und mit Honig abschmecken.

Schnelles Zwieback-Müsli

Zutaten für 2 Portionen:
- 4 Scheiben Vollkornzwieback oder Vollkornkekse
- ¼ Liter Milch
- 4 Esslöffel Naturjoghurt
- 1 Esslöffel Honig
- 2 kleine Äpfel
- 1 Orange
- 1 Banane
- 50 g gehackte Nüsse oder Mandeln

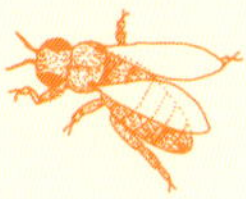

Zubereitung:
Den Zwieback oder die Kekse zerkrümeln und in einer Schüssel mit Milch und Joghurt vermischen. 10 bis 15 Minuten ziehen lassen. Honig zugeben und die Masse mit einem Schneebesen oder einem elektrischen Handrührgerät glatt rühren. Die Äpfel waschen, entkernen und in mundgerechte Stücke schneiden. Die Banane schälen und in Scheiben schneiden. Die Orange auspressen und den Saft mit den Früchten mischen. Früchte und Nüsse unter die Zwieback-Milch-Masse heben, nach Wunsch mit Honig abschmecken.

Quark-Ananas-Müsli

Zutaten für 1 Portion:
- 100 g Speisequark 20 % Fett i. Tr.
- 3–4 Esslöffel Vollmilch
- 1 Teelöffel Weizenkleie (circa 5 g)
- 20 g geriebene Nüsse oder Mandeln
- 1 Esslöffel Honig
- 1–2 Scheiben Ananas oder anderes Obst

Zubereitung:
Den Quark mit der Milch glatt rühren. Kleie und Nüsse zugeben und mit Honig abschmecken. Die geschälte und in Würfel geschnittene Ananas unterheben.

Schnelle Quarkbrötchen

Zutaten für circa 12 Brötchen:
- 250 g Weizenvollkornmehl
- 1 Päckchen Weinsteinbackpulver
- 250 g Magerquark
- ½ Teelöffel Salz
- 1 TL Honig
- 6 EL Öl
- 1 Ei
- etwas Milch
- Zum Bestreuen:
  Mohn, Sesam, Sonnenblumenkerne oder Ähnliches

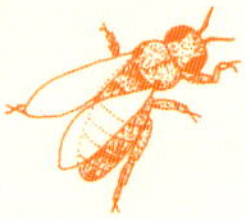

Zubereitung:
Mehl und Backpulver vermischen. Alle übrigen Zutaten dazugeben und mit dem Handrührgerät gut verrühren. Mit nassen Händen 12 Brötchen formen, auf ein gefettetes Backblech setzen, mit Milch bestreichen und mit Mohn, Sesam oder anderen Körnern bestreuen. Im Umluftofen bei 180°C (konventionell 200°C) 15 bis 20 Minuten backen.

Zimtbrötchen

Zutaten für 6–8 Brötchen:
- 250 g Weizen- oder Dinkelvollkornmehl
- 2 Teelöffel Backpulver
- 1 Prise Salz
- 2 Teelöffel Zimt
- 250 g Magerquark
- 2 Esslöffel Honig
- 1 Ei

Zubereitung:
Mehl mit Backpulver, Zimt und Salz in einer Schüssel vermengen. Magerquark, Honig und das Ei dazu geben und alles zu einem geschmeidigen Teig verkneten. Aus dem Teig Brötchen formen und auf ein mit Backpapier ausgelegtes Backblech setzen. Bei 200°C (Umluft 180°C) circa 15 Minuten backen.

Aprikosenaufstrich

Zutaten für 4 Portionen:
- 100 g getrocknete Aprikosen
- 100 ml Orangensaft
- 4 Esslöffel gemahlene Haselnüsse
- ½ Teelöffel Zimt
- 1 Esslöffel Zitronensaft
- 1–2 Teelöffel Honig

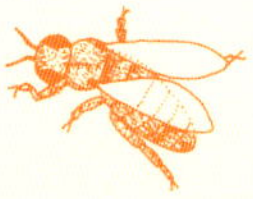

Zubereitung:
Die Aprikosen etwa 3 Stunden im Orangensaft einweichen, dann zusammen mit dem Saft mit einem Pürierstab oder im Mixer pürieren. Nüsse, Zimt und Zitronensaft unterrühren und mit Honig abschmecken. Der Aufstrich ersetzt Marmelade und kann im Schraubglas mehrere Tage im Kühlschrank aufbewahrt werden.

Rezepte für den Energieschub am Vormittag

Fitmacher-Drink für die gute Laune

Zutaten für 1 Portion:
- 2–3 getrocknete oder 1 frische Feige
- Saft von einer Orange
- 1 Teelöffel Honig
- 200 ml gut gekühlter Kefir ersatzweise Naturjoghurt

Zubereitung:
Feigen putzen und in kleine Stücke schneiden. Die Orange auspressen. Alle Zutaten miteinander mischen und pürieren. Gut gekühlt trinken.

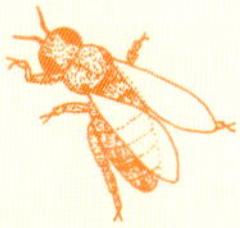

Erdbeer-Milchshake

Zutaten für 2 Portionen:
- 100 g frische oder tiefgekühlte Erdbeeren
- 200 ml Vollmilch
- 50 g Magerquark
- 30 g Honig

Zubereitung:
Alle Zutaten im Mixer oder mit dem Pürierstab pürieren. Gut gekühlt trinken.

Joghurt-Cocktail

Zutaten für 4 Portionen:
- 400 g Vollmilchjoghurt
- 400 ml Orangensaft
- 300 ml Ananassaft
- 1–2 Teelöffel Honig
- Zitronensaft nach Geschmack
- 1 Messerspitze Vanillepulver oder -mark

Zubereitung:
Den Joghurt mit Ananas- und Orangensaft mit dem Schneebesen oder einem elektrischen Handrührgerät gut verrühren. Mit Zitronensaft, Honig und Vanillepulver abschmecken.

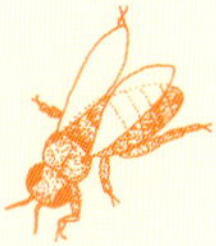

Orangen-Drink

Zutaten für 1 Portion:
- 250 ml Kefir
- 250 ml Orangensaft (frisch gepresst oder aus der Flasche)
- 2 TL Honig

Zubereitung:
Alle Zutaten mischen und gut gekühlt trinken.

Mango-Buttermilch-Drink

Zutaten für 1 Portion:
- 1 Mango
- 100 ml gut gekühlte Buttermilch
- 100 ml Apfelsaft
- 2 Teelöffel Honig

Zubereitung:
Die Mango schälen und halbieren, den Kern entfernen. Das Mangofleisch in Stücke schneiden und zusammen mit Apfelsaft, Buttermilch und Honig pürieren. Gut gekühlt servieren.

Hirseaufstrich mit Früchten

Zutaten für 2–3 Portionen:
- 100 g Hirse
- 250 ml Orangensaft
- 1 Päckchen Vanillezucker
- 1 Kiwi
- 1 Orange
- 1 Scheibe Ananas (ggf. aus der Dose)
- 2 Esslöffel gehackte Haselnüsse oder Mandeln
- 2 Esslöffel gehackte Walnüsse
- 3 Esslöffel Honig

Zubereitung:
Hirse mit Orangensaft und Vanillezucker in einem Topf zum Kochen bringen und bei kleiner Temperatur zugedeckt 20 Minuten kochen lassen. 5 Minuten bei ausgeschalteter Herdplatte ziehen und anschließend abkühlen lassen. Kiwi und Orange schälen und in mundgerechte Würfel schneiden. Ananas schälen, den harten Strunk entfernen und in Würfel schneiden. Die Früchte mit den Nüssen unter die Hirsemasse rühren, mit Honig abschmecken. Kann auf Brot oder allein als Fruchtspeise gegessen werden.

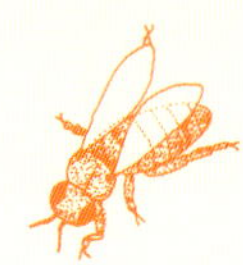

Rezepte gegen das Mittagstief

Tomatensuppe mit Mozzarella

Zutaten für 4 Portionen:
- 200 g Zwiebeln
- 3 Knoblauchzehen
- 1 Esslöffel Butterschmalz
- 1,2 kg reife Tomaten
- Salz
- 2 Esslöffel Honig
- 4 Stiele Basilikum
- 2 Teelöffel getrockneter Oregano
- Instant-Gemüsebrühpulver für ¼ Liter Brühe
- 80 g Baguette
- Olivenöl
- Pfeffer
- 300 g kleine Mozzarellakugeln

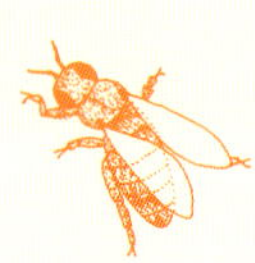

Zubereitung:
Die Zwiebeln pellen und in Würfel schneiden. Knoblauch pellen und durch eine Knoblauchpresse drücken. Fett in einem Topf schmelzen lassen. Zwiebeln und Knoblauch darin glasig dünsten.
Die Tomaten waschen, den Stielansatz herausschneiden, Tomaten in Würfel schneiden. Tomaten zu den Zwiebeln in den Topf geben. 1 Basilikumstiel, 1 Teelöffel Oregano und 1 Teelöffel Salz dazu geben. Mit 250 ml Wasser auffüllen und die entsprechende Menge Instant-Gemüsebrühpulver nach Packungsangabe zugeben. 20 Minuten bei geschlossenem Deckel kochen lassen. Baguette in dünne Scheiben schneiden und auf einem mit Backpapier ausgelegten Backblech verteilen. Die Brotscheiben in Würfel schneiden, mit Olivenöl beträufeln. Im Ofen bei 200°C (Umluft 180°C) goldbraun rösten. Den Honig zur Suppe geben und mit einem Pürierstab pürieren. Mit Salz und Pfeffer abschmecken. Die restlichen Basilikumblätter von den Stängeln zupfen. Mozzarellakugeln abtropfen lassen und einmal durchschneiden.
Die Suppe mit Mozzarella, Brotwürfeln und Basilikum servieren.

Grießauflauf mit Äpfeln

Zutaten für 4 Portionen:

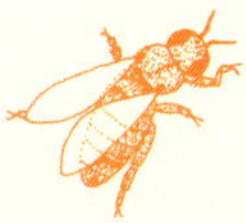

- ½ l Milch
- 150 g Grieß
- 250 g Vollmilchjoghurt
- 150 g Honig
- 2 Eigelb
- 2 Eiweiß
- 500 g Äpfel
- 50 g Rosinen
- 3 Esslöffel Haferflocken
- ½ Teelöffel Zimt
- 3 Esslöffel gemahlene Haselnüsse

Zubereitung:
Die Milch aufkochen, den Grieß einrühren, aufkochen und einige Minuten ausquellen lassen. Von der Herdstelle nehmen, Joghurt, Honig und Eigelb unterrühren. Das Eiweiß steif schlagen und unterheben. Die Äpfel waschen, schälen und in Scheiben schneiden. Rosinen, Haferflocken und Zimt mit den Apfelscheiben vermischen. Die Hälfte der Grießmasse in eine gefettete ofenfeste Form geben, die Apfelmischung darüber schichten, zuletzt den restlichen Grieß darauf verteilen. Die Haselnüsse über den Auflauf streuen. Bei 160°C im Umluftofen (konventionell 180°C) etwa 1 Stunde backen.

Süße Lasagne

Zutaten für 8 Portionen:
- 150 g Lasagneblätter
- 500 g Obst, z. B. Äpfel, Birnen, Aprikosen
- 3 Eier
- 60 g Butter
- 60 g Honig
- 1 Päckchen Vanillezucker
- 500 g Magerquark
- 125 ml Milch
- etwas Zitronensaft
- Mandelblättchen zum Garnieren
- Fruchtsoße:
- 500 g Tiefkühlfrüchte, z. B. Himbeeren oder Erdbeeren
- Honig nach Geschmack

Zubereitung:
Lasagneblätter in kaltem Wasser einweichen. Die Früchte waschen, putzen und in Würfel schneiden. Die Eier trennen. Das Eiweiß zu Eischnee schlagen. Eigelb mit Butter, Honig und Vanillezucker verrühren. Quark und Milch dazu geben und glatt rühren. Mit Zitronensaft abschmecken. Die Lasagneblätter, Quarkmasse und Obst abwechselnd in eine Auflaufform schichten, dabei mit einer Quarkschicht beginnen und enden. Mit Mandelblättchen bestreuen und bei 180°C circa 45 Minuten backen. Für die Fruchtsoße die Tiefkühlfrüchte auftauen lassen und zusammen mit dem Fruchtsaft pürieren. Mit Honig nach Geschmack süßen und über die Lasagne gießen. Tipp: Anstelle der Lasagneblätter können auch fertige Strudelblätter (Yufka-Teigblätter) oder Blätterteig verwendet werden.

Marinierter Blumenkohl mit Himbeer-Dressing

Zutaten für 2 Portionen:
- 1 kleiner Blumenkohl (circa 800 g)
- Salz
- 2–3 Frühlingszwiebeln
- 50 g frische oder Tiefkühl-Himbeeren
- 40 g Bündnerfleisch oder Rauchfleisch (hauchdünne Scheiben)
- Dressing:
- 4 Esslöffel Himbeeressig
- 3 Esslöffel Honig
- 2 Teelöffel Senf
- Pfeffer
- 3 Esslöffel Walnussöl

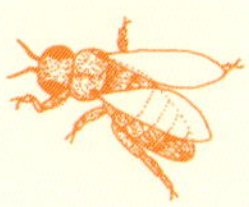

Zubereitung:
Den Blumenkohl waschen, putzen und in Röschen teilen. Die Röschen in einem Topf in wenig Salzwasser in etwa 5 Minuten bissfest gar kochen. Wasser abgießen. Die Lauchzwiebeln putzen und in dünne Ringe schneiden. Himbeeren putzen oder auftauen lassen. Für das Dressing den Essig mit Honig, Senf und Pfeffer verrühren und das Walnussöl unterrühren. Mit den Gewürzen abschmecken und mit dem heißen Blumenkohl mischen. Den Blumenkohl zusammen mit den Frühlingszwiebeln und dem Bündnerfleisch auf einer Platte anrichten, mit Himbeeren bestreuen.

Kartoffelsalat mit Fetakäse und Kräuter-Honig-Dressing

Zutaten für 1 Portion:
- 4 mittelgroße festkochende Kartoffeln
- Salz
- 2 Tomaten
- 1 gelbe Paprikaschote
- 80 g Fetakäse
- Dressing:
- 2 Esslöffel Rapsöl
- 1 Esslöffel Kräuteressig
- 1 Teelöffel Honig
- ½ Teelöffel Senf
- 1 kleine rote Zwiebel
- 1 Esslöffel frische Kräuter
- Salz
- Pfeffer

Zubereitung:
Die Kartoffeln waschen und in Salzwasser gar kochen. Die abgekühlten Kartoffeln pellen und in Scheiben oder Würfel schneiden. Die Tomaten waschen, putzen und in mundgerechte Stücke schneiden. Die Paprikaschote waschen, die Kerne entfernen und in kleine Würfel schneiden. Den Fetakäse würfeln. Die Kartoffeln mit dem Fetakäse und Gemüse mischen. Für das Dressing das Öl mit Essig verrühren, Honig und Senf darin auflösen. Die Zwiebel pellen, fein hacken und unter das Dressing rühren. Kräuter waschen, trocken tupfen, hacken und ebenfalls zum Dressing geben. Das Dressing mit dem Salat vermischen, mit Salz und Pfeffer abschmecken. Etwa 20 Minuten ziehen lassen.

Pfannkuchen mit Honig-Quark-Füllung

Zutaten für 4 Portionen:
- 120 g Mehl
- ¼ l Vollmilch
- 2 Eier
- 1 Esslöffel Honig
- eine Prise Salz
- Fett zum Backen
- Füllung:
- 250 g Speisequark
- etwas Milch
- 1 Esslöffel Honig
- 50 g Rosinen
- 1 Esslöffel gemahlene Mandeln

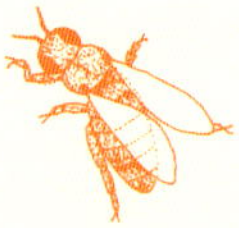

Zubereitung:
Mehl, Milch, Eier, Honig und Salz zu einem glatten Teig verrühren. Aus dem Teig in einer Bratpfanne in heißem Fett vier Pfannkuchen backen. Für die Füllung Quark mit etwas Milch glatt rühren und mit Honig abschmecken. Rosinen und gemahlene Mandeln unterheben. Die Pfannkuchen dick mit der Quarkmasse bestreichen und aufrollen. In einer Auflaufform im Backofen bei 200°C (Umluft 180°C) circa 15 Minuten überbacken.

Muntermacherrezepte für den Nachmittag

Äpfel mit Dip

Zutaten für 2 Portionen:
- 150 g Äpfel
- Für den Dip:
- 300 g Vollmilchjoghurt
- 150 g Crème fraîche
- Zitronensaft nach Geschmack
- 40 g gemahlene Mandeln
- 1–2 Esslöffel Honig

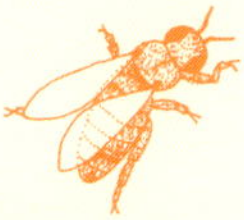

Zubereitung:
Joghurt und Crème fraîche verrühren, gemahlene Mandeln zufügen, mit Zitronensaft und Honig abschmecken. Äpfel waschen, entkernen, in Spalten schneiden und mit dem Dip servieren.

Quark-Apfel-Fladen

Zutaten für circa 4 Portionen:
- 200 g Weizenmehl
- ½ Tüte Trockenhefe
- 90 ml lauwarmes Wasser
- 1 Esslöffel Pflanzenöl
- 2 kleine Äpfel
- 80 g Speisequark 20 % F. i. Tr.
- 1 Esslöffel Honig
- ½ Teelöffel Zimt

Zubereitung:
Mehl, Hefe, lauwarmes Wasser und Öl mischen, zu einem glatten Teig verkneten. Den Teig mit den Händen nachkneten, bis er geschmeidig ist, zu einer Kugel formen, mit einem Tuch abdecken und an einem warmen zugfreien Ort stehen lassen, bis er doppelt so groß ist. Den Teig in vier Teile teilen. Jedes Teigstück mit einem Rollholz zu einem kleinen, dünnen runden Fladen ausrollen. Die Fladen auf ein mit Backpapier belegtes Backblech setzen. Die Äpfel waschen, entkernen und in dünne Spalten schneiden. Den Quark mit Honig und Zimt abschmecken. Die Fladen mit Quark bestreichen, dann die Apfelspalten fächerartig auf den Fladen anrichten. Im Ofen bei 180 °C (Umluft 160 °C) circa 15 bis 20 Minuten backen. Lauwarm servieren. Dazu schmeckt Vanilleeis.

Süßes Knäckebrot

Zutaten für 2 Portionen:
- 15 g Butter
- 100 g Magerquark
- 1 Teelöffel Honig
- 1 Messerspitze Vanillepulver
- 1 kleine Banane
- 4 Scheiben Vollkornknäckebrot

Zubereitung:
Butter, Quark, Honig und Vanille cremig rühren. Banane schälen, in kleine Würfel schneiden und unter den Quark rühren. Knäckebrot damit bestreichen.

Walnuss-Eis

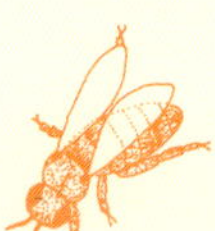

Zutaten für 4 Portionen:
- 40 g Vanillepuddingpulver
- 400 ml Milch
- 100 g Honig
- 160 g Vollmilchjoghurt
- 50 g gehackte Walnüsse

Zubereitung:
Das Puddingpulver in die Milch rühren. Honig zugeben und auflösen. Den Joghurt und die Walnüsse untermischen. Die Eiscreme in der Eismaschine oder im Gefrierfach gefrieren lassen.

Kirschquark

Zutaten für 4 Portionen:
- ½ Päckchen Vanillepuddingpulver
- ¼ Liter Milch
- 200 g Magerquark
- 2 Esslöffel Honig
- 200 g Schlagsahne
- 400 g Sauerkirschen (frisch oder aus dem Glas)
- 1 Esslöffel Honig
- 50 g gehackte Nüsse

Zubereitung:
Das Puddingpulver in der Hälfte der kalten Milch verrühren. Die restliche Milch in einem Topf zum Kochen bringen. Das angerührte Puddingpulver einrühren, noch einmal aufkochen lassen, bis der Pudding dicklich wird. Den Topf vom Herd nehmen, den Pudding etwas abkühlen lassen, dann Quark und Honig unterrühren. Die Creme vollständig abkühlen lassen. Die Sahne steif schlagen und unter die Creme heben. Creme und Sauerkirschen abwechselnd in Schälchen geben. Zum Schluss mit Honig beträufeln und mit gehackten Nüssen bestreuen.

Zwiebackbrei mit Pflaumen

Zutaten 1 Portionen:
- 2 Scheiben Zwieback (ersatzweise 4 Löffelbiskuits)
- 100 ml Milch
- 6 Pflaumen
- 1 Orange
- 1 Teelöffel Honig
- 1 Esslöffel gehackte Nüsse

Zubereitung:
Den Zwieback zerbröseln, in einem Topf mit der Milch aufkochen und bei niedriger Temperatur zugedeckt 5 Minuten kochen lassen. Die Pflaumen waschen, halbieren, entsteinen und in mundgerechte Stücke schneiden. Die Orange auspressen, den Saft unter den Zwiebackbrei rühren. Die Früchte und Nüsse zugeben und mit Honig abschmecken.

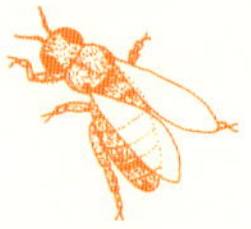

Honig in der Schwangerschaft und Stillzeit

Viele schwangere Frauen stellen sich die Frage, ob sie Honig essen dürfen, weil Kinder unter einem Jahr das Bienenprodukt nicht bekommen sollen. Für werdende und stillende Mütter besteht jedoch keine Gefahr. Im Gegenteil: gerade in diesen wichtigen Monaten ist die Verwendung von Honig vorteilhaft.

Während der Schwangerschaft kommt es häufiger als sonst zu einer vermehrten Freisetzung von Insulin. Das bewirkt ein plötzliches und starkes Absinken des Blutzuckerspiegels, wodurch ein vermehrter Appetit auf Süßes geweckt wird. Zuckerreiche Lebensmittel und Getränke sollten während der Schwangerschaft nur wenig konsumiert werden, um Schwangerschaftsdiabetes vorzubeugen. Da Honig Kohlenhydrate enthält, die langsamer und über einen längeren Zeitraum ins Blut gelangen als Haushaltszucker, verhindert regelmäßiger Honigverzehr starke Blutzuckerschwankungen und damit Heißhunger auf Süßigkeiten.

Schwangere Frauen müssen mengenmäßig nicht mehr, dafür aber ausgewogener und bewusster essen. Eine nährstoffreiche

Ernährung ist erforderlich, weil die Mutter ja nicht nur sich selber, sondern auch das Kind über den Blutkreislauf mit den erforderlichen Stoffen versorgen muss. Da sich während der Schwangerschaft die Blutmenge im mütterlichen Organismus erhöht, steigt der Eisenbedarf der zukünftigen Mutter. Nicht immer gelingt es der werdenden Mutter, den höheren Eisenbedarf mit der Ernährung abzudecken. Eisen kann aus der Nahrung nämlich nur dann durch die Darmwand ins Blut aufgenommen werden, wenn gleichzeitig Vitamin C gegessen wird. Eisenhaltige Lebensmittel müssen also entweder auch Vitamin C aufweisen oder aber in Verbindung mit Vitamin C-reichen Nahrungsmitteln gegessen werden.

Honig trägt zu einer guten Eisenversorgung bei. Das im Honig vorkommende Eisen kann die Darmbarriere leicht überwinden, weil im Bienenprodukt Eisen und Vitamin C gemeinsam vorliegen. Eine Studie, die 2003 am Dubai Specialized Medical Center and Medical Research Laboratories von Al-Waili NS durchgeführt wurde, ergab, dass bei Menschen, die zwei Wochen lang täglich 1,2 g Honig pro Kilogramm Körpergewicht gegessen hatten, das Eisen im Blutserum um 20 % und die Konzentration an Vitamin C im Blut um 47 % gestiegen war. Auch die Hämoglobinwerte erhöhten sich leicht.

Zur Deckung des Vitamin- und Mineralstoffbedarfs ist eine Kombination von Honig mit getrockneten Aprikosen besonders vorteilhaft. Die Früchte enthalten nicht nur überdurchschnittlich viel Eisen und Vitamin C, sondern auch Magnesium, Calcium und Kalium. Trockenaprikosen und Honig können gemeinsam in Joghurt oder Quark oder als Knabbersnack zwischendurch gegessen werden. Wertvolle Eisenlieferanten sind auch Hirse, Haferflocken, Mandeln, Paranüsse und Pistazien.

Stillende Mütter sind oftmals unsicher, ob sie Honig zu sich nehmen dürfen, weil Honig

Rezepte für eine gute Eisenversorgung

Aprikosen-Himbeer-Shake

Zutaten für 2 Gläser:
- 100 g frische oder Tiefkühl-Himbeeren
- 100 g getrocknete Aprikosen
- 150 ml Milch
- 150 g Joghurt (3,5–3,8 % Fett i. Tr.)
- 2 Esslöffel Honig
- 1 Esslöffel gemahlene Mandeln

Zubereitung:
Himbeeren auftauen lassen, Aprikosen in kleine Würfel schneiden. Milch und Joghurt verrühren. Die Früchte, Honig und Mandeln zugeben und pürieren.

Aprikosen-Nuss-Kekse

Zutaten für ca. 20 Kekse:
- 50 g Paranüsse oder andere Nüsse
- 50 g getrocknete Aprikosen
- 50 g gemahlene Mandeln
- 120 g Haferflocken
- 2 Eier
- 2 Esslöffel Honig

Zubereitung:
Die Nüsse fein hacken. Aprikosen in sehr kleine Stücke schneiden. Gehackte Nüsse und Aprikosen mit gemahlenen Mandeln und Haferflocken vermischen. Eier und Honig unterheben und zu einem glatten Teig verrühren. Mit zwei Teelöffeln kleine Häufchen auf ein Backblech setzen, glatt drücken. Bei 160 °C Umluft (konventionell 180 °C) ca. 12 Minuten hellbraun backen.

Bunter Hirsesalat

Zutaten für 4 Portionen:
- 200 g Hirse
- 2 Teelöffel Gemüse-Instantbrühpulver
- 1 gelbe Paprikaschote
- 1 rote Paprikaschote
- 1 Gurke
- 4 Tomaten
- 1 Zitrone
- 2 EL Honig
- 150 g Feta-Käse
- Salz, Pfeffer, Kurkuma
- ½ Bund Petersilie

Zubereitung:
Hirse mit der dreifachen Menge Wasser und Instant-Gemüsebrühpulver in einem Topf zum Kochen bringen und bei geschlossenem Deckel und niedriger Temperatur 20 Minuten leicht kochen lassen. Auf der ausgeschalteten Herdstelle 5 Minuten weiter quellen lassen. In einem Durchschlag abkühlen lassen. In der Zwischenzeit das Gemüse waschen, putzen und in kleine Würfel schneiden. Die Zitrone auspressen. Honig im Zitronensaft auflösen und über das Gemüse gießen. Feta-Käse in kleine Stücke schneiden und unter das Gemüse heben. Alles mit der abgekühlten Hirse gut vermischen. Mit Salz, Pfeffer und Kurkuma abschmecken. Petersilie hacken und über den Salat streuen.

Hafer-Nuss-Crunchy mit Aprikosen

Zutaten für ca. 500 g Crunchy:
- 6–8 EL Pflanzenöl
- 6–8 EL Honig
- 500 g Haferflocken
- 150 g gehackte Mandeln
- 150 g getrocknete Aprikosen

Zubereitung:
Öl, Honig, Haferflocken und Mandeln in eine große Pfanne oder einen großen Topf geben. Die Pfanne bei mittlerer Temperatur erwärmen, alle Zutaten gut vermischen und ständig rühren. Wichtig ist, dass die untere Lage immer nach oben gewendet wird, damit nichts anbrennt. Achtung: wenn ein süßlicher Karamellgeruch aufkommt, wird das Crunchy schnell braun. Solange unter Rühren weiter rösten bis eine gleichmäßige helle Bräunung erreicht ist. Dann die Mischung sofort aus der Pfanne nehmen und in einer Schüssel abkühlen lassen. Die Trockenaprikosen in kleine Würfel oder Streifen schneiden und untermischen. Nach dem Abkühlen die Mischung in einen Vorratsbehälter füllen. Crunchy zusammen mit Joghurt, Quark oder Milch essen.

bei Kindern unter einem Jahr Säuglingsbotulismus auslösen kann. Die lebensgefährliche Erkrankung entsteht, wenn ein Säugling einen Honig bekommt, der Sporen des Bakteriums Clostridium botulinum enthält. Der Keim breitet sich im Darm des Säuglings aus und bildet Giftstoffe. Diese können zu Muskellähmungen und lebensbedrohlicher Atemlähmung führen. Die Gefahr einer Erkrankung besteht aber nicht, wenn stillende Mütter Honig zu sich nehmen oder wenn Kinder, die älter als ein Jahr sind, Honig essen. Bei Erwachsenen und älteren Kindern verhindert die Darmflora ein Auskeimen der Sporen und damit die Bildung von Giftstoffen. Auch als Bestandteil in Säuglingsfertignahrung ist Honig unbedenklich. Mütter sollten allerdings nicht ihre Brustwarzen oder den Schnuller mit Honig bestreichen oder Getränke für Säuglinge mit Honig süßen.

Honig für Sporttreibende

Freude und Erfolg beim Freizeit- und Leistungssport ist nicht nur eine Sache des Trainings, der Motivation und der genetischen Veranlagung. Trainings- und Wettkampfergebnisse hängen in hohem Maße von der Ernährung ab. Einerseits kann die Ernährung die Kondition und Regenerationsfähigkeit stark verbessern, andererseits verschlechtern Ernährungsfehler die Leistung oft gravierend.

Honig erhöht die Ausdauerleistung

Anhaltend starke Leistungen, wenig Ermüdung und nach der Aktivität schnell wieder fit – das ist der Traum eines jeden Sporttreibenden. Dieser Wunsch geht aber nur dann in Erfüllung, wenn dem Körper kontinuierlich Energie zur Verfügung steht. Die wichtigsten Energiespender in der Ernährung Sportausübender sind Kohlenhydrate. Aus Kohlenhydraten kann der Körper nämlich nicht nur schneller, sondern pro Zeiteinheit auch mehr Energie freisetzen als aus Fetten und Eiweißen. Im Verhältnis zum verbrauchten Sauerstoff liefern Kohlenhydrate etwa neun Prozent mehr Energie als Fettsäuren. In der Ernährung des sportlich aktiven Menschen sollten daher 55–60 Prozent der gesamten Tagesenergie durch Kohlenhydrate gedeckt werden. Aber nicht alle Kohlenhydrate sind ideal für die sportliche Leistung.

Lange Zeit wurde Traubenzucker als Energiespender vor und während des Sports geschätzt. Dieser Zucker ist der schnellste unter den Kohlenhydraten: Schon wenige Minuten nach der Einnahme ist der süße Stoff im Blut. Der Nachteil ist nur, dass er genauso schnell wieder aus dem Blut verschwindet. Besonders für Sporttreibende, die Ausdauersportarten, wie z. B. Golf, Laufen, Wandern, Fußball oder Radfahren betreiben, ist es wichtig, dass der Blutzuckerwert möglichst geringen Schwankungen unterliegt. Während Kraftsportler vermehrt auf eine ausreichende Zufuhr von Nahrungseiweiß achten müssen, steht bei Sportarten, die länger als 30 Minuten ausgeübt werden, die Kohlenhydratversorgung im Vordergrund.

Eine im Jahr 2000 im Sporternährungslabor der Universität Memphis (USA) durchgeführte Studie ergab, dass Honige mit einem niedrigen bis mittleren glykämischen Index (siehe Kasten S. 62) sanftere Auswirkungen auf den Blutzuckerverlauf und die Insulinproduktion haben als andere Süßungsmittel. Nach achtstündigem Fasten schluckten 71 Testpersonen eins von sechs Kohlenhydrat-Konzentraten. Dabei handelte es sich um Traubenzucker, Saccharose, Fruchtzucker, Maltodextrin, Honig und ein kommerzielles Produkt (Powergel). Anschließend wurden der Blutzuckerspiegel, die Insulinausschüttung, der glykämische Index und die Leistungsfähigkeit gemessen. Es stellte sich heraus, dass Honig, vor einer körperlichen Belastung eingenommen, die Ausdauerleistung am besten erhöht.

Am Universitätsklinikum Freiburg wurde im Jahr 2008 der Glykämische Index (GI) für acht verschiedene deutsche Honigsorten bestimmt. Bei allen Proben lag der GI-Wert deutlich unter 100 Prozent. Den höchsten Glykämischen Index hatte Waldhonig (88,6 Prozent). Für unerhitzten Lindenblütenhonig wurde ein Wert von 55 Prozent ermittelt. Die Werte von fünf anderen Honigproben lagen unter 55 Prozent und damit in einem ernährungsphysiologisch sehr günstigen Bereich. Es handelte sich dabei um Edelkastanien-, Heide-, Akazien- und Blütenho-

Was ist der Glykämische Index?

Wie schnell verschiedene Lebensmittel den Blutzucker in die Höhe treiben, wird mit Hilfe des „Glykämischen Index“ (GI) ausgedrückt. Zur Ermittlung dieses Wertes werden Dauer und Höhe des Blutzuckeranstiegs nach Verzehr von 50 g Kohlenhydraten aus einem Lebensmittel gemessen und in Prozent angegeben. Da Traubenzucker von allen Kohlenhydraten die schnellste blutzuckersteigernde Wirkung hat, wurde der Wert für Traubenzucker auf 100 Prozent festgelegt. Lebensmittel mit Werten zwischen 70 und 100 Prozent gelten als hochglykämisch. Dazu gehören zum Beispiel Haushaltszucker (Saccharose), Traubenzucker (Glucose), Malzzucker (Maltose) und die industriell eingesetzten Zuckerverbindungen Invertzucker, Dextrin, Dextrose und Maltodextrin. Liegt der Index zwischen 50 und 70 Prozent, so handelt es sich um einen mittleren Wert, Indexgrößen unter 50 Prozent gelten als niedrig. Die Blutzuckerwirksamkeit bezieht sich dabei auf gleiche Kohlenhydrat- und nicht auf gleiche Lebensmittelmengen. Der Glykämische Index von Honig ist von Sorte zu Sorte verschieden.

nig sowie erhitztem Lindenblütenhonig. Letztgenannter Honig wies den niedrigsten Wert von 49,2 Prozent auf. Honigsorten mit einem niedrigen Glykämischen Index sind für Ausdauersportler besonders gut geeignet, weil sie über einen langen Zeitraum Energie spenden (Foto S. 74, oben).

Verschiedene Forschungsarbeiten lassen darauf schließen, dass diese Wirkung möglicherweise durch den Farbstoff Quercetin verstärkt wird. Untrainierte Menschen, die an einer Studie an der University of South Columbia, USA, im Jahr 2010 teilnahmen, ermüdeten beim Radfahren nicht so schnell

Glykämischer Index einiger Zuckerarten im Vergleich zu zwei deutschen Honigsorten

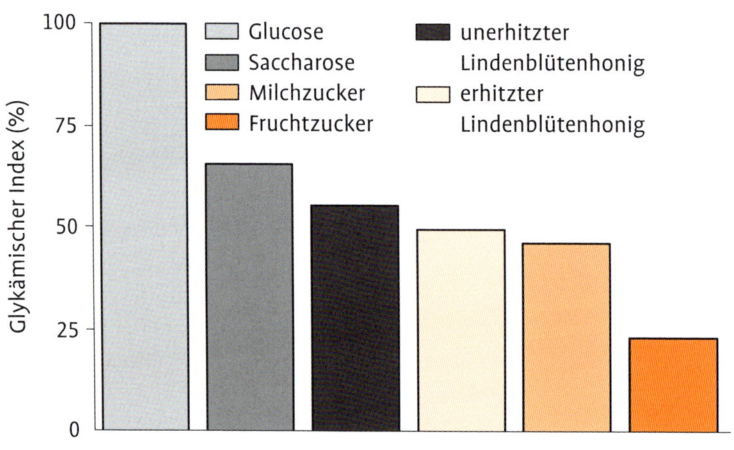

Quelle der Angaben: Belitz HD: Lehrbuch der Lebensmittelchemie 2008 und Ernährungs-Umschau 55 (2008); 720–725.

und hatten eine bessere Sauerstoffkapazität, wenn sie sieben Tage lang zweimal täglich Quercetin als Nahrungsergänzung eingenommen hatten. In Tierversuchen erhöhte Quercetin die Zahl der Mitochondrien in den Körperzellen. Mitochondrien sind kleine Kraftwerke, welche die Energiebereitstellung in den Zellen steuern. Sie sind in allen Zellen des menschlichen Körpers vorhanden, kommen aber in besonders großer Zahl in Zellen mit hohem Energieverbrauch vor: also in Muskel-, Gehirn- und Nervenzellen. Unter den Honigsorten ist Kirschblütenhonig besonders reich an Quercetin, aber auch Raps- und Ahornhonig enthalten den gelben Farbstoff in höherer Menge und sind empfehlenswerte Energielieferanten für Sporttreibende.

Honig verkürzt die Regenerationszeit

Je stärker die körperliche Belastung ist und je länger die Aktivität anhält, desto früher sind die im Blut verfügbaren Kohlenhydrate verbraucht. Für Ausdauer und Fitness ist daher die Größe der Kohlenhydratreserven von entscheidender Bedeutung. Kohlenhydrate werden in der Muskulatur und in der Leber als Glykogen gespeichert. Auf das Muskelglykogen kann der arbeitende Muskel besonders schnell zurückgreifen, da ein Zuckertransport über den Blutweg nicht erforderlich ist. Gehen die Glykogenvorräte in den Muskeln zur Neige, lässt die Leistung spürbar nach. Bei einer intensiven körperlichen Belastung können die Glykogenreserven innerhalb von ein bis zwei Stunden vollständig aufgebraucht sein. Nur bei optimal gefüllten Glykogenspeichern sind Höchstleistungen möglich.

Wie viel Glykogen in den Muskeln eines Sportlers gespeichert wird, hängt ebenso vom Training ab wie von der Ernährung. Ist die Basisernährung kohlenhydratreich, kann wesentlich mehr Glykogen gebildet werden als bei einer fett- und eiweißreichen oder gemischten Kost. Allein durch die Anhebung des Kohlenhydratanteils von 40 auf 50 Prozent in der täglichen Ernährung kann der Glykogengehalt von durchschnittlich 1,7 auf circa 2,6 Gramm pro 100 Gramm Muskelgewebe erhöht werden. Wird die kohlenhydratreiche Kost kurz nach der sportlichen Belastung verzehrt, lässt sich die Einlagerung sogar auf bis zu 3,2 g Glykogen pro 100 g Muskelgewebe steigern. Wer direkt nach dem Sport kohlenhydratreich und fettarm isst, füllt die Energiespeicher aber nicht nur mehr, sondern auch schneller wieder auf. Während es bei einer normalen gemischten Kost circa drei Tage dauert, bis die verbrauchten Glykogenreserven erneuert sind, erfolgt die Regeneration bei kohlenhydratreicher Speisenwahl innerhalb von 24 Stunden.

In der Praxis greifen Freizeitsportlerinnen und -sportler gern zu zuckerhaltigen Süßwaren, um ihre Kohlenhydratversorgung sicherzustellen. Das ist jedoch nicht empfehlenswert, da Süßigkeiten neben schnell verfügbarem Zucker oftmals auch große Mengen Fett enthalten. Fett verzögert die Glykogenbildung und Regeneration nach dem Sport. Rasch resorbierbare Zucker bewirken zudem eine hohe Insulinausschüttung und beschleunigen damit den Verbrauch des Muskelglykogens. Hinzu kommt, dass Traubenzucker bei der Umwandlung in Glykogen dem Gewebe Flüssigkeit entzieht. Wird dieser erhöhte Flüssigkeitsbedarf nicht ausgeglichen, kommt es schnell zu Schwindel, Schweißausbrüchen und Hungergefühlen während der Sportausübung.

Idealerweise nehmen Ausdauersportlerinnen und -sportler drei bis vier Stunden vor der Belastung eine Mahlzeit mit circa 80–120 Gramm Kohlenhydraten ein. Das könnte ein Müsli sein, welches Obst, Getreideflocken, Milchprodukte und Honig enthält. Auch ein Kartoffel-, Nudel- oder Reissalat mit Obst oder Mais und einem honiggesüßten Dressing

Durchschnittliche Zusammensetzung des Schweißes

Mineralstoff	mg/l
Natrium	1200,00
Chlorid	1000,00
Kalium	300,00
Calcium	160,00
Magnesium	36,00
Phosphat	15,00
Zink	1,20
Eisen	1,20
Mangan	0,06
Kupfer	0,06

Quelle der Angaben: Elmadfa/Leitzmann: Ernährung des Menschen, 2. Aufl., Stuttgart, Ulmer (1990)

bringt die erforderliche Energie. Ein weiterer kohlenhydratreicher Imbiss, der 30 Minuten vor der Aktivität eingenommen wird, verzögert ein Absinken des Blutzuckerspiegels kurz vor dem Start. Müsliriegel oder Fruchtschnitten mit Honig sind ebenso geeignet wie honiggesüße Fruchtkaltschalen und Obstsalate. Getränke, die während des Trainings oder der Wettkampfphase eingenommen werden, schonen das Muskelglykogen und liefern wichtige Mineralstoffe. Zur schnellen Regeneration und Auffüllung des Glykogenspeichers nach dem Sport eignen sich zum Beispiel Milchreis oder Grießauflauf mit Früchten und Honig, aber auch Fruchtkaltschalen, Obstsalate und Früchtebrot mit Honig.

Richtiges Trinken erhält die Leistungsfähigkeit

Bei körperlichen Aktivitäten verliert der menschliche Körper rasch zwischen zwei und fünf Litern Flüssigkeit. Mit dem Schweiß werden nicht nur Wasser, sondern auch lebenswichtige Mineralstoffe wie Natrium, Kalium, Calcium, Magnesium und Chlorid ausgeschieden. Bereits bei einem Wasserverlust von zwei Prozent des Körpergewichts ist die Versorgung der Muskelzellen mit Sauerstoff und Nährstoffen herabgesetzt. Bei starker körperlicher Anstrengung kann der Verlust an Kalium bis zu vier Gramm betragen. Diese Menge wird mit einer normalen, gemischten Kost im Allgemeinen nicht aufgenommen. Starkes Schwitzen führt schnell zu Befindlichkeitsstörungen wie Schwindel, Durchblutungsstörungen, Muskelkrämpfen und Herz-Kreislauf-Beschwerden.

Sportlerinnen und Sportler schlucken oftmals Magnesiumtabletten, um sich vor Muskelkrämpfen zu schützen. Ob die Einnahme dieser Mittel aber wirklich hilft, ist bisher nicht bewiesen. Die wichtigste Vorsorge- und Regenerationsmaßnahme bei körperlicher Anstrengung ist eine ausreichende Flüssigkeitszufuhr. Reines Wasser wird allerdings rasch mit dem Urin wieder ausgeschieden. Ersetzt werden kann der Wasserverlust nur dann, wenn das Getränk Mineralstoffe in einer Konzentration enthält, die dem Elektrolytgehalt der Körperflüssigkeiten ähnelt.

Am besten bleibt die sportliche Leistungsfähigkeit erhalten, wenn elektrolyt- und kohlenhydratreiche Getränke vor und während der aktiven Betätigung eingenommen werden. Die Getränke sollten 20 bis 80 g Kohlenhydrate pro Liter enthalten. Geeignet sind Mixgetränke aus Mineralwasser und Fruchtsäften, die im Verhältnis 1:1 bis 3:1 gemischt und mit ein bis zwei Teelöffeln Honig angereichert werden. Auch Kräuter- und Früchtetees, denen frisch gepresster Zitronen- oder Orangensaft und Honig zugesetzt werden, erhalten die Leistungsfähigkeit. Honig ist dabei nicht nur Kohlenhydratspender, sondern reichert das Getränk auch mit den Mineralstoffen an, die dem Körper mit dem Schweiß verloren gehen. Unmittelbar nach dem Sport fördern Getränke mit Honig die Muskelregeneration.

Rezepte für Sportler

Müsli für Sporttreibende

Zutaten für 1 Portion:
- 150 g Naturjoghurt
- 1 Esslöffel Honig
- 1 Mandarine
- 1 Banane
- 6 Weintrauben
- etwas Zitronensaft
- 1 Teelöffel Rosinen
- 4 Esslöffel Haferflocken
- 1 Teelöffel Sonneblumenkerne
- 1 Teelöffel Kokosraspeln

Zubereitung:
Den Joghurt mit Honig verrühren. Das Obst waschen, putzen, entkernen und in mundgerechte Stücke teilen. Etwas Zitronensaft über die Früchte träufeln. Rosinen, Haferflocken und Sonnenblumenkerne unter das Obst heben, alles mit dem Joghurt vermischen. Mit Kokosraspeln bestreuen. Eine Portion enthält circa 68 Gramm Kohlenhydrate und 13 Gramm Eiweiß.

Beerenschmarrn mit Honig

Zutaten für 4 Portionen:
- 4 Eier
- ½ Liter Milch
- 1 Prise Salz
- 200 g Dinkelvollkornmehl
- 100 g zarte Haferflocken
- 2 Esslöffel Honig
- 500 g gemischte frische oder tiefgefrorene Beerenfrüchte, z. B. Blau-, Him-, Brom-, Erdbeeren
- Fett zum Ausbacken

Zubereitung:
Die Eier trennen. Eigelb, Milch, Salz, Mehl, Haferflocken und Honig in einer Schüssel zu einem glatten Teig verrühren. Die Beerenfrüchte waschen, putzen und unterrühren. Eiweiß steif schlagen und vorsichtig unter den Teig heben. Das Fett in einer Pfanne zerlassen, auf mittlerer Stufe erwärmen. Den Teig hineingießen und von beiden Seiten goldbraun backen. Mit zwei Gabeln den Teig in mundgerechte Stücke reißen. Unter Rühren circa 3 Minuten von beiden Seiten backen.
Eine Portion liefert circa 66 Gramm Kohlenhydrate und 13 Gramm Eiweiß.

Beeren-Smoothie

Zutaten für 1 Glas:
- 40 g Heidelbeeren
- 40 g Erdbeeren
- 40 g Himbeeren (ersatzweise Tiefkühlfrüchte)
- 200 g Naturjoghurt
- 1 Teelöffel Sonnenblumenkerne
- 1 Esslöffel Honig

Zubereitung:
Die Beeren waschen und putzen, Tiefkühlfrüchte auftauen lassen. Die Früchte zusammen mit Joghurt, Sonnenblumenkernen und Honig mit einem Pürierstab oder im Mixer pürieren und mit Honig abschmecken. Ein Glas liefert circa 31 Gramm Kohlenhydrate und 9 Gramm Eiweiß.

Avocado-Lassi

Zutaten für 2 Gläser:
- 1 reife Avocado
- 150 g Naturjoghurt
- 250 ml Vollmilch
- Honig nach Geschmack

Zubereitung:
Die Avocado halbieren, den Kern entfernen und das Fruchtfleisch mit einem Löffel herausheben. Joghurt und Milch mischen, Avocadofleisch zugeben und im Mixer oder mit dem Pürierstab pürieren. Mit Honig abschmecken. Ein Glas liefert circa 17 Gramm Kohlenhydrate und 19 Gramm Eiweiß.

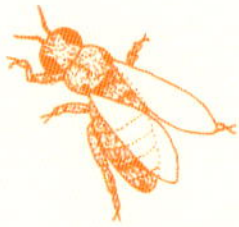

Brombeer-Eistee

Zutaten für 2 Gläser:
- 2 Esslöffel oder 2 Beutel Früchtetee
- 300 ml Wasser
- 200 ml naturtrüber Apfelsaft
- 1 Esslöffel Honig
- 10 frische oder tiefgefrorene Brombeeren (ersatzweise eine klein geschnittene Aprikose)
- einige Eiswürfel
- etwas Mineralwasser

Zubereitung:
Den Früchtetee mit kochendem Wasser übergießen und 15 Minuten ziehen lassen. Den abgekühlten Tee mit Apfelsaft mischen und mit Honig abschmecken. Die Brombeeren und das zerkleinerte Eis auf die Gläser verteilen. Das Getränk auffüllen und nach Geschmack mit Mineralwasser verdünnen. Ein Glas liefert circa 11 Gramm Kohlenhydrate und 2 Gramm Eiweiß.

Rote Bete-Kiwi-Apfel-Smoothie

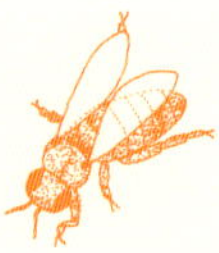

Zutaten für 1 Glas:
- 1 Kiwi
- 2 Äpfel
- ½ kleine Rote Bete
- 1 Teelöffel Honig

Zubereitung:
Kiwi und Rote Bete schälen und in Stücke schneiden. Die Äpfel gut waschen und in Stücke schneiden. Rote Bete und die Früchte zusammen mit Honig in einem Mixer oder mit dem Pürierstab pürieren. Ein Glas liefert circa 50 Gramm Kohlenhydrate und 2 Gramm Eiweiß.

Apfel-Honig-Muffins

Zutaten für circa 12 Stück:
- 500 g Weizen- oder Dinkelvollkornmehl
- 2 Teelöffel Backpulver
- 1 Teelöffel Zimt
- 4 Esslöffel Honig
- 2 Eier
- 250 ml Milch
- 40 g Butterschmalz
- 1 Apfel
- 100 g Rosinen

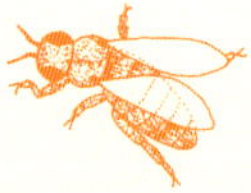

Zubereitung:
Mehl, Backpulver und Zimt zusammen in eine Schüssel geben. Mit Honig, Eiern, Milch und Fett zu einem glatten Teig verrühren. Den Apfel waschen, entkernen und grob raspeln. Apfelschnitze und Rosinen unter den Teig heben. Den Teig in Muffinförmchen füllen und auf ein Backblech setzen. Bei 200°C (Umluft 180°C) circa 15 bis 20 Minuten backen. Pro Muffin: circa 38 Gramm Kohlenhydrate und 6 Gramm Eiweiß.

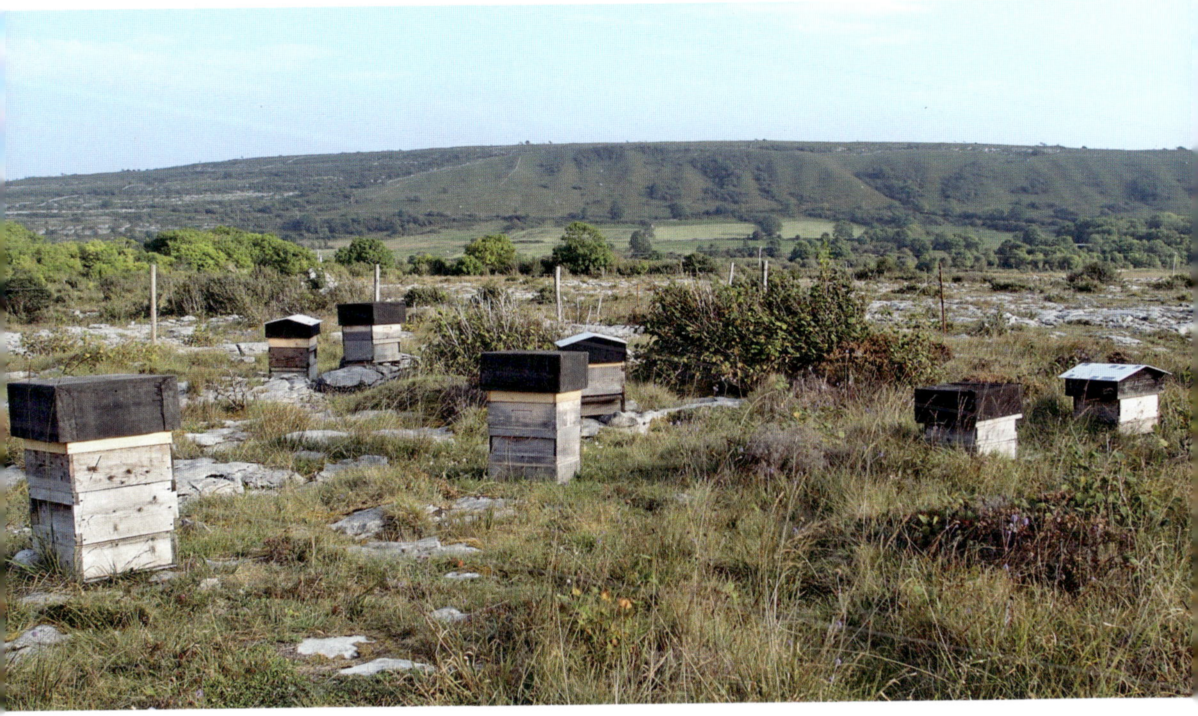

Bienenbeuten.

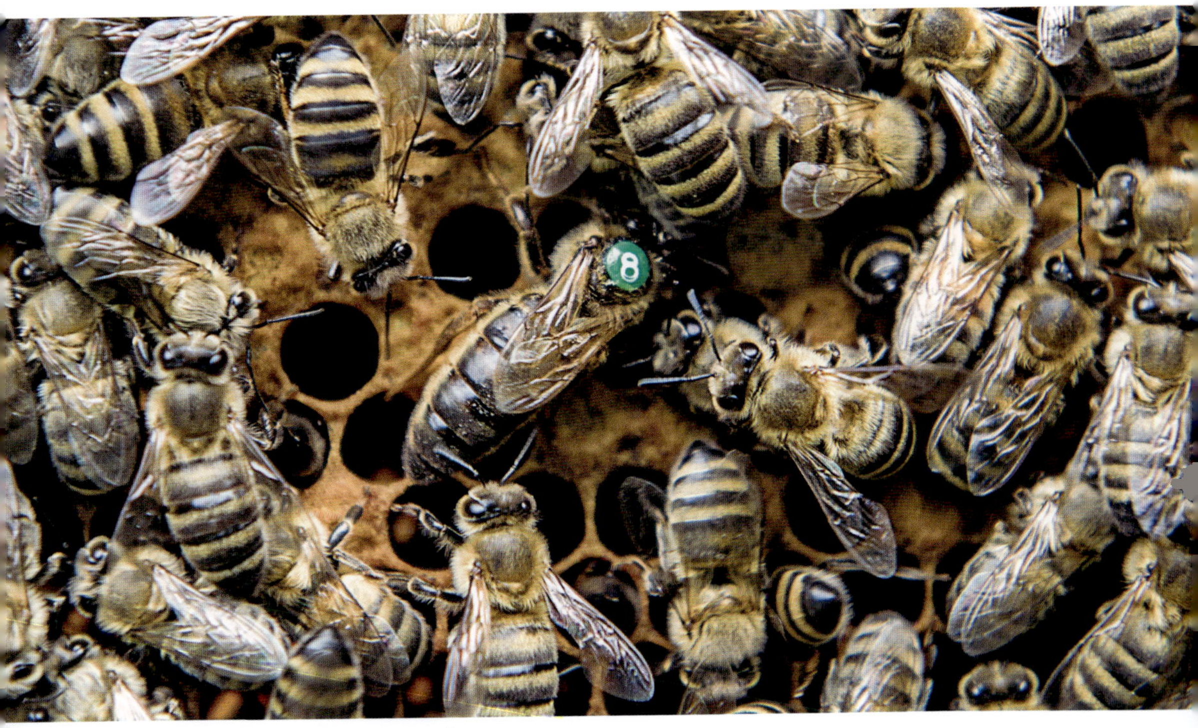

Bienenvolk mit Königin (mit Nummer).

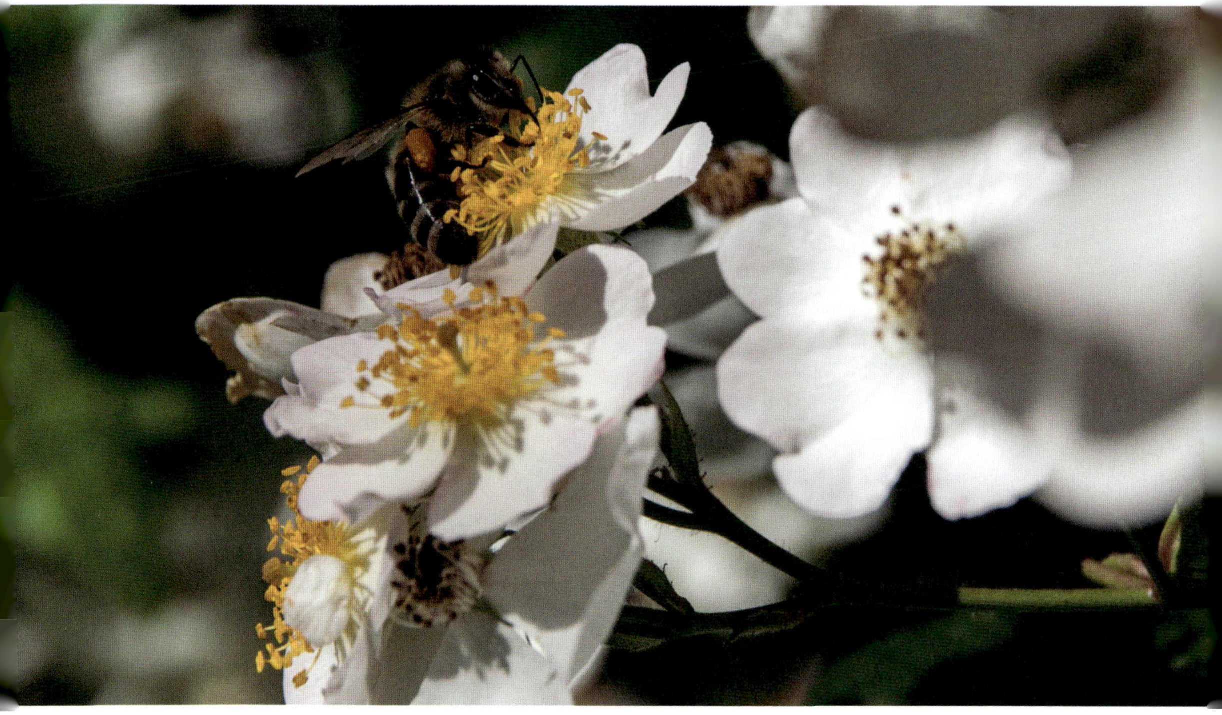

Bienen mit Pollenhöschen beim Sammeln.

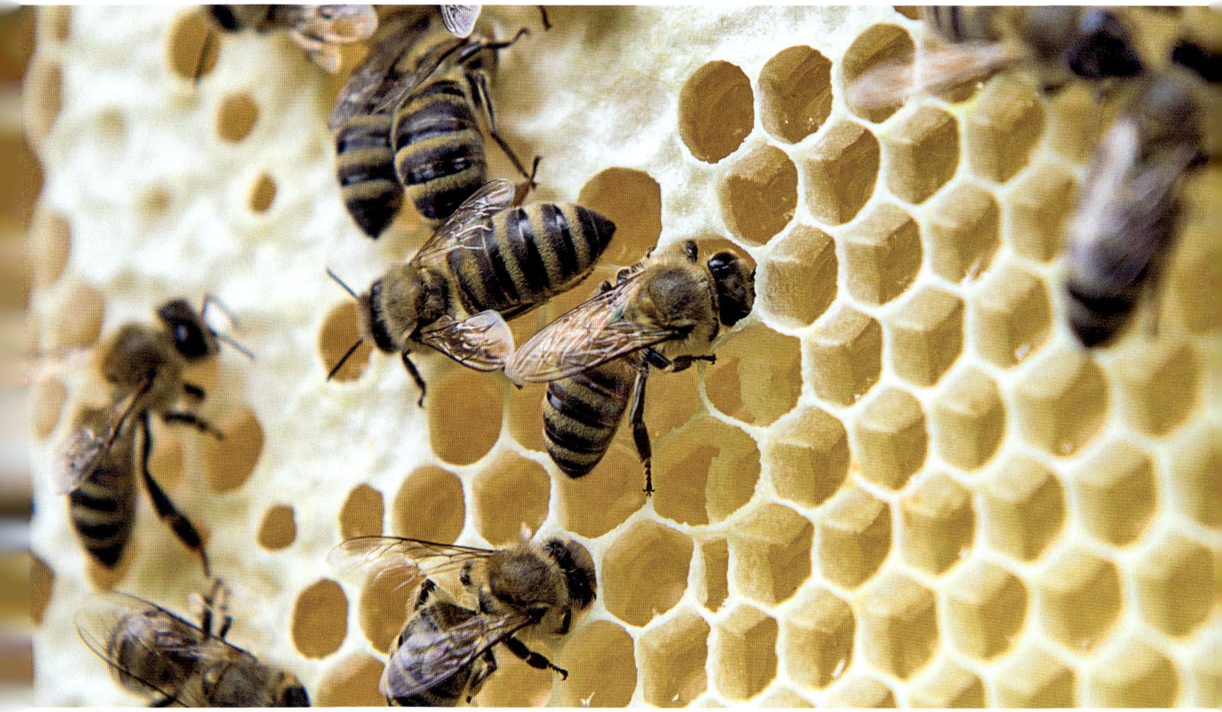

Bienen bei der Honigbereitung auf den Wabenrähmchen.

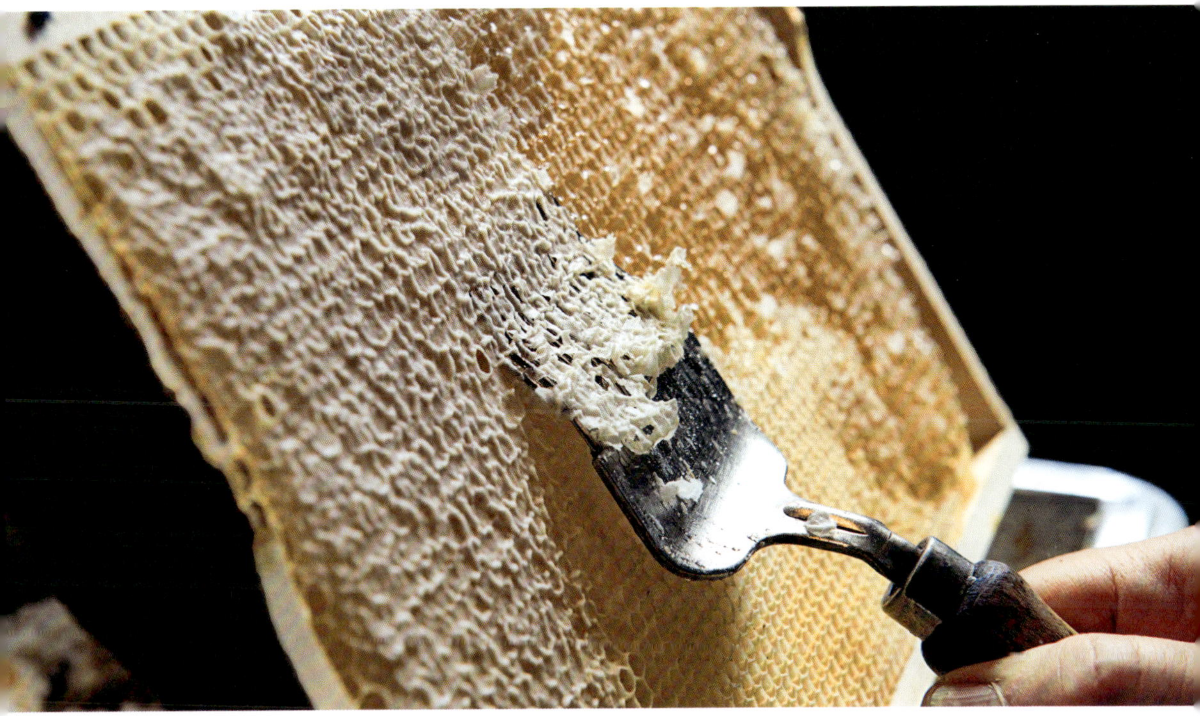

Entdeckelung eines Rähmchens mit Honigwaben.

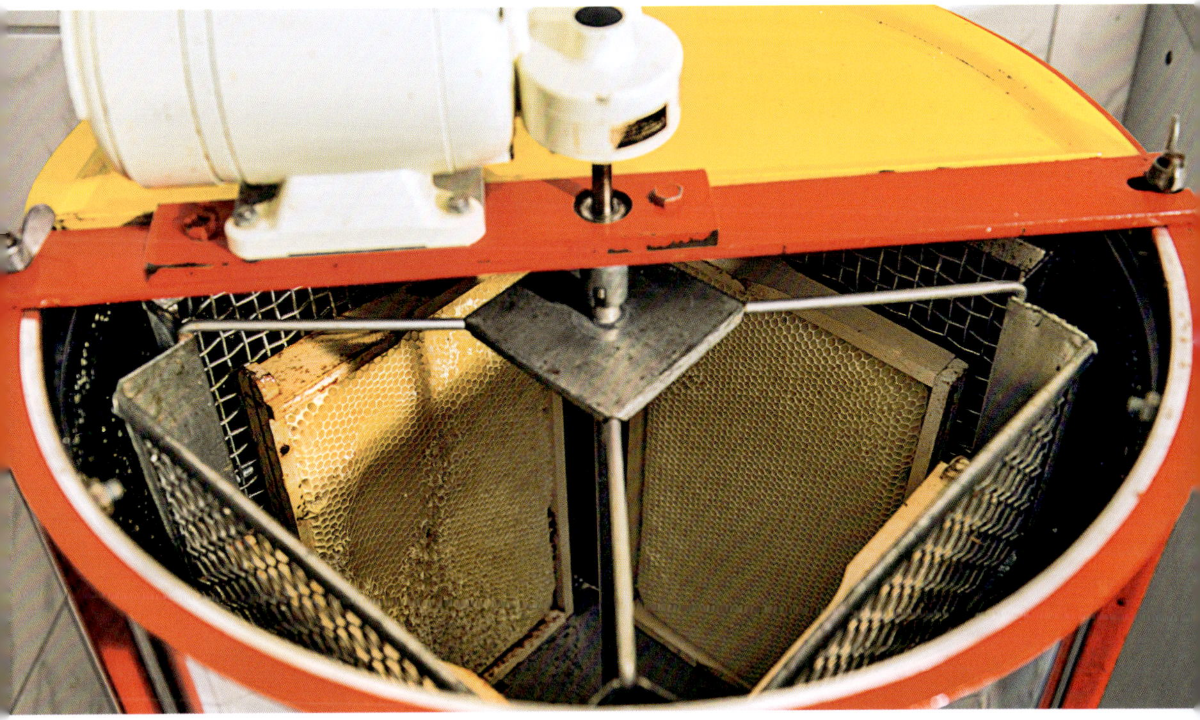

Schleuderung des Honigs.

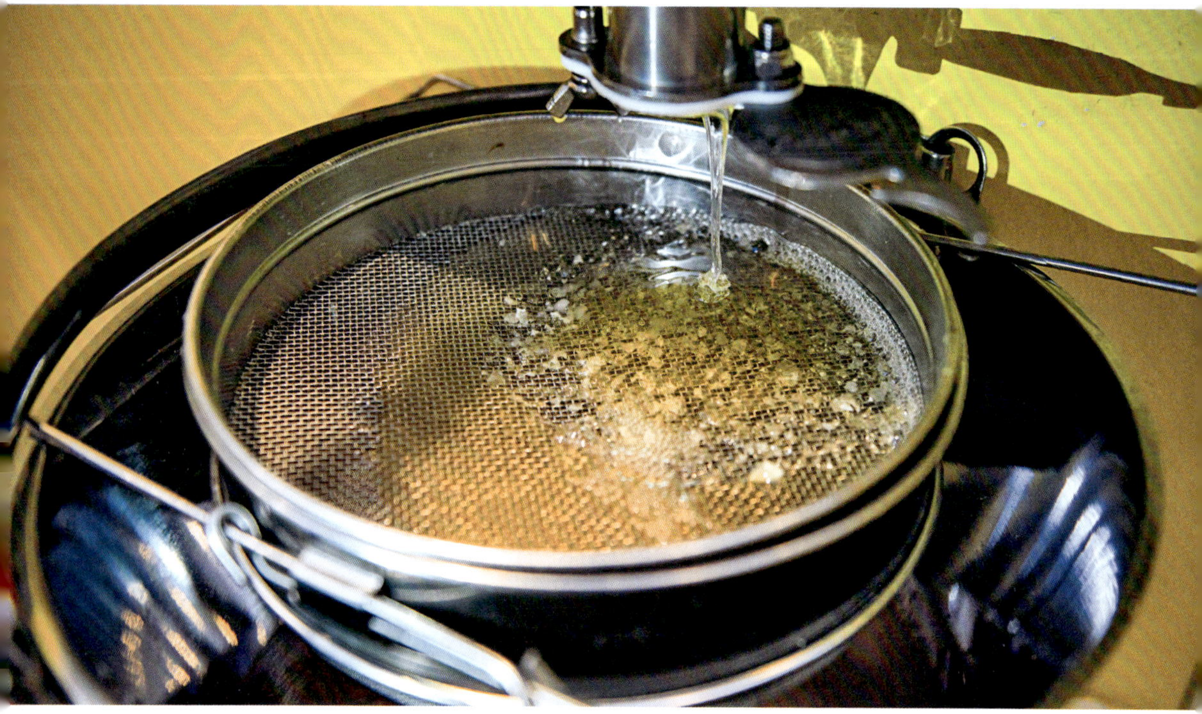

Sieben des Honigs.

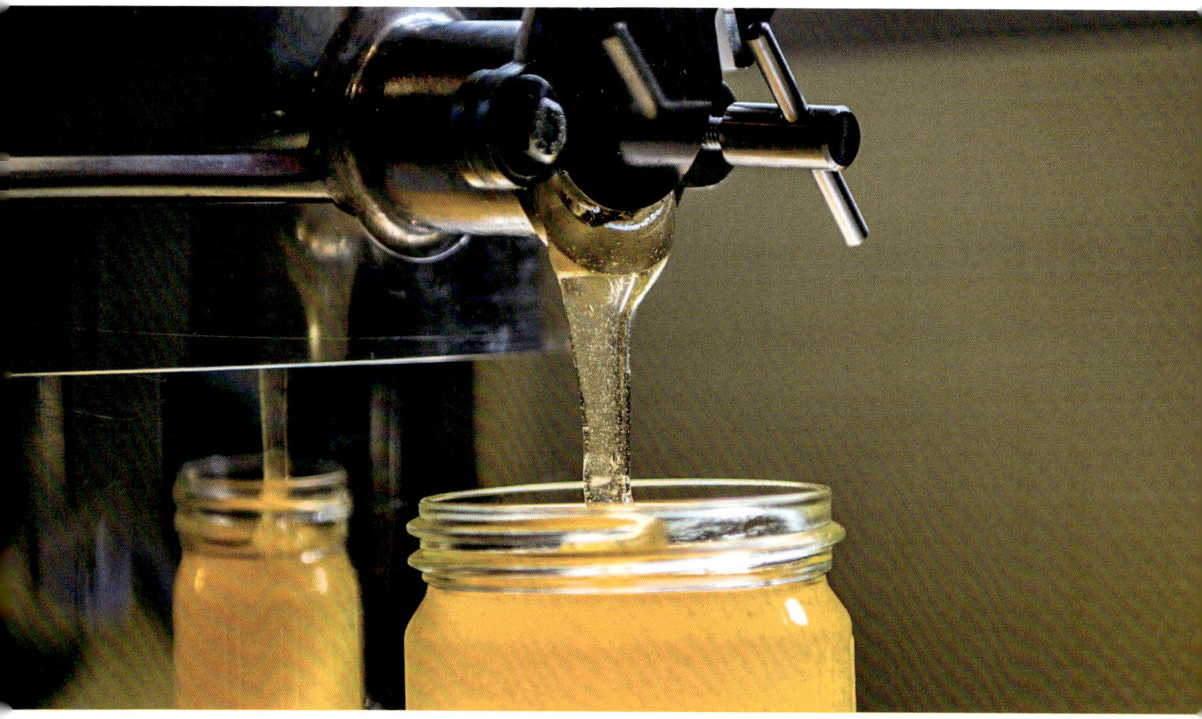

Abfüllen des Honigs.

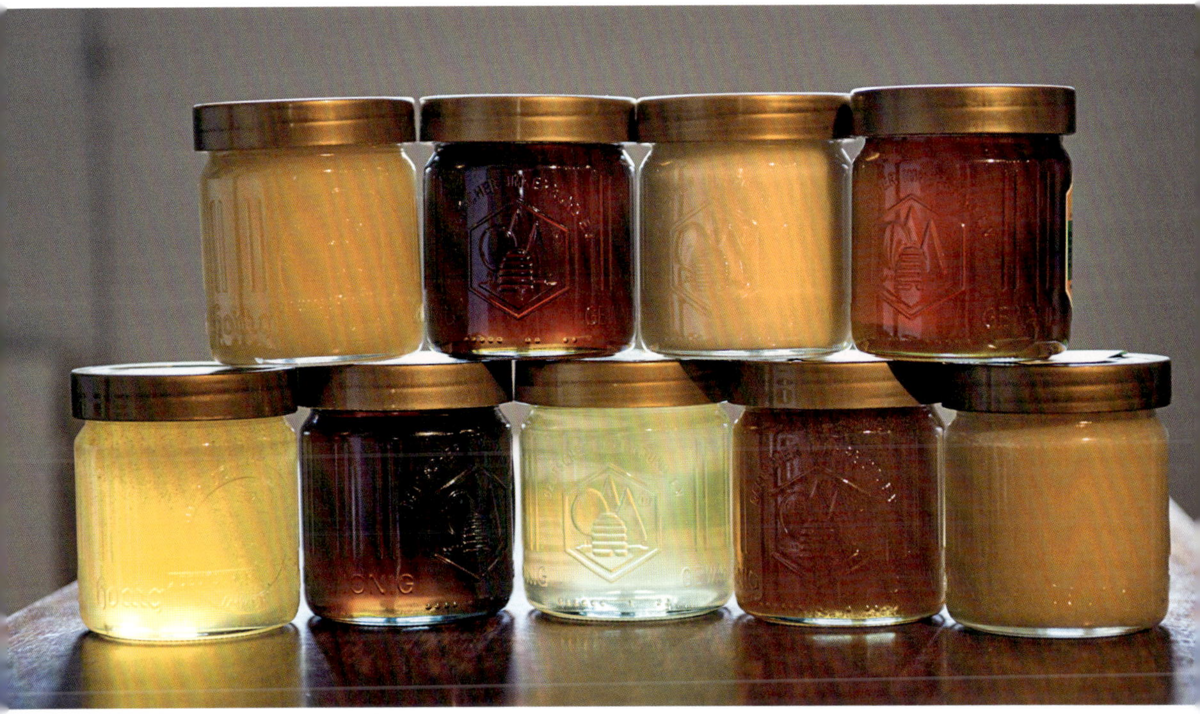

Honigsorten, von links oben: Linde, Edelkastanie, Frühtracht mit Raps, Wald, unten von links: frisch abgefüllte Linde, Tanne, Akazie, Heide, Sommertracht.

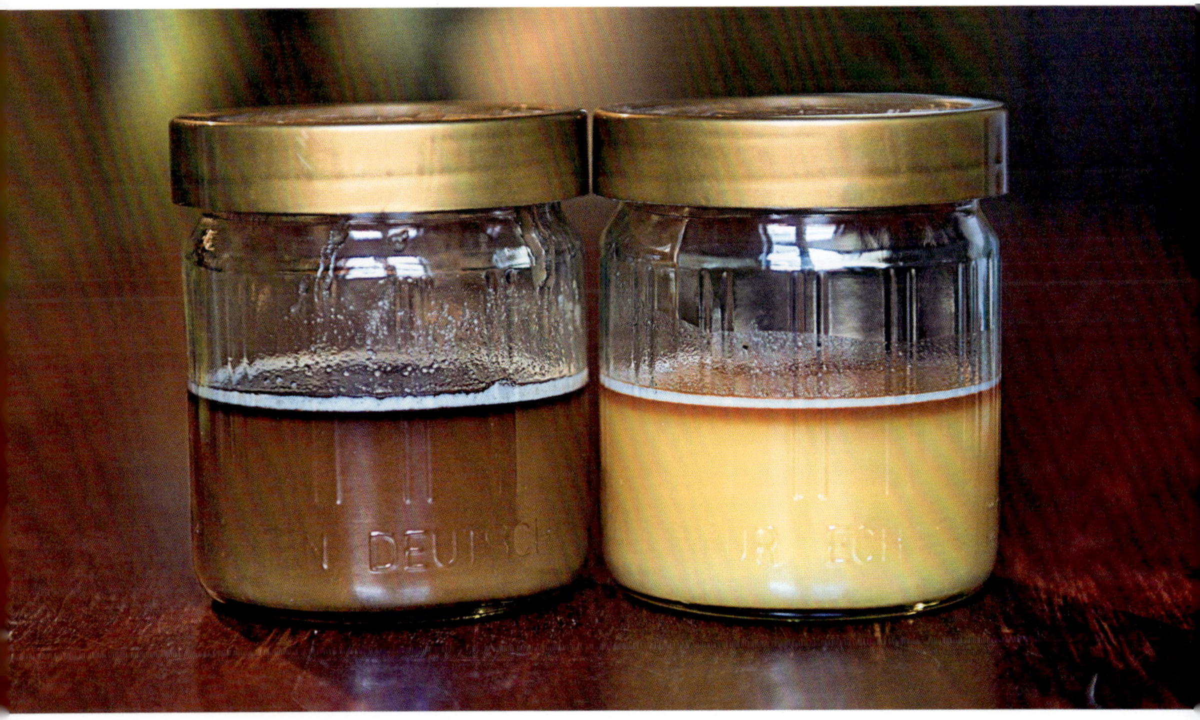

Gärender Honig mit Schichtbildung.

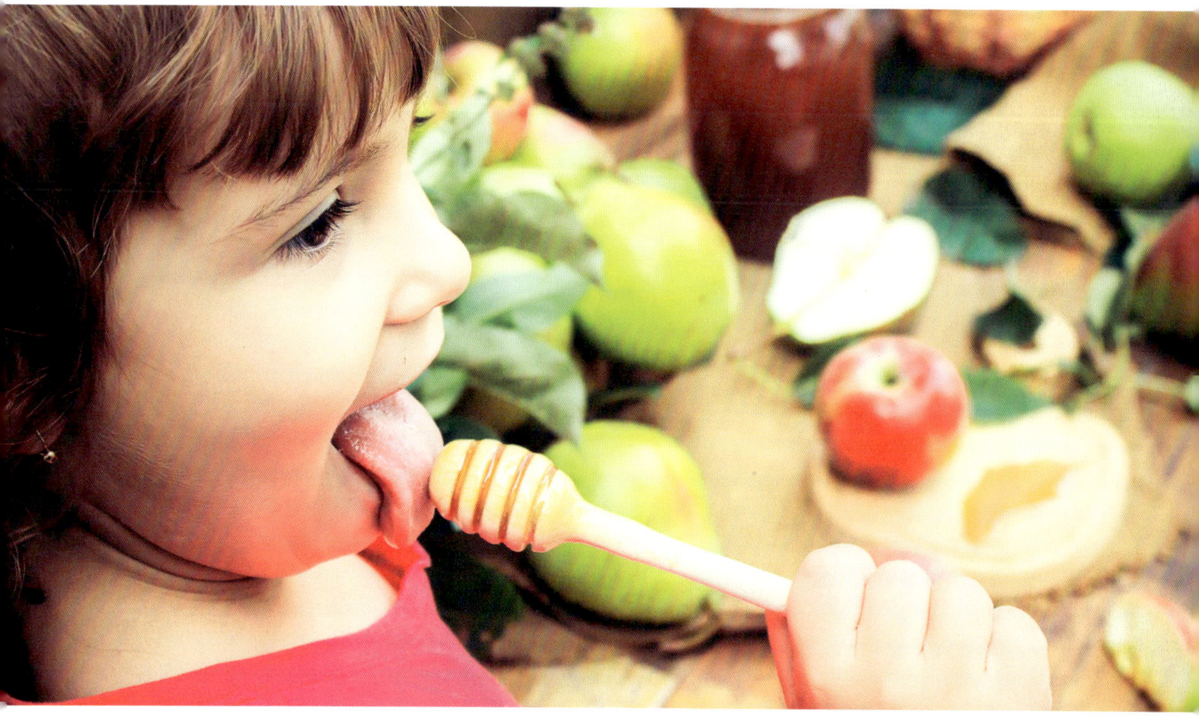

Auch Kinder ab einem Jahr profitieren vom Honig.

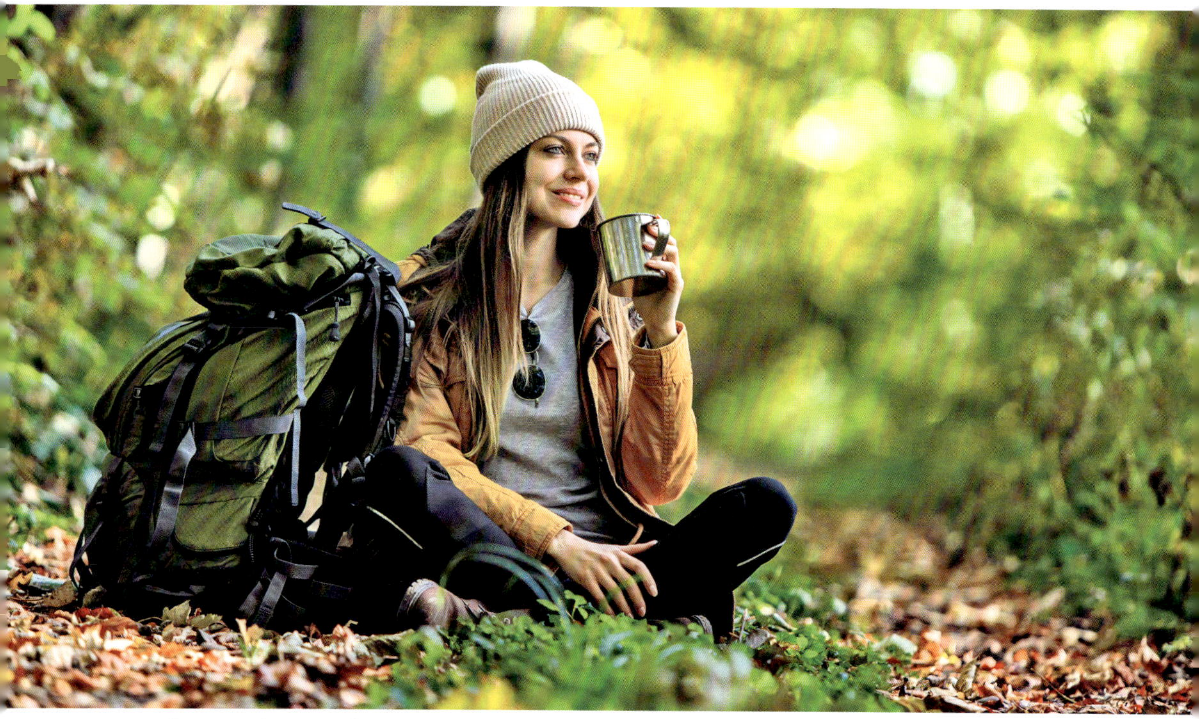

Honig in der Pause bringt verbrauchte Energie zurück.

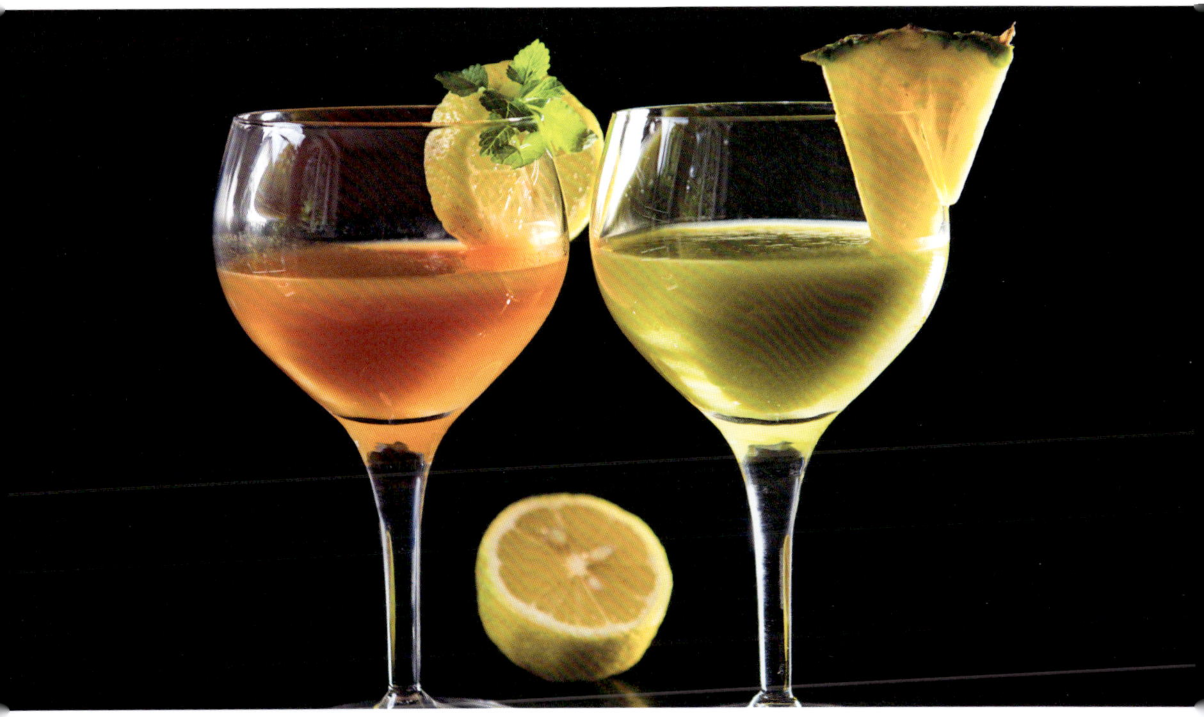

Avocado-Honig-Smoothie (rechts) und Fitness-Cocktail (links), Rezepte S. 82.

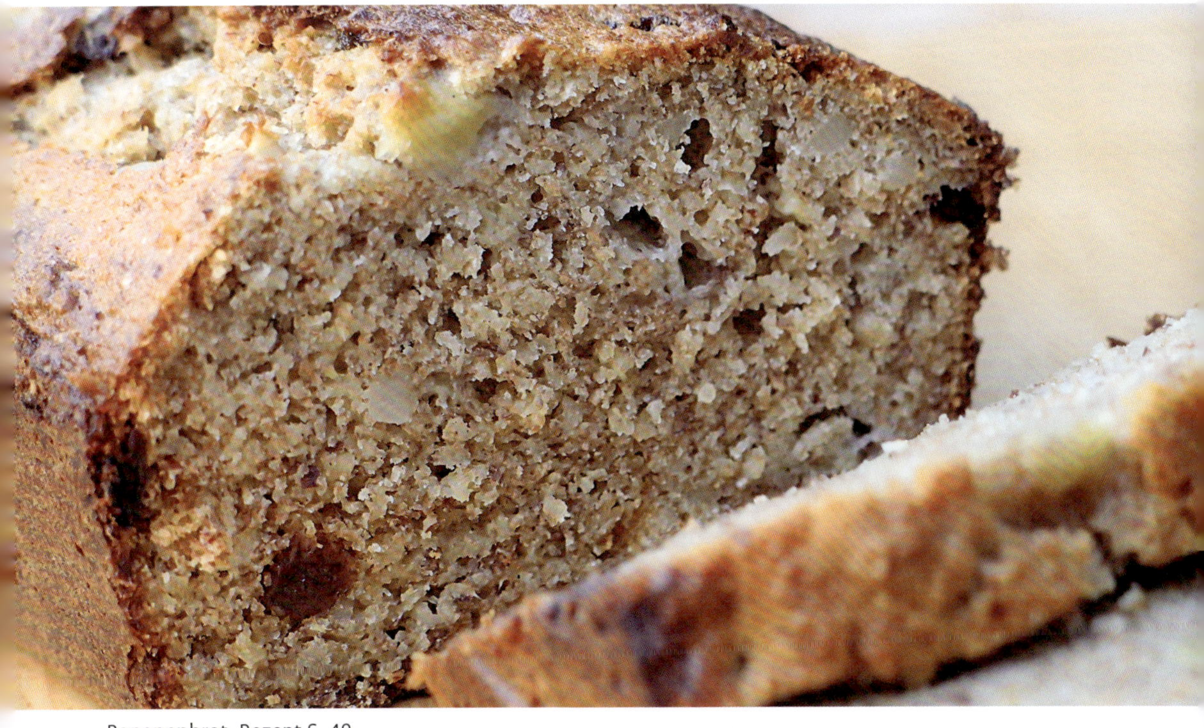

Bananenbrot, Rezept S. 49.

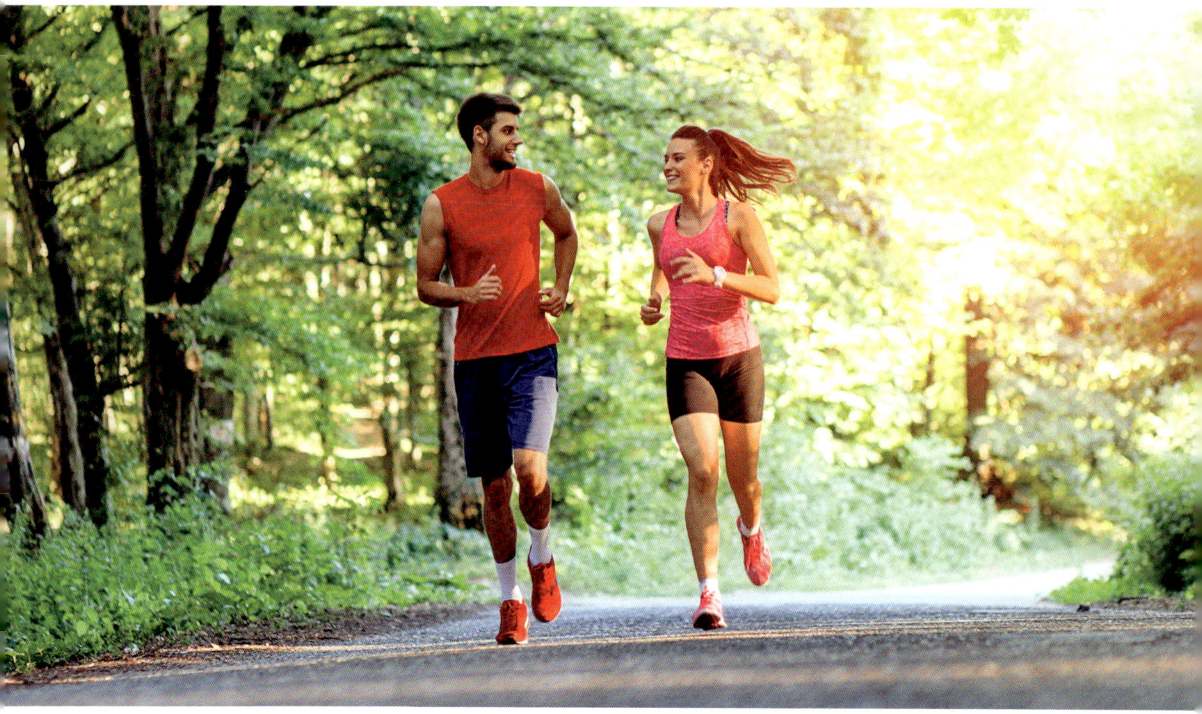

Honig erhöht die Ausdauerleistung (s. S. 61 ff.).

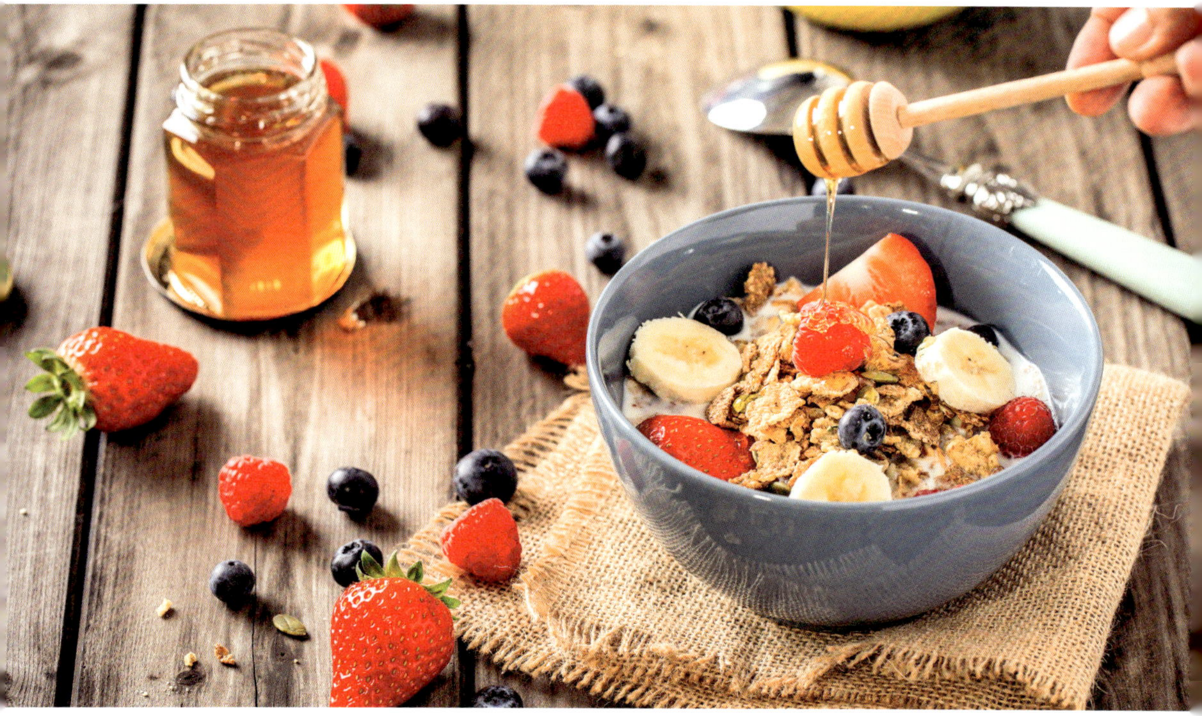

Müsli mit Honig ist ein guter Start in den Tag (Rezept S. 51).

Römersalat mit Melone und Aprikosen

Zutaten für 4 Portionen:
- ½ Kopf Römersalat
- 4 Aprikosen (frisch oder aus der Dose)
- 500 g Melone
- 3 Esslöffel kalt gepresstes Rapsöl
- 2 Esslöffel Essig
- 1 Esslöffel Zitronensaft
- Salz
- Pfeffer
- 1 Esslöffel Honig
- 2 Esslöffel Cashewkerne

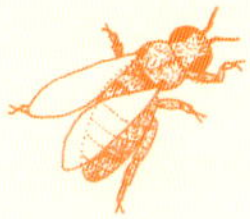

Zubereitung:
Den Salat waschen, putzen, trocken schleudern und in mundgerechte Stücke zupfen. Die Aprikosen waschen, entkernen und in Spalten schneiden. Die Melone schälen, das Melonenfleisch in Stücke schneiden. Für die Marinade Öl, Essig und Zitronensaft verrühren und mit Honig, Salz und Pfeffer abschmecken. Die Cashewkerne in einer Pfanne ohne Fett bei niedriger Temperatur solange erwärmen, bis sie duften. Den Salat mit Aprikosen und Melonenstücken auf Tellern anrichten, mit der Marinade beträufeln und mit den Cashewnüssen bestreuen. Eine Portion liefert circa 21 Gramm Kohlenhydrate und 3 Gramm Eiweiß.

Melonensalat

Zutaten für 4 Portionen:
- 1 Netzmelone
- 1 gelbe Honigmelone
- 200 g helle Weintrauben ohne Kerne
- 2 reife Kiwis
- 1 Banane
- ½ EL Honig
- ½ Zitrone
- 50 ml Apfelsaft
- 1 Zweig Zitronenmelisse

Zubereitung:
Die Netzmelone halbieren, Kerne mit einem Esslöffel entfernen. Den größten Teil des Fruchtfleisches der Netzmelone mit einem Kugelausstecher oder Teelöffel herausholen und in eine Schüssel geben. Das restliche Fleisch aus der Schale herauskratzen und für die Soße beiseite stellen. Fruchtfleisch der Honigmelone in Stücke schneiden. Gewaschene Weintrauben halbieren, geschälte Kiwis in Scheiben schneiden. Alles zu den Melonenkugeln geben und vorsichtig mischen. Für die Soße Melonenfleisch mit geschälter Banane, Honig, Zitronen- und Apfelsaft pürieren und über den Salat gießen. Mit Zitronenmelisse garnieren.

Möhren-Apfel-Salat mit Putenbrust

Zutaten für 4 Portionen:
- 3 EL Apfelessig
- 5–6 EL Öl
- 1 TL Honig
- Salz
- Pfeffer
- 500 g Äpfel
- 1 Bund Frühlingszwiebeln
- 350 g Möhren
- 250 g geräucherte Putenbrust

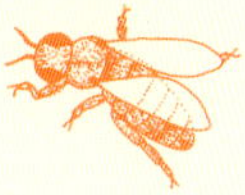

Zubereitung:
Aus Essig, Öl, Honig, Salz und Pfeffer eine Soße rühren. Äpfel schälen, entkernen und raspeln. Sofort in die Soße geben. Frühlingszwiebeln putzen, waschen und schräg in Ringe schneiden. Die Möhren putzen und raspeln. Beides mit den Äpfeln vermengen. Putenfleisch in dünne Scheiben schneiden und mit den übrigen Zutaten vermischen. Den Salat etwa 10 Minuten durchziehen lassen. Dazu passt Vollkornbrot.

Honig in besonderen Situationen

Tagtäglich hat der Körper viel zu verkraften: Reizüberflutung, Stress, Umweltgifte und Medikamente belasten ihn ebenso wie einseitige Ernährung und Bewegungsmangel. Viele Menschen besinnen sich heute der alten Hausmittel und Heilmethoden. Richtig angewendet, kann Honig zum Erhalt der Leistungs- und Widerstandskräfte sowie zur Linderung und Vermeidung von Befindlichkeits- und Gesundheitsstörungen beitragen.

Honig bei Erschöpfung und Stress

Kopfschmerzen, Schweißausbrüche, Zittern, Herzrasen, Vergesslichkeit: Stress zeigt sich in vielen Facetten. Ob ein Mensch in Belastungssituationen besonnen und gesund bleibt oder ob er nervös und krank wird, hängt nicht nur von der genetischen Veranlagung, sondern auch vom persönlichen Lebensstil ab.

Wie Honig das Gedächtnis beeinflusst

Wer kennt das nicht: Man wird nach einem Namen gefragt und der fällt einem partout nicht ein. Stunden später weiß man wieder, wie die Person oder der Ort heißen. Was ist da in unserem „Oberstübchen" abgelaufen?

In unserem Gehirn befinden sich mehr als 100 Milliarden Nervenzellen, die über ein weitverzweigtes Netz von Nervenbahnen miteinander verbunden sind. Zwischen den Nervenzellen werden ständig Informationen ausgetauscht. Das geschieht auf zweierlei Wegen: Einerseits werden die zu übermittelnden Informationen in Form schwacher elektrischer Ströme weitergeleitet, andererseits sind chemische Überträgersubstanzen, sogenannte Neurotransmitter, beteiligt. Ein wichtiger Nervenbotenstoff für Lernvorgänge, Konzentration und Gedächtnis ist Acetylcholin. Wissenschaftlerinnen und Wissenschaftler an der Universität Köln haben herausgefunden, dass das Erinnerungsvermögen in einem direkten Zusammenhang zu der Acetylcholin-Konzentration im Gehirn steht: Je mehr von dem Botenstoff vorliegt, desto besser ist die Gedächtnisleistung. Das betrifft besonders die Speicherung und das Abrufen neu erworbener Informationen.

Stressfaktoren, wie beispielsweise Aufregung, Sorgen, Kummer, Ärger, mangelnder Schlaf und zu geringe Erholung, können dazu führen, dass zu wenig Acetylcholin für die Nervenübertragung zur Verfügung steht. Die Botschaften werden dann nicht weitergeleitet und erreichen ihre Bestimmungsorte nicht. Denkblockaden und Gedächtnislücken sind die Folgen.

In Situationen, in denen über Stunden hohe Aufmerksamkeit und Konzentration erforderlich sind, wie beispielsweise in Besprechungen, in Prüfungen oder bei langen Autofahrten, ist es besonders wichtig, eine kontinuierlich hohe Konzentration an Acetylcholin im Gehirn zu erhalten. Der Körper kann den Botenstoff zwar selber bilden, benötigt dafür aber Bausteine aus der Nahrung. Unersetzlich für die Bildung von Acetylcholin sind die Eiweißverbindung Cholin und das Vitamin B1. In Stresssituationen ist der Bedarf an Cholin doppelt so hoch wie in entspannten Phasen. Wird diese Eiweißverbindung nicht genügend mit der Nahrung aufgenommen, kommt es nicht nur zu einer Verringerung der Acetylcholinbildung, sondern auch zu einer Abnahme von Zahl und Größe der Gehirn- und Nervenzellen.

Forschungen an der Universität Wales im Jahr 2000 haben gezeigt, dass ein Frühstück, welches Kohlenhydrate, Cholin, Vitamin B1 und Eisen enthält, das Gedächtnis stärkt, die Verarbeitung anspruchsvoller Informationen verbessert und die Fehlerquote bei Tests verringert. Kohlenhydrate erhöhen die Traubenzuckerkonzentration im Blut, wodurch die Aufnahme des aus Cholin und Vitamin B1 gebildeten Acetylcholins in die Gehirnzellen erleichtert wird. Eisen ist wichtig für die Gedächtnisleistung und das Lernvermögen. Da Honig alle vier Nährstoffe enthält, kann er zur Bildung des wichtigen Nervenbotenstoffes beitragen und sollte auf keinem Frühstückstisch fehlen. Besonders gut ist die Kombination von Äpfeln mit Honig. Äpfel hemmen einen Wirkstoff im Gehirn, der für den Abbau von Acetylcholin verantwortlich ist. Apfelkuchen, Apfelmus oder Getränke mit Apfelsaft und Honig sind geeignete Zwischenmahlzeiten, um die Konzentrationsfähigkeit und Gedächtnisleistung am Tag zu erhalten. Auch Sellerie beeinflusst den Gehirnstoffwechsel positiv (siehe Rezept S. 78).

Honig sorgt für ruhigen Schlaf

Unser Gehirn macht nie Pausen – auch wenn wir schlafen, arbeitet es ununterbrochen weiter. Trotzdem kann die Schaltzentrale in körperlichen Ruhezeiten neue Kraft schöpfen. Ein ausreichender und erholsamer Schlaf ist daher eine der wichtigsten Voraussetzungen für Gesundheit und Wohlbefinden. Außerdem kann gesunder Schlaf vor Gewichtsproblemen und Stoffwechselkrankheiten schützen. Beobachtungsstudien aus den USA zeigen, dass Menschen, die unter fünf Stunden schlafen, ein erhöhtes Risiko für Übergewicht, Bluthochdruck und Diabetes mellitus 2 haben.

Jeder zweite bis dritte Mensch in Deutschland schläft nicht gut. Dabei ist Schlafstörung nicht gleich Schlafstörung: Während die einen nicht einschlafen können, wachen die anderen oft auf und manche wiederum fühlen sich trotz ungestörter Nachtruhe morgens müde und nicht erholt. Probleme mit dem Einschlafen sind oftmals die Folge von Aufregung, Kummer, Ärger und Stress. Häufiges nächtliches Aufwachen kann aber auch durch ein starkes Absinken der Blutzuckerwerte während der Nacht ausgelöst werden. Da das Gehirn nachts einen intensiven Stoffwechsel hat, benötigt es stets eine gleichbleibend hohe Menge an Energie, die hauptsächlich aus der Verbrennung von Traubenzucker stammt. Wurde am Abend kohlenhydratarm gegessen oder Alkohol getrunken, kann der Vorrat an Zuckerverbindungen im Blut nachts knapp werden. Schweißausbrüche, gestörter Schlaf oder Kopfschmerzen am Morgen sind Symptome für eine nächtliche Unterzuckerung. Diese Störungen lassen sich durch ein Getränk mit Honig verhindern.

Besonders günstig ist die Verbindung von Honig mit Milch, da Milch reich an Magnesium ist. Dieser Mineralstoff wird auch als „Anti-Stress-Mineral" bezeichnet, weil er beruhigend und entspannend auf die Nerven wirkt. In romanischen Ländern ist es üblich, vor dem Schlafengehen eine Tasse Kamillentee mit Milch und Honig zu trinken. Auch warme Fenchel-Milch mit Honig hat sich bei Ein- und Durchschlafstörungen bewährt. Zur Schlafförderung gut geeignet ist ebenfalls eine selbst zubereitete Gewürzmilch. Für dieses Getränk werden 200 ml Milch auf eine angenehme Trinktemperatur erwärmt. Dann kommen jeweils eine Messerspitze Zimt-, Kardamom-, Ingwer- und Nelkenpulver dazu. Die Gewürzmilch wird mit Honig gesüßt und eine halbe Stunde vor dem Schlafengehen getrunken. Wer keine Milch mag oder verträgt, kann einen im Handel erhältlichen Yogi-Tee kaufen. Das ist eine Mischung aus den genannten Gewürzen, die auch mit Wasser zubereitet werden kann. Nervenberuhigend und schlaffördernd wirkt ebenfalls eine Speise aus Quark, Bananen, Honig, Mandeln

Rezepte zur Stärkung von Gedächtnis und Konzentration

Apfelgrütze mit Zimtjoghurt

Zutaten für 4 Portionen:
- 700 g Äpfel
- Saft einer halben Zitrone
- 200 ml naturtrüber Apfelsaft
- 1 Päckchen Vanillezucker
- 1 Teelöffel Zimt
- 10 g Vanille-Puddingpulver
- 100 ml Wasser
- 1 Esslöffel Honig
- 200 g Vollmilchjoghurt
- Saft einer halben Zitrone
- 1 Teelöffel Honig
- ½ Teelöffel Zimt
- 4 Blättchen Zitronenmelisse

Zubereitung:
In Spalten geschnittene Äpfel zusammen mit Zitronen- und Apfelsaft, Vanillezucker und Zimt in einem Topf zum Kochen bringen und bissfest garen. Vanille-Puddingpulver in 100 ml kaltem Wasser auflösen, in die kochende Apfelmasse rühren und einmal aufkochen lassen. Anschließend den Honig unterrühren. Die Apfelgrütze auf Schälchen verteilen und mindestens 30 Minuten kalt stellen. Den Joghurt mit Zitronensaft, Honig und Zimt abschmecken. Zimtjoghurt auf der Grütze verteilen und mit Zitronenmelisseblättchen garnieren.

Blitz-Apfelmus

Zutaten für 3–4 Portionen:
- 500 g Äpfel
- 3 Orangen
- 2 Esslöffel Honig
- etwas Zimt

Zubereitung:
Die Äpfel würfeln, Organen pellen, in Scheiben teilen, durchschneiden. Apfel- und Orangenstücke zusammen mit Honig und Zimt pürieren.

Apfelrohkost für geistige Fitness

Zutaten für 4 Portionen:
- 4 mittelgroße Äpfel
- 1–2 Esslöffel Honig
- Saft von einer Zitrone
- 2 Esslöffel gehackte Mandeln
- 2 Esslöffel Rosinen

Zubereitung:
Die Äpfel waschen, entkernen und in Stücke schneiden. Den Honig in Zitronensaft auflösen und über die Äpfel gießen. Wenn der Saft zu sauer ist, mit etwas Wasser strecken. Mandeln und Rosinen unter die Äpfel mischen.

Sellerie mit Quark-Dip für die grauen Zellen

Zutaten für 1 Portion:
- 4 Stangen Staudensellerie
- 100 g Speisequark
- 1–2 Esslöffel Milch
- etwas Zitronensaft
- 1 Teelöffel Honig

Zubereitung:
Den Staudensellerie waschen, putzen und in mundgerechte Stücke schneiden. Den Quark mit Milch glatt rühren und mit Zitronensaft und Honig abschmecken. Sellerie in den Quark dippen und zwischendurch essen, um das Gehirn fit zu halten.

Rezepte für ruhige Nerven und einen guten Schlaf

Zitronenmelisse-Tee zur Nervenberuhigung am Tag

Zutaten für 1 Tasse:
- 1 Esslöffel frische oder 1 Teelöffel getrocknete Zitronenmelisseblätter
- Honig nach Geschmack

Zubereitung:
Zitronenmelisseblätter mit 150 ml kochendem Wasser überbrühen und 10 bis 15 Minuten abgedeckt ziehen lassen. Den Tee durch ein Sieb gießen und nach Geschmack mit Honig süßen. Morgens, mittags und nachmittags jeweils eine Tasse trinken.

Bananen-Quarkspeise zur Nervenberuhigung am Abend

Zutaten für 1 Portion:
- 120 g Speisequark 20 % Fett i. Tr.
- ½ Tasse Vollmilch
- 1 Banane
- 1 Esslöffel gemahlene Mandeln
- ¼ Teelöffel echtes Vanillepulver oder etwas Mark aus der Vanilleschote
- 1 Esslöffel Honig

Zubereitung:
Den Quark mit Milch glatt rühren. Die Banane in Scheiben schneiden oder mit einer Gabel zerdrücken und unter den Quark heben. Gemahlene Mandeln und Vanillepulver unterrühren und die Speise mit Honig abschmecken. Eine Stunde vor dem Schlafengehen essen.

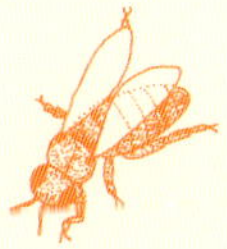

Gewürzmilch für gutes Einschlafen

Zutaten für 1 Glas:
- 1 Glas Vollmilch
- jeweils eine Messerspitze Ingwer-, Kardamom-, Zimt- und Nelkenpulver
- Honig nach Geschmack

Zubereitung:
Die Milch auf die gewünschte Trinktemperatur erwärmen, nicht kochen lassen. Die Gewürze einrühren, mit Honig abschmecken. Das Getränk eine halbe Stunde vor dem Schlafengehen trinken.

Gute-Nacht-Tee für einen tiefen Schlaf

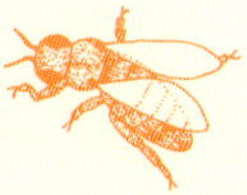

Zutaten:
- 5 g Fenchelsamen
- 5 g Kümmelsamen
- 20 g getrocknete Pfefferminzblätter
- 20 g Baldrianwurzel
- Honig

Zubereitung:
Fenchelsamen, Kümmelsamen, getrocknete Pfefferminzblätter und Baldrianwurzel miteinander vermischen. Von der Teemischung einen Teelöffel mit 200 ml kochendem Wasser überbrühen, 10 Minuten ziehen lassen, durch ein feines Sieb gießen und nach Geschmack mit Honig süßen. Vor dem Schlafengehen eine Tasse trinken. Die Teemischung in einer gut schließenden Teedose aufbewahren.

Hopfen-Baldrian-Melisse-Tee für ruhigen Schlaf

Zutaten für 2 Tassen:
- 1 Teelöffel Hopfenzapfen
- 1 Teelöffel Baldrianwurzel
- 1 Teelöffel getrocknete oder frische Melisseblätter
- 250 ml Wasser
- 1–2 Esslöffel Honig

Zubereitung:
Hopfen, Baldrian und Melisse mit dem kochenden Wasser übergießen und zugedeckt 15 bis 20 Minuten ziehen lassen. Den Aufguss durch ein Sieb gießen und mit Honig abschmecken. Den Tee eine halbe bis eine Stunde vor dem Schlafengehen in kleinen Schlucken trinken.

Honig-Fenchel-Milch für die Entspannung

Zutaten für 1 Glas:
- 1 Fenchelknolle
- 250 ml Milch
- 2 Esslöffel Honig

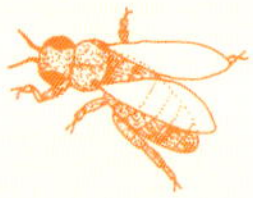

Zubereitung:
Eine frische Fenchelknolle sehr fein hacken und in einem Topf mit der Vollmilch aufkochen und 10 Minuten bei niedriger Hitze kochen lassen. Den Sud durch ein Sieb abgießen und auf 30 bis 40°C abkühlen lassen. Zwei Esslöffel Honig einrühren und eine halbe Stunde vor dem Schlafengehen trinken. Das Fenchelgemüse abkühlen lassen und zu einem Salat verarbeiten.

und Zitronenmelisse, wenn sie etwa eine Stunde vor dem Schlafengehen gegessen wird. In dieser Kombination ergänzen sich die spannungslösenden Effekte der einzelnen Bestandteile.

Für Menschen, die am Tage nervös sind und abends keine Ruhe finden, empfiehlt sich Zitronenmelisse-Tee mit Honig. Schon zu Zeiten Karls des Großen war die beruhigende Wirkung von Zitronenmelisse bekannt und in keinem Klostergarten durfte dieses Kraut fehlen. Wer am Tage ausgeglichener und ruhiger sein möchte, sollte dreimal täglich eine Tasse Zitronenmelisse-Tee mit Honig über einen Zeitraum von mindestens sechs Wochen trinken.

Subjektiv empfundene Schlafqualität vor und nach einer achtwöchigen Honigeinnahme (Anzahl der Probanden: 50)

Schlafqualität	vor der Studie	nach der Studie
sehr gut	11	16
gut	20	27
befriedigend	14	6
mangelhaft	5	1

In einer österreichischen Studie, in der 50 gesunde Erwachsene acht Wochen lang täglich mindestens zwei Esslöffel Honig zu sich genommen hatten, verbesserte sich das subjektiv empfundene Schlafverhalten bei der überwiegenden Zahl der Probanden. Nicht ratsam ist dagegen der schnelle Griff zu Schlaftabletten, da viele Mittel den Ablauf der unterschiedlichen Schlafphasen stören. Das wiederum kann negative Auswirkungen auf die Qualität des Schlafes haben und bei häufigem Gebrauch zu einer Abhängigkeit führen.

Wie man in schwierigen Situationen die Nerven behält

Immer mehr Deutsche empfinden zeitweilig oder dauerhaft Stress. Das Phänomen Stress ist in den meisten Lebensbereichen und in allen Bevölkerungsschichten anzutreffen, unabhängig vom Alter und vom sozialen Status. Nicht nur gehetzte Manager können unter Stress leiden, sondern auch Kinder, Jugendliche, Urlauber, Großstädter, Verkehrsteilnehmer oder einsame Menschen. Die Europäische Union sieht in den Folgen von Stress das zweitgrößte Gesundheitsproblem Europas.

Während im alltäglichen Sprachgebrauch mit dem Wort „Stress" Situationen gemeint sind, die als belastend empfunden werden, versteht man im biologischen und medizinischen Sinne unter Stress die Reaktionen des Organismus, welche eine Anpassung an die erhöhten Anforderungen ermöglichen. Bei hohem Erwartungsdruck, starken Sorgen, anhaltendem Ärger oder Angst regt das Gehirn die Nebennieren an, Stresshormone in das Blut abzugeben. Diese bewirken einen Anstieg von Herzfrequenz und Blutdruck, eine erhöhte Blutzufuhr zu den Muskeln, die Mobilisierung von Fett- und Zuckerreserven und die Beschleunigung der Atmung. Der Körper wird so in die Lage versetzt, in kurzer Zeit Höchstleistungen zu erbringen. Wenn die Belastung vorüber ist, muss die weitere Produktion von Stresshormonen beendet werden.

An diesem Regulationsmechanismus ist Magnesium beteiligt. Der Mineralstoff befindet sich während der Belastung zu 99 Prozent in den Körperzellen. Sobald die Situation ruhiger wird und die Mobilisierung der Körperfunktionen nicht mehr erforderlich ist, geben die Zellen Magnesium an das Blut ab. Der Mineralstoff verringert dort die aufputschende Wirkung der Stresshormone und sorgt dafür, dass es zu einer Entspannung kommt. Kurze Zeit später wird der Mineralstoff von den Nieren ausgefiltert und mit dem Urin ausgeschieden. Dieser Magnesiumverlust muss möglichst schnell mit der Nahrung ausgeglichen werden, da sonst erneut Stresshormone produziert werden und die Erholung ausbleibt. Die Folge können Muskelkrämpfe, Reizbarkeit, Nervosität und Erschöpfung sein. Anhaltender Stress führt schnell in einen Teufelskreislauf, in dem sich Magnesiummangel und Stressanfälligkeit gegenseitig verstärken.

Stress erhöht den Bedarf an Magnesium um etwa 40 Prozent. Empfehlenswert ist es, in Belastungssituationen täglich zwei Esslöffel Honig zu essen. Das Bienenprodukt enthält zwar nur geringe Mengen Magnesium, diese können aber besonders gut genutzt werden, weil gleichzeitig Vitamin B6 vorliegt. Das Vitamin erhöht die Aufnahme von Magnesium in die Körperzellen. Die Wirkung wird zusätzlich verstärkt, wenn Honig zusammen mit einem Milchprodukt gegessen wird. Kuh-, Schaf- und Ziegenmilch sowie Joghurt, Kefir und Dickmilch enthalten Orotsäure. Das ist eine vitaminähnliche Substanz, welche die Speicherung von Magnesium in den Körperzellen erleichtert. Unter den Obstsorten gehören Avocados und Bananen zusammen mit Him- und Brombeeren zu den Früchten mit dem höchsten Magnesiumgehalt. Avocados liefern außerdem mehr B-Vitamine als die meisten anderen Obstsorten. Mit Avocados und Honig lassen sich schmackhafte Getränke, Salate, Brotaufstriche und Desserts zubereiten.

Einen unübertroffen hohen Magnesiumgehalt haben Sonnenblumenkerne, aber auch Sesamsamen, Nüsse, Mandeln, Haferflocken, Hirse, Mais, Linsen und Kichererbsen sind wertvolle Magnesiumquellen. Ein erwachsener Mann benötigt rund 350 mg Magnesium am Tag, eine Frau 300 mg. Mit einer Portion Apfel-Bananen-Müsli mit Sonnenblumenkernen, Haferflocken und Honig kann etwa 160 mg Magnesium aufgenommen und so der Tagesbedarf an Magnesium zu circa 50 Prozent gedeckt werden.

Rezepte für gute Nerven

Apfel-Bananen-Müsli

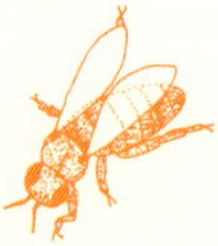

Zutaten für 1 Portion:
- 150 g Vollmilchjoghurt
- 1 Esslöffel Honig
- 1 Apfel
- ½ Banane
- 30 g Haferflocken
- 10 g Sonnenblumenkerne
- 1 Esslöffel Sesamsaat
- Saft einer halben Zitrone

Zubereitung:
Joghurt mit Honig verrühren. Den Apfel waschen, entkernen und fein raspeln. Banane schälen und in Scheiben schneiden. Früchte, Haferflocken, Sonnenblumenkerne und Sesamsaat mit dem Joghurt verrühren und mit Zitronensaft abschmecken.
Eine Portion deckt den Tagesbedarf an Magnesium zu circa 50 Prozent.

Fitness-Cocktail
(Foto S. 73, oben)

Zutaten für 2 Gläser:
- 1 Kiwi
- 200 ml Karottensaft
- 100 ml Orangensaft
- Saft einer halben Zitrone
- 3 Esslöffel zarte Haferflocken
- 1 Esslöffel Honig

Zubereitung:
Die Kiwi schälen und in Stücke schneiden. Karotten- und Orangensaft mischen. Den Saft einer halben Zitrone, Kiwistücke, Haferflocken und Honig zugeben. Alles im Mixer oder mit einem Pürierstab pürieren. Ein Glas deckt den Tagesbedarf an Magnesium zu circa 21 Prozent.

Avocado-Honig-Smoothie
(Foto S. 73, oben)

Zutaten für 2 Gläser:
- 3 Orangen, ersatzweise 400 ml fertiger Orangensaft
- ½ reife Avocado
- 1 Esslöffel Limettensaft
- 200 g frische Ananas, ersatzweise aus der Dose
- 2 Esslöffel Honig

Zubereitung:
Die Orangen auspressen. Die Avocado halbieren und das Fruchtfleisch mit einem Löffel aus der Schale heben. Die Ananas schälen und den harten Mittelteil entfernen. 200 Gramm Fruchtfleisch in Stücke schneiden und zu den übrigen Zutaten geben. Honig hinzufügen und alles mit einem Pürierstab pürieren. Das Getränk eventuell mit etwas Wasser verdünnen.
Ein Glas deckt den Tagesbedarf an Magnesium zu circa 17 Prozent.

Hirse mit Früchten

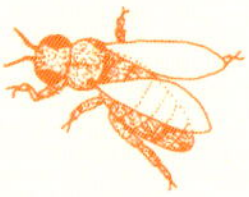

Zutaten für 2 Portionen:
- 400 ml Vollmilch
- Mark von ¼ Vanilleschote
- 100 g Hirse
- 30 g Honig
- 1 Esslöffel Zitronensaft
- 1 Esslöffel Sanddornbeerensaft
- 1 Apfelsine
- 1 Apfel
- 1 Birne oder anderes Obst

Zubereitung:
Milch mit etwas Mark einer Vanilleschote oder Vanillepulver zum Kochen bringen,

Hirse einstreuen und 20 Minuten bei kleiner Hitze zugedeckt kochen lassen, weitere 5 Minuten auf der ausgeschalteten Herdstelle quellen lassen. Honig, Zitronen- und Sanddornbeerensaft dazugeben und verrühren. Das Obst schälen, entkernen, in Stücke schneiden und untermischen. Die Speise kann kalt oder warm gegessen werden. Eine Portion deckt den Tagesbedarf an Magnesium zu circa 37 Prozent.

Sonnenblumen-Karotten-Kichererbsensalat

Zutaten für 3 Portionen:

- ½ Bund Lauchzwiebeln
- 1 Bund Petersilie
- 50 g Sonnenblumenkerne
- 1 Dose Kichererbsen (400 g)
- 2 Esslöffel Essig
- 2 Esslöffel Öl
- 1 Esslöffel Honig
- Salz
- Pfeffer

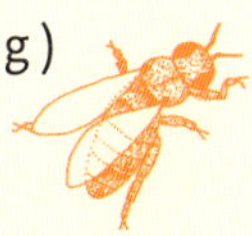

Zubereitung:
Die Lauchzwiebeln waschen, putzen und in dünne Ringe schneiden. Petersilie waschen, trocken tupfen und hacken. Sonnenblumenkerne in einer Pfanne ohne Fett vorsichtig rösten. Kichererbsen abtropfen lassen. Alle Zutaten vermischen. Für die Marinade Essig und Öl verrühren, mit Honig, Salz und Pfeffer abschmecken und über den Salat gießen. Dazu passt Brot. Eine Portion deckt den Tagesbedarf an Magnesium zu circa 80 Prozent.

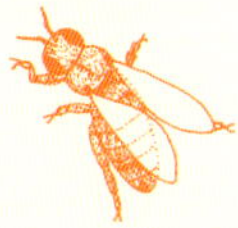

Walnuss-Brötchen

Zutaten für circa 16 Brötchen:

- 1 mittelgroße Karotte (circa 100 g)
- 200 g helles Weizenmehl
- 200 g Weizenvollkornmehl
- 100 g gehackte Walnüsse
- 1 Prise Salz
- 50 g Sonnenblumenkerne
- 1 Würfel frische Hefe
- 1 Teelöffel Honig

Zubereitung:
Die Karotte waschen, schälen und fein raspeln. Karotte, Mehl, Walnüsse, Salz und Sonnenblumenkerne in einer Schüssel mischen. Die Hefe in 250 ml lauwarmem Wasser auflösen, den Honig dazugeben und verrühren. Hefe zu den restlichen Zutaten geben und alles zu einem geschmeidigen Teig verkneten. Den Teig in circa 16 Stücke teilen, daraus Brötchen formen und diese auf ein mit Backpapier ausgelegtes Backblech setzen. Das Blech mit einem sauberen Geschirrtuch abdecken und an einem zugfreien Ort stehen lassen bis die Brötchen etwa die doppelte Größe haben. Die Brötchen kreuzweise einschneiden und mit etwas Wasser bestreichen. Im Ofen bei 180°C (Umluft 160°C) circa 20 bis 25 Minuten backen. Zwei Brötchen decken den Tagesbedarf an Magnesium zu circa 21 Prozent.

Wie man Belastungen gut übersteht

Wir leben zwar im 21. Jahrhundert, reagieren aber auf Belastungen und Angst immer noch wie die Steinzeitmenschen: Bei Ärger mit dem Chef, dem Nachbarn oder anderen Verkehrsteilnehmern laufen die gleichen Reaktionen in unserem Körper ab wie bei einem Urzeitmenschen, wenn er Wölfe sah. Während unser Urahn bei Gefahr weglaufen konnte, müssen wir meist in Bewegungslosigkeit verharren. Dadurch können bereitgestellte Energien nicht abgebaut werden, sondern bleiben ungenutzt und führen zu einer Ablagerung von Stoffwechselprodukten. Folgen der unvollständig ablaufenden Stressreaktionen sind oftmals Herz- und Gefäßschäden, Diabetes mellitus 2, Magengeschwüre, erhöhte Infektanfälligkeit und Depressionen. Der früher sinnvolle biologische Verteidigungsmechanismus wird heutzutage zu einem Instrument der Selbstzerstörung.

Hetze, Kummer und Ärger haben direkte Auswirkungen auf das Immunsystem. Bei jeder Form von psychischer und physischer Belastung entstehen im Körper größere Mengen sogenannter „freier Radikale". Darunter versteht man aggressive Stoffe, welche Gewebe und Strukturen schädigen können. Sie greifen die Wände der Körperzellen an und machen sie durchlässiger für Krankheitserreger. Dringen die Radikale in Zellen ein, verändern sie die Stoffwechselvorgänge in den Zellen teilweise so stark, dass diese ihre Leistungsfähigkeit verlieren. Chronische Beschwerden wie Gelenkentzündungen, Rheuma, Arteriosklerose und Allergien können die Folge sein. Mindestens fünfzig Krankheiten werden mit den zerstörerischen Stoffen in Verbindung gebracht. Besonders schlimm ist es, wenn „freie Radikale" den Zellkern angreifen. In diesem befindet sich das genetische Material der Zelle. Wird das Erbgut verändert, kann die betroffene Zelle zu einer Krebszelle entarten. Der Organismus verfügt über verschiedene Abwehrmechanismen zum Schutz vor den gefährlichen Stoffen. In Belastungssituationen können jedoch so viele „freie Radikale" gebildet werden, dass die Schutzmechanismen versagen. Das ist zum Beispiel bei starkem Stress, zu viel Sonneneinwirkung, Chemotherapie und radioaktiver Bestrahlung der Fall. Auch Rauchen, Alkoholkonsum und die regelmäßige Einnahme verschiedener Medikamente erhöht die Radikalbildung im Stoffwechsel erheblich.

Der menschliche Körper bleibt nur dann gesund, wenn er die „freien Radikale" schnell genug unschädlich machen kann. Dafür

Was sind „freie Radikale"?

Ähnlich wie Planeten die Sonne umkreisen, bewegen sich in einem Atom negativ geladene Teilchen, die Elektronen, ständig um einen positiv geladenen Atomkern. Wenn sich zwei oder mehrere Atome miteinander verbinden, teilen sie sich ihre Elektronen. Dabei bilden immer zwei Elektronen ein Paar. Wird die Atombindung durch Strahlung oder Verbrennung (Oxidation) aufgespalten, kann es vorkommen, dass die Elektronen eines Paares getrennt werden und jedes Atom ein einzelnes, ungepaartes Elektron behält. Atome oder Molekülgruppen mit einem ungepaarten Elektron nennt man „freie Radikale". Diese Teilchen sind sehr aggressiv, da sie das Bestreben haben, das fehlende Elektron zu ersetzen. Sie entreißen so schnell wie möglich anderen Atomgruppen ein Elektron und können im menschlichen Körper damit großen Schaden anrichten.

Wie wirken Antioxidantien?

Antioxidantien sind Schutzstoffe, die „freie Radikale" unschädlich machen, indem sie freiwillig ein Elektron abgeben, ohne dabei selber aggressiv und reaktionsfähig zu werden. Zu den Radikalfängern gehören die Vitamine A, C, E und β-Karotin, die Spurenelemente Kupfer, Zink, Chrom, Selen sowie pflanzliche Farbstoffe und Enzyme. Antioxidantien kommen vorwiegend in pflanzlichen Lebensmitteln vor.

benötigt er sogenannte Antioxidantien. Das sind Substanzen, welche die gefährlichen Stoffe abfangen und vernichten. Zum größten Teil handelt es sich bei den Antioxidantien um Verbindungen, die der Körper nicht selber bilden kann, sondern mit der Nahrung aufnehmen muss. Gestresste Menschen, die unter Zeitdruck stehen, essen oftmals nicht nur unregelmäßig, sondern auch einseitig. Dadurch kommen gerade in Belastungssituationen die Nahrungsbestandteile zu kurz, welche als Radikalfänger wirken. Mangel an einzelnen Nährstoffen begünstigt so die Entstehung von Krankheiten und ein Teufelskreislauf schließt sich.

Weil bei Stress der Bedarf an Radikalfängern stark steigt, ist es empfehlenswert, in Belastungssituationen den Verzehr pflanzlicher Lebensmittel zu erhöhen. Eine gute Tagesmenge sind vier bis fünf Portionen Obst und/oder Gemüse und zwei Esslöffel Honig. Als Lebensmittel pflanzlicher Herkunft enthält auch Honig eine Reihe zellschützender Stoffe. Zu den Radikalfängern im Bienenprodukt gehören Chrom, Kupfer, Zink, Flavonoide und das Enzym Katalase. Dunkle Honige weisen mehr Antioxidantien auf als helle. Die schützende Wirkung von Honig gegen „freie Radikale" konnte in einer in Österreich durchgeführten Studie im Jahr 2007 nachgewiesen werden. Bei fast allen Studienteilnehmern, die acht Wochen lang täglich mindestens zwei Esslöffel Honig gegessen hatten, kam es zu einer Abnahme der „freien Radikale" im Blut. Zählt man die Veränderung der „freien Radikale" aller Probanden zusammen, so betrug die Absenkung der schädlichen Stoffe durch Honig in der gesamten Gruppe durchschnittlich mehr als 13 Prozent.

Betont werden soll an dieser Stelle, dass Krankheiten weder verhindert noch gelindert werden können, wenn die einzige Änderung im Ernährungsverhalten darin besteht, Zucker durch Honig zu ersetzen. Nur eine dauerhaft ausgewogene und nährstoffreiche Ernährung kann die Gesundheit erhalten. Deshalb kommt es darauf an, vollwertige Lebensmittel so zu kombinieren, dass der Körper alle benötigten Stoffe in ausreichender Menge und in gut nutzbarer Form zur Verfügung gestellt bekommt. Bei bestehenden Erkrankungen ist es ratsam, den sachkundigen Rat einer Ernährungsfachkraft hinzuzuziehen.

Honig bei Herz-Kreislauf-Erkrankungen

Die Gesundheit unserer Organe ist uns wichtig. Über das Wohlergehen von Herz, Gehirn, Magen und Darm zerbrechen sich viele Menschen den Kopf, aber wer denkt schon an seine Blutgefäße? Dabei läuft ohne diese elastischen Bahnen gar nichts. Alle Gefäße zusammen haben eine Gesamtlänge von nahezu 140 000 Kilometern. Auf einer so langen Strecke kann viel passieren.

Der Mensch ist so alt wie seine Blutgefäße

Schon die Volksweisheit „Der Mensch ist so alt wie seine Gefäße“ deutet darauf hin, dass ein an Jahren junger Mensch mit geschädigten Blutgefäßen eine kürzere Lebenserwartung haben kann als eine ältere Person mit gesunden Arterien und Venen. Veränderungen der Blutbahnen sind die Hauptursache für vorzeitiges Altern. Eine der häufigsten Erkrankungen der Blutgefäße ist die arterielle Verschlusskrankheit. In Europa hat jeder zweite Mensch im Alter von 50 Jahren Arteriosklerose.

Mit zunehmendem Lebensalter werden die Gefäßwände der Arterien infolge natürlicher Abnutzung unelastischer und verdicken. Die Verringerung des Lumens führt zu Durchblutungsstörungen und mangelhafter Versorgung des umliegenden Gewebes mit Nährstoffen. Gleichzeitig steigt der Blutdruck. Das Herz versucht, den erhöhten Widerstand zu überwinden, indem es stärker schlägt. Auf die Dauer wird das Herz dadurch geschwächt. Wie sich diese Veränderungen bemerkbar machen, hängt davon ab, in welcher Körperregion sich das geschädigte Blutgefäß befindet. Sind Arterien des Gehirns betroffen, lässt die Konzentrations- und Gedächtnisleistung, vor allem das Kurzzeitgedächtnis, nach. Arteriosklerotische Veränderungen in den Eingeweiden sind oftmals die Ursache für Schmerzen im Oberbauch. Bei Durchblutungsstörungen in den Beinen können Schmerzen, Wadenkrämpfe oder Taubheitsgefühle in den Füßen auftreten. Eine Arteriosklerose der Herzkranzgefäße ist vielfach von einem Engegefühl in der Brust und Schmerzen hinter dem Brustbein begleitet, welche in die Arme, den Hals oder den Oberbauch ausstrahlen können. Ein vollständiger Verschluss von Herzkranzgefäßen führt zum Herzinfarkt.

Niemand kann es ändern, dass seine Gefäßwände mit zunehmendem Alter an Geschmeidigkeit verlieren. Einige Einflüsse,

Risikofaktoren für arterielle Verschlusskrankheiten

- Bluthochdruck: Dauerhaft erhöhter Blutdruck überlastet das Gefäßsystem und führt zu vorzeitigem Verschleiß.
- Erhöhte Blutcholesterinwerte: Zirkulieren ständig zu viele Fettstoffe und Cholesterin in den Blutbahnen, können die Fettverbindungen zerstört und an den Gefäßwänden abgelagert werden.
- Erhöhte Homocysteinwerte im Blut: Homocystein entsteht, wenn die Aminosäure Methionin unvollständig abgebaut wird. Dieser Stoff reichert sich dann im Blut an und fördert die Ablagerung von Cholesterin an den Gefäßwänden.
- Rauchen: Im Tabakrauch befindliche Substanzen schädigen die Arterienwände. Es werden vermehrt „freie Radikale“ gebildet.
- Diabetes mellitus: Ungenutzte Zuckerverbindungen können sich an den Gefäßwänden ablagern und diese schädigen. Eine schlechte Blutzuckereinstellung bei Diabetikern verschlechtert die Blutfettwerte.
- Gicht: Überschüssige Harnsäure im Blut kann sich in Form von Kristallen an den Gefäßwänden absetzen.
- Übergewicht: Besonders wenn der Bauchfettanteil hoch ist, treten vermehrt Stoffwechselstörungen und Bluthochdruck auf.
- Stress: Eine anhaltende psychische und physische Belastung führt zu einer vermehrten Bildung von zell- und gewebeschädigenden Stoffen.

welche die Gesundheit der Blutgefäße gefährden, lassen sich jedoch vermeiden. Folgende Faktoren begünstigen die Entstehung von Arteriosklerose: Rauchen, Bluthochdruck, hohe Blutfettwerte, Diabetes mellitus, Gicht, Übergewicht, Stress sowie erhöhte Cholesterin- und Homocysteinwerte im Blut.

Honig schützt vor Cholesterinablagerungen

Seit einiger Zeit weiß man, dass „freie Radikale" bei der Entstehung von Arteriosklerose eine wichtige Rolle spielen. In allen Belastungssituationen werden diese aggressiven Stoffe vermehrt gebildet. Auf der Suche nach einem fehlenden Elektron greifen sie das im Blut zirkulierende Cholesterin an und verändern den Stoff so, dass er nicht mehr in die Körperzellen aufgenommen und dort abgebaut werden kann. Stattdessen wird das Cholesterin von bestimmten Abwehrstoffen, sogenannten Makrophagen, gebunden. Dabei entstehen Schaumzellen, die sich an den Arterienwänden ablagern. Auf den gebildeten Plaques setzen sich weitere Substanzen ab, wie beispielsweise andere Fettstoffe, Zucker und Calcium. Teilweise platzen die Schaumzellen auf und locken weitere Abwehrstoffe an, die wiederum Schaumzellen bilden. Die Ablagerungen wachsen im Laufe der Zeit immer mehr, die Gefäßwände werden rau und brüchig und die Arterien verengen zunehmend.

Um Schadstellen an den Gefäßwänden zu reparieren, bildet der Körper Thrombozyten. Das sind Blutplättchen, die miteinander verkleben und beschädigte Stellen abdichten. Diese Blutgerinnsel verengen die Gefäße noch stärker und können die Arterien später ganz verschließen. Kleine Arterien verstopfen wesentlich schneller als große. Am frühesten betroffen sind meist die Herzkranzgefäße, also die Arterien, die das Herz versorgen. Verengte Herzkranzgefäße können zum Herzinfarkt führen. Findet der Verschluss im Gefäßgebiet des Gehirns statt, spricht man von Schlaganfall.

Zum Schutz der Arterien ist es wichtig, dass der Blutcholesterinspiegel nicht dauerhaft erhöht ist. Wünschenswert sind Werte zwischen 150 und 200 mg Cholesterin pro 100 ml Blut. Ein Cholesterinspiegel von 260 mg pro 100 ml Blut gilt als Risikofaktor. Ein kurzzeitig erhöhter Blutfettwert ist aber nicht immer ein Zeichen für eine Krankheit. Der Cholesterinwert ist keine konstante Größe, sondern unterliegt großen unregelmäßigen Schwankungen. In Stresssituationen kann die Blutcholesterinmenge bis zu 60 Prozent ansteigen, ohne dass eine ernsthafte Störung vorliegt. Zu lange sollte aber nicht zu viel Cholesterin im Blut zirkulieren.

Die wichtigste Voraussetzung für gute Blutwerte ist eine fettbewusste und kalorienangepasste Ernährung. Aber nicht nur der Gehalt der Nahrung an Fett, Cholesterin und Kalorien ist von Bedeutung: Eine weltweit durchgeführte Studie zur Erforschung der Risiken für Herz-Kreislauf-Erkrankungen ergab, dass ein niedriger Antioxidantiengehalt im Blut gefährlicher ist als ein hoher Cholesterinspiegel.

Zum Schutz der Gefäße sind daher Lebensmittel von großer Bedeutung, die Pflanzenstoffe mit antioxidativer Wirkung enthalten. Zu diesen Nahrungsmitteln gehört Honig. Eine an der University of California durchgeführte und 2003 im Journal of Agricultural and Food Chemistry veröffentlichte Studie zeigt, dass besonders die im Honig enthaltenen Farbstoffe die Bildung von Schaumzellen aus Cholesterin verhindern. Zu den stärksten Schutzstoffen im Honig gehört das Flavonoid Quercetin. Es bewahrt nicht nur Cholesterin, sondern auch die sehr empfindlichen mehrfach ungesättigten Fettsäuren vor Beschädigung durch „freie Radikale".

Da dunkler Honig einen höheren Flavonoidgehalt aufweist als heller Honig, ist die

Wie es zu erhöhten LDL-Werten im Blut kommt

Etwa 75 Prozent des im menschlichen Körper vorkommenden Cholesterins wird in der Leber gebildet, circa 25 Prozent werden mit der Nahrung aufgenommen. Da Cholesterin nicht wasserlöslich ist, wird es im Blut an Eiweißstoffe gebunden. Diese sogenannten Lipoproteine ermöglichen den Transport des Cholesterins zu allen Körperzellen. Bei der Messung des Gesamtcholesterinwertes unterscheidet man zwischen LDL-Cholesterin (low density lipoprotein) und HDL-Cholesterin (high density lipoprotein). Je niedriger das HDL-Cholesterin und je höher das LDL-Cholesterin ist, desto größer ist die Gefahr für Arteriosklerose. Erhöhte Cholesterinwerte im Blut entstehen weder durch eine übermäßige Cholesterinsynthese in der Leber noch durch eine zu hohe Aufnahme von Cholesterin mit der Nahrung. Die Störung besteht vielmehr darin, dass das Cholesterin nicht in ausreichendem Maße von der Blutbahn in die Körperzellen aufgenommen werden kann. Um in die Zellen zu gelangen, muss das Cholesterin an bestimmten Haftstellen auf den Zellwänden andocken können. Das ist aber nicht möglich, wenn zu wenig Haftstellen vorliegen oder wenn diese beschädigt sind. Ein Defekt der Haftstellen ist erblich bedingt.

gefäßschützende Wirkung von Honigtauhonigen stärker als die der Blütenhonige. Letztere enthalten dafür das Enzym Katalase, welches ebenfalls zur Vernichtung von freien Radikalen beiträgt (siehe auch Seite 149 ff.).

Menschen, die erhöhte Blutcholesterinwerte haben, sollten darauf achten, dass sie genügend Ballaststoffe mit der Nahrung aufnehmen. Wünschenswert ist eine tägliche Menge von 30 g Ballaststoffen am Tag. Äpfel haben bei der Behandlung erhöhter Cholesterinwerte eine besondere Bedeutung: Schon seit langer Zeit sind die Früchte als natürliche Mittel gegen Herzinfarkt bekannt. Von allen europäischen Obstsorten besitzt der Apfel den zweithöchsten Pektingehalt. Dieser Ballaststoff hat eine hohe Affinität zu Cholesterin und bindet es im Darm. Zusammen mit dem Pektin wird der unbeliebte Fettstoff schneller ausgeschieden und auf diese Weise der Blutcholesterinwert gesenkt.

In einer herz- und kreislaufgesunden Ernährung dürfen auch Walnüsse nicht fehlen. Eine im Jahr 2004 von Fettspezialisten in Barcelona durchgeführte Studie zeigte deutlich, dass sowohl die LDL- als auch die Gesamtcholesterinwerte sinken, wenn ein Drittel der täglichen Fettmenge durch Walnüsse ersetzt wird. Äpfel, Walnüsse und Honig ergänzen sich perfekt in ihrer cholesterinsenkenden Wirkung, weil die Nährstoffe, die in dem einen Lebensmittel fehlen oder zu wenig vorkommen, in den anderen Nahrungsmitteln vermehrt enthalten sind. Gemeinsam schmecken die drei Naturprodukte gut in Salaten, Aufläufen, Kuchen und Desserts.

Aus dem wirkungsvollen Dreierbund wird ein “Anticholesterin-Quartett“, wenn auch noch Haferflocken dazu kommen. Mehreren medizinischen Studien zufolge bewirken schon 120 bis 140 Gramm Haferflocken am

Zielwerte für LDL-Cholesterin

Weniger als 2 Risikofaktoren	unter 160 mg/dl
Zwei und mehr Risikofaktoren	unter 130 mg/dl
Gefäßerkrankung, Diabetes	unter 100 mg/dl

Lebensmittel mit cholesterinsenkender Wirkung:

- Fisch
- Hafer
- Honig
- Knoblauch
- Mandeln
- Rote Weintrauben
- Roter Traubensaft
- Schwarzer, grüner und weißer Tee
- Tomaten
- Tomatensaft
- Walnüsse

Tag eine Cholesterinsenkung um durchschnittlich 8 bis 12 Prozent. In Müsli, Gebäck oder einer Milchspeise können alle vier genannten Lebensmittel miteinander kombiniert werden.

Abgerundet wird die gefäßschützende Mahlzeit, wenn dazu grüner oder schwarzer Tee mit Honig getrunken wird. Beide Teesorten enthalten eine Verbindung, die den komplizierten Namen Epigallocatechingallat hat. Diese Substanz ist ein sehr effektiver Radikalfänger und verringert erhöhte Cholesterinwerte. Die meisten Wirkstoffe gelangen in das Teegetränk, wenn Teesorten mit kleinen Blättern und zum Aufbrühen weiches Wasser genommen wird. Hartes Wasser schwächt die Wirkung der Flavonoide.

Je länger der Tee zieht, desto wirkstoffreicher ist das Getränk. Honig sollte erst kurz vor dem Trinken eingerührt werden. Bei einem regelmäßigen Konsum von drei bis vier Tassen am Tag hat besonders grüner Tee nicht nur eine sofortige, sondern auch eine vorbeugende Schutzwirkung für die Blutgefäße.

Homocystein ist gefährlicher als Cholesterin

Großstudien in der ganzen Welt machen deutlich, dass nicht nur Cholesterin, sondern auch die Eiweißverbindung Homocystein Blutgefäße schädigen kann. Experten gehen sogar davon aus, dass das Herzinfarktrisiko bei zu hohen Homocysteinwerten dreimal so hoch ist wie bei erhöhten Cholesterinspiegeln. Im Unterschied zu Cholesterin wird Homocystein nicht mit der Nahrung aufgenommen. Die Substanz entsteht regelmäßig im Eiweißstoffwechsel beim Abbau der Aminosäure Methionin. Normalerweise wird das Homocystein jedoch rasch weiter zu Cystein abgebaut. Für diesen Umwandlungsprozess werden die Vitamine B6, B12 und Folsäure benötigt.

Besteht ein Mangel an diesen Vitalstoffen, kann Homocystein nicht vollständig abgebaut werden und es kommt zu Anreicherungen im Blut. In hohen Konzentrationen fördert die Eiweißverbindung die Zerstörung und Ablagerung von Cholesterin und verstärkt die Neigung zu Blutgerinnungsprozessen. Studien haben gezeigt, dass schon ein leichter Homocysteinanstieg das Arterioskleroserisiko erhöht.

B-Vitamine wirken diesen Vorgängen entgegen. In der Ernährung vieler Menschen sind die kritischen Nährstoffe nicht immer in ausreichender Menge enthalten. Besonders oft sind Jugendliche und Erwachsene, die einseitige Kostformen bevorzugen und ältere Menschen, die wenig essen, von einem Vitamin B- Mangel betroffen.

Honig enthält neben Vitamin B6 einen weiteren wertvollen Inhaltsstoff: Cholin. Diese Eiweißverbindung hat eine ähnliche Wirkung wie die B-Vitamine und wurde lange Zeit zu den Vitaminen gezählt. Forscherinnen und Forscher an der Universität von North Carolina in Chapel Hill, USA, entdeckten 2006, dass ein Mangel an Cholin die Fähigkeit des Köpers, Homocystein abzubauen, senkt. Es zeigte sich auch, dass durch Aufnahme von Cholin mit der Nahrung erhöhte Homocysteinwerte gesenkt werden können.

Welche Bedeutung das im Honig enthaltene Cholin hat, wurde in einer in Dubai

Rezepte zur Vorbeugung von Herz-Kreislauf-Erkrankungen

Anti-Cholesterin-Kekse

Zutaten für ca. 20 Kekse:
- 125 g Vollmilchjoghurt
- 80 g Honig
- 2 Eiweiß
- 100 g geriebene Walnüsse
- 150 g Haferflocken
- 50 g Weizenvollkornmehl
- 1½ Teelöffel Backpulver
- ½ Apfel, fein geraspelt

Zubereitung:
Alle Zutaten der Reihe nach verrühren. Mit 2 Esslöffeln kleine Häufchen auf ein mit Backpapier belegtes Backblech setzen und flach drücken. Bei 180°C im Umluftofen (200°C konventioneller Ofen) in etwa 15 Minuten goldbraun backen.

Wurzeltee zur Senkung erhöhter Cholesterinwerte

Zutaten für 2 Tassen:
- 20 g getrocknete Artischockenblätter
- 20 g Queckenwurzel (Apotheke)
- 20 g Löwenzahnwurzel
- 20 g Wegwartenwurzel
- 250 ml Wasser
- Honig nach Geschmack

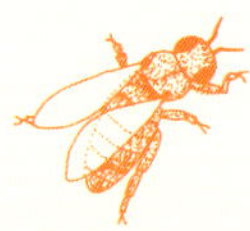

Zubereitung:
Einen Teelöffel von der Mischung mit ¼ Liter kochendem Wasser in einen Kochtopf geben und auf dem Herd abgedeckt 3 bis 4 Minuten kochen. Dann 5 Minuten bei ausgeschalteter Kochplatte ziehen lassen. Den Tee durch ein Sieb gießen und nach Geschmack mit Honig süßen. Eine Tasse morgens und eine Tasse vor dem Schlafengehen trinken.

Mistel-Tee gegen Arteriosklerose

Zutaten für 1 Tasse:
- Mistelkraut (z. B. aus der Apotheke)
- Getrocknete Blüten und Blätter vom Weißdorn
- Melisse
- 150 ml Wasser
- Honig

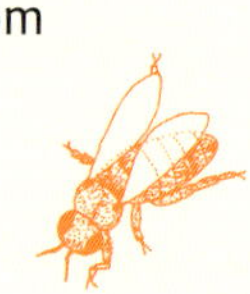

Zubereitung:
Die Kräuter zu gleichen Anteilen mischen. Zwei Teelöffel der Mischung mit kochendem Wasser überbrühen und 10 Minuten abgedeckt ziehen lassen, dann den Tee durch ein Sieb gießen. Nach Geschmack mit Honig süßen. Morgens und abends eine Tasse trinken.

Grüner Tee mit Honig

Zutaten für 1 Tasse:
- 1 Teelöffel grüner Tee
- 1 Tasse Wasser
- 1–2 Teelöffel Honig

Zubereitung:
Wasser aufkochen, 5 Minuten abkühlen lassen und mit einer Temperatur von 60 bis 80°C über die Teeblätter gießen. 3 bis 4 Minuten ziehen lassen, mit Honig süßen.

Gewürzpunsch

Zutaten für 6–8 Gläser:
- 1 Liter roter Traubensaft
- 1 Liter Apfelsaft
- Saft von 2 Zitronen
- Saft von 1 Orange
- ¼ l Wasser

- 6 Nelken
- 1 Stück Zimtstange
- 1 Prise Muskat
- 2 EL Honig

Zubereitung:
Alle Zutaten bis auf den Honig in einen Kochtopf geben und das Getränk auf circa 60°C erwärmen und 5 bis 10 Minuten ziehen lassen. Nicht kochen lassen! Mit Honig abschmecken und durch ein Sieb in Gläser oder einen Krug gießen. Heiß servieren.

Gefüllte Honig-Walnuss-Avocado

Zutaten für 4 Portionen:
- 2 reife Avocados
- 2 Esslöffel Zitronensaft
- 1 kleine Zwiebel
- 100 g Walnusskerne
- 1 Teelöffel Honig
- ½ Teelöffel Salz
- 1 Bund Dill

Zubereitung:
Die Avocados erst verwenden, wenn sie auf Fingerdruck etwas nachgeben. Die Früchte der Länge nach halbieren, den Kern entfernen und das Avocadofleisch herauslöffeln, dabei einen etwa ½ cm breiten Fruchtfleischrand stehen lassen. Das herausgetrennte Avocadofleisch mit Zitronensaft beträufeln und mit einer Gabel zerdrücken. Die Zwiebel schälen und fein hacken. Die Walnusskerne hacken oder mahlen, mit den Zwiebelwürfeln, dem Avocadomus und dem Honig vermischen. Dill waschen, trocken schleudern, hacken und unter die Avocadomischung heben. Die Avocadohälften mit der Creme füllen und circa 15 Minuten durchziehen lassen. Dann auslöffeln.

durchgeführten und im April 2004 veröffentlichten Studie deutlich: Die Forscherinnen und Forscher untersuchten, welche Wirkung naturbelassener Honig auf die Blutfettwerte von Gesunden, Diabetikern und Menschen mit erhöhten Blutfettwerten im Vergleich zu Dextrose, Saccharose und Kunsthonig hat. Im Unterschied zu Zucker und Kunsthonig kam es bei der Einnahme von Honig bei Menschen mit erhöhten Blutfettwerten zu einer Senkung der Homocystein- und LDL-Cholesterinwerte.

Honig wirkt gegen Bluthochdruck

Die Gesundheit des Herzens wird nicht nur durch erhöhte Cholesterin- und Homocysteinwerte, sondern auch durch Bluthochdruck gefährdet. Von Bluthochdruck (Hypertonie) spricht man, wenn der Blutdruck über längere Zeit bei 140/90 mm HG oder höher liegt. Hypertonie ist eine weitverbreitete Krankheit, die meist jahrelang beschwerdefrei verläuft, mit zunehmender Krankheitsdauer jedoch Blutgefäße, Nieren und das Herz schädigen kann. Nur selten ist eine einzige Ursache verantwortlich für einen erhöhten Druck im Gefäßsystem, meist spielen mehrere Faktoren eine Rolle. Zu den ernährungsbedingten Risikofaktoren gehören in erster Linie eine fettreiche Kost, Übergewicht sowie ein hoher Alkohol-, Fleisch- und Kochsalzkonsum. Die blutdruckerhöhende Komponente in Speisesalz ist Natrium. Amerikanische Studien, in denen die Ernährungsgewohnheiten von 12.000 Menschen über 15 Jahre lang beobachtet wurden, haben ergeben, dass eine hohe Salzaufnahme vor allem dann zu Herz-Kreislauf-Erkrankungen führt, wenn gleichzeitig zu wenig Kalium mit der Nahrung aufgenommen wird. Dieser Mineralstoff ist ein Gegenspieler des Natriums. Er fördert die Natriumausscheidung über die Nieren und verringert die blutdruckerhöhende Wirkung des Stoffes.

Weltweit wurde in zahlreichen Studien nachgewiesen, dass ein erhöhter Blutdruck auch ohne Medikamente signifikant gesenkt werden kann, wenn nicht nur der Salz-, Fleisch- und Fettverzehr verringert, sondern gleichzeitig der Anteil an Obst und Gemüse in der Ernährung erhöht wird. Diese Wirkung ist sowohl auf den Gehalt an Kalium als auch an Farbstoffen in den pflanzlichen Lebensmitteln zurückzuführen.

Honig ist ein ideales Lebensmittel in der Ernährung des Hypertonikers. Das Bienenprodukt enthält durchschnittlich 7 mg Natrium pro 100 g und ist damit extrem natriumarm. Allgemein gelten Lebensmittel, die weniger als 120 mg Natrium pro 100 g enthalten, als natriumarm. Gleichzeitig weisen 100 g Honig durchschnittlich 45 mg Kalium auf. Das Mengenverhältnis von Natrium zu Kalium im Bienenprodukt wirkt sich günstig auf die Blutdruckregulation aus. Außerdem ist Honig reich an Flavonoiden und lässt sich aufgrund seines süßen Geschmacks besonders gut mit Obst kombinieren. Trotzdem ist Honig kein Wundermittel zur Bekämpfung von Herz-Kreislauf-Erkrankungen, sondern ein sinnvoller Bestandteil in einer herz- und gefäßschützenden Ernährung.

Honig bei Diabetes

Die Zuckerkrankheit gehört zu den bedeutendsten Gesundheitsproblemen in unserer Gesellschaft. Den Zahlen des Deutschen Gesundheitssurvey zufolge hatten im Jahr 2012 etwa 9,7 Prozent der deutschen Erwachsenen im Alter von 18 bis 79 Jahren Diabetes mellitus. 90 Prozent der Betroffenen litten an Typ-2-Diabetes und knapp 5 Prozent an Typ-1-Diabetes.

Bei den restlichen Fällen lagen Schwangerschaftsdiabetes oder weitere Formen der Zuckerkrankheit vor. Experten gehen davon aus, dass die Erkrankungsrate in den nächsten zehn bis zwanzig Jahren erheblich ansteigen wird.

Was bedeutet Diabetes mellitus 2?

Im Laufe des Lebens verändert sich der menschliche Körper. So verliert der Organismus mit zunehmendem Alter fettfreie Körpermasse. Von diesem Gewebeschwund betroffen sind hauptsächlich die Muskulatur, aber auch die Organe und das Skelett. Während die fettarme Körpermasse bei jüngeren Menschen etwa 61 Prozent des Gesamtkörpergewichts ausmacht, liegt dieser Anteil bei Menschen im Alter von 85 Jahren nur noch bei durchschnittlich 54 Prozent.

Da mit der geringeren Muskelmasse weniger Speicherkapazität für Kohlenhydrate zur Verfügung steht, steigt im Alter das Risiko, an Diabetes mellitus 2 zu erkranken. Während bei Diabetes mellitus 1, der angeborenen Zuckerkrankheit, nicht genügend Insulin gebildet wird, liegt bei Typ-2-Diabetes meist eine Überproduktion an Insulin vor. Trotzdem ist das Hormon nicht in der Lage, den Blutzuckerwert ausreichend zu senken. Der Grund dafür ist, dass die Haftstellen an den Muskel- und Leberzellen, an die das Insulin ankoppeln muss, das Hormon nicht mehr erkennen. Gefördert wird dieser Prozess durch Übergewicht sowie durch zucker- und fettreiche Ernährung über viele Jahre hinweg.

Dürfen Diabetiker Honig essen?

In früheren Zeiten durften Diabetiker viele Lebensmittel nicht essen. Vor allem zuckerreiche Nahrungsmittel waren in der Diabetesdiät strikt verboten. Dieses Tabu besteht nicht mehr. Die heute geltenden Empfehlungen zur Ernährung bei Diabetes mellitus 2 basieren auf wissenschaftlich fundierten Erkenntnissen und in der Praxis bewährten Verfahren. Sie wurden von europäischen Organisationen in Zusammenarbeit mit nationalen Gesellschaften, wie der Deutschen Gesellschaft für Ernährung (DGE), der Deutschen Adipositas-Gesellschaft (DAG), der Deutschen Gesellschaft für Ernährungsmedizin (DGEM) und der Deutschen Diabetes-Gesellschaft (DDG) erarbeitet.

Die aktuellen Ernährungsempfehlungen für Diabetiker unterscheiden sich kaum von denen für eine allgemein gesunde Kost. Hierbei geht es in erster Linie darum, die Nahrungsaufnahme ausgewogen und nährstoffreich zu gestalten. Diabetiker benötigen genauso viele Kohlenhydrate wie Nichtdiabetiker. Da Kohlenhydrate wichtige Energielieferanten sind, sollten sie in der Diabetikerkost ebenso wie in der Ernährung gesunder Menschen einen Anteil von 55 bis 60 Prozent an der täglichen Gesamtenergiezufuhr ausmachen.

Auch die Empfehlungen für die Aufnahme von Zucker unterscheiden sich nicht von denen für die Allgemeinbevölkerung: Zehn Prozent der täglich aufgenommenen Energie dürfen aus Zucker stammen. Bei einer Kalorienzufuhr von rund 2000 Kilokalorien am Tag entspricht das in etwa 50 g Zucker. Anstelle von Zucker dürfen Diabetiker bis zu zwei Esslöffeln Honig am Tag essen.

Zink und Chrom verbessern die Insulinwirkung

Zuckerkranke Menschen haben oftmals niedrige Zink- und Chromwerte im Blut. Das liegt daran, dass die Spurenelemente bei dieser Krankheit vermehrt von den Nieren ausgeschieden werden. Ein Zinkdefizit schwächt das Immunsystem und verzögert eine Wundheilung. Besteht ein Mangel an Chrom, kann Insulin nicht auf der Oberfläche der Köperzellen anhaften und dafür sorgen, dass Zucker in die Zellen aufgenommen wird. Ohne Chrom verliert das Insulin seine Wirkung, erhöhte Insulin- und Zuckerwerte im Blut sind die Folge.

Im Unterschied zu Haushaltszucker enthält Honig sowohl Zink als auch Chrom. Werden Kohlenhydrate in Verbindung mit Chrom aufgenommen, kann der Transport von Traubenzucker in die Körperzellen um das 15- bis 20-fache erhöht werden. Die langsamere Aufnahme der Kohlenhydrate aus Honig ins Blut und der Gehalt an stoffwechselunterstützenden Inhaltsstoffen sprechen dafür, auch bei Diabetes mellitus häufiger Haushaltszucker durch Honig zu ersetzen.

Worauf Diabetiker achten sollten

Diabetiker können ihren Zuckerstoffwechsel entlasten, wenn sie die erlaubte Honigmenge auf mehrere Mahlzeiten verteilen. Auch sollten Zuckerkranke den Honig nicht pur vom Löffel lutschen oder in Getränken auflösen, sondern nur in Verbindung mit anderen Lebensmitteln aufnehmen.

Darüber hinaus ist die Auswahl der Lebensmittel bei der Zusammenstellung der Mahlzeiten von großer Bedeutung: Aus ballaststoffreichen Speisen werden Kohlenhydrate langsamer freigesetzt als aus ballaststoffarmen Gerichten. Ballaststoffe sind Nahrungsbestandteile, die zum größten Teil in pflanzlichen Zellwänden vorkommen.

Rezepte für Diabetiker

Hirse-Gemüse-Topf mit Joghurtsoße

Zutaten für 4 Portionen:
- 2 Knoblauchzehen
- 1 Bund Frühlingszwiebeln
- 300 g Möhren
- etwas Butterschmalz
- 200 g Hirse
- ¾ l Gemüsebrühe
- 300 g rote Paprikaschote
- 300 g Zucchini
- Für die Joghurtsoße:
- 500 g Vollmilchjoghurt
- ⅛ l süße Sahne
- 1 Knoblauchzehe
- einige Tropfen Zitronensaft
- 2 TL Honig
- Salz
- Pfeffer
- ½ Bund Dill
- ½ Bund Petersilie

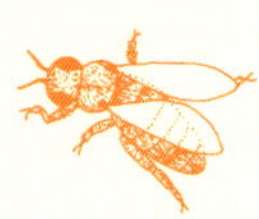

Zubereitung:
Knoblauch und Frühlingszwiebeln putzen. Knoblauch pressen, Frühlingszwiebeln in feine Ringe schneiden. Möhren waschen, putzen, in feine Scheiben schneiden. Das Gemüse in etwas Butterschmalz bei mittlerer Hitze kurz andünsten. Hirse zugeben und mit Gemüsebrühe auffüllen. 10 Minuten bei kleiner Hitze abgedeckt kochen lassen. Inzwischen das restliche Gemüse waschen, putzen, in Würfel oder Stifte schneiden, zu der Hirse geben und weitere 10 Minuten bei kleiner Hitze kochen lassen. Anschließend fünf Minuten auf ausgeschalteter Herdstelle gar ziehen lassen. Mit Salz und Pfeffer pikant abschmecken. Für die Soße den Joghurt mit Sahne verrühren. Knoblauch putzen und durch eine Knoblauchpresse pressen, zum Joghurt geben. Die Soße mit Zitronensaft, Honig, Salz und Pfeffer abschmecken. Die Kräuter waschen, hacken und unter die Soße heben. Die kalte Soße zum warmen Gericht servieren.

Gemüse-Cocktail

Zutaten für 2 Gläser:
- ¼ l gemischter Gemüsesaft
- 200 g Vollmilchjoghurt
- einige Tropfen Zitronensaft
- 1 Teelöffel Honig
- Salz
- Pfeffer
- Muskat nach Geschmack

Zubereitung:
Alle Zutaten miteinander mischen, gut verrühren und mit den Gewürzen abschmecken. Gut gekühlt servieren.

Weißkohlrohkost

Zutaten für 4 Portionen:
- ½ Weißkohl

Dressing:
- 150 g Naturjoghurt
- Saft einer halben Zitrone
- 1–2 Teelöffel Honig
- Salz
- 2 Esslöffel gehackte Mandeln

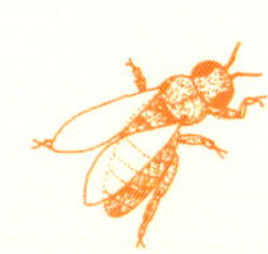

Zubereitung:
Den Weißkohl waschen, putzen und raspeln oder in sehr dünne Streifen schneiden. Für das Dressing Joghurt mit Zitronensaft, Honig und Salz abschmecken. Die gehackten Mandeln unter das Dressing rühren. Alle Zutaten miteinander vermischen.

Bunter Reissalat

Zutaten für 4 Portionen:
- 200 g Naturreis
- Salz
- ½ grüne Gurke
- 2 Tomaten
- 1 rote Paprika
- 1 gelbe Paprika
- Marinade:
- 4 Esslöffel kalt gepresstes Rapsöl
- 2 Esslöffel Obstessig
- 3 Esslöffel Wasser
- 1 Teelöffel Honig
- Salz
- Pfeffer
- Paprikapulver edelsüß

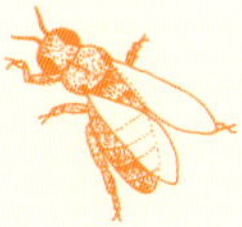

Zubereitung:
Den Reis in Salzwasser in 30 bis 35 Minuten gar kochen, abtropfen und abkühlen lassen. Die Gurke schälen und in Würfel schneiden. Die Tomaten waschen, putzen und in Stücke schneiden. Die Paprikaschoten waschen, entkernen und in Streifen oder Stücke schneiden. Das Gemüse und den Reis mischen. Für die Marinade Essig mit Öl verrühren, den Honig darin auflösen. Etwas Wasser zugeben und mit den Gewürzen abschmecken. Die Marinade mit dem Salat vermengen und circa 30 Minuten ziehen lassen. Anschließend noch einmal abschmecken.

Orangenquark

Zutaten für 4 Portionen:
- 240 g Magerquark
- 200 ml Orangensaft
- Saft einer halben Zitrone
- 1–2 Esslöffel Honig
- 1 Apfelsine

Zubereitung:
Den Quark mit Orangen- und Zitronensaft cremig rühren und mit Honig abschmecken. Die Apfelsine schälen, in Scheiben teilen und in Stücke schneiden. Apfelsinenstücke in den Quark rühren.

Besonders wertvoll für Diabetiker sind Getreideballaststoffe. Sie tragen mehr als alle andere Ballaststoffe dazu bei, die Blutzuckerwerte nach einer kohlenhydratreichen Mahlzeit niedrig zu halten und die Insulinwirkung zu verbessern.

Für Zuckerkranke, die Appetit auf ein Honigbrot haben, ist es daher ratsam, ein Brot mit einem hohen Ballaststoffgehalt auszuwählen und unter den Honig Streichfett oder Frischkäse zu streichen. Auch Kuchen und Gebäck sollte wenigstens zur Hälfte aus Vollkornmehl bestehen. Kuchen- und Keksteige werden nicht nur saftiger, sondern auch nährstoffreicher, wenn ein Teil des Mehles durch gemahlene Mandeln ersetzt wird. Die Kerne enthalten viele Stoffe, die für Diabetiker vorteilhaft sind. Dazu gehören neben Ballaststoffen Spurenelemente, Vitamin E und wertvolle Fettsäuren.

Obst und Gemüse verhindern Folgeerkrankungen

Ein wesentlicher Beitrag zur Krankheitsprävention ist eine obst- und gemüsereiche

Blutzuckerwirkung verschiedener Lebensmittel und Speisen

Lebensmittelgruppe	Lebensmittel und Speisen mit langsamer Blutzuckerwirkung	Lebensmittel und Speisen mit schneller Blutzuckerwirkung
Getreideprodukte	Brot, Brötchen, Kuchen und Gebäck aus Vollkornmehl Vollkornreis Vollkornnudeln Ungezuckerte Getreideflocken und -körner Hirse	Brot, Brötchen, Kuchen und Gebäck aus Weißmehl Weißer Reis Helle Nudeln Zuckerreiche Frühstückscerealien
Obst	Rohes, ungeschältes Obst Beerenfrüchte Trockenobst	Zerkleinertes, geschältes Obst gegartes Obst Gezuckerte Obstspeisen Marmelade und Konfitüre mit Zucker Fruchtsäfte mit Zuckerzusatz
Kartoffeln	Salz- und Pellkartoffeln Folienkartoffeln Backkartoffeln	Bratkartoffeln Pommes frites Kartoffelpuffer Kroketten Kartoffelklöße Kartoffelpüree
Gemüse	Rohes und gegartes Gemüse Hülsenfrüchte Kohlgemüse	Tomatenketchup
Nüsse und Samen	Alle Nusssorten Mandeln Erdnüsse Sesamsaat Mohn-, Leinsamen, Sonnenblumenkerne Kokosraspeln	Schokolade Nougat Marzipan Nuss-Nugat-Creme
Süße Speisen	Quark-, Joghurt- und Milchspeisen mit Früchten, Nüssen und Getreideflocken ohne Zuckerzusatz	Alle Süßigkeiten mit Zucker Eis mit Zucker Götterspeise Pudding mit Zucker

Ernährung. Der Mensch benötigt zwar mit zunehmendem Alter weniger Energie, der Bedarf an Vitaminen und Mineralstoffen bleibt jedoch unverändert hoch. Vor allem für Diabetiker ist eine ausreichende Zufuhr von Vitaminen, Mineral- und Spurenelementen sowie von pflanzlichen Farbstoffen wichtig, um Folgeerkrankungen, wie Augenleiden, Störungen der Nervenfunktionen und Schädigung der Blutgefäße zu vermeiden. Empfehlenswert ist, fünfmal am Tag eine Portion Obst und/oder Gemüse zu essen.

Was Diabetiker wissen sollten

Die von Diabetikern verwendete Honigmenge muss stets in die gesamte Kohlenhydratmenge, die am Tag gegessen wird, eingerechnet werden. Bei Zuckerkranken, die mit Insulin oder oralen Antidiabetika behandelt werden, ist es wichtig, dass der Zeitpunkt und die Dosierung der Medikation mit der Menge und der Art der Kohlenhydrate abgestimmt wird. Eine fachlich qualifizierte Ernährungsberatung ist unbedingt ratsam.

Bei der Zubereitung der Speisen ist zu beachten, dass Kohlenhydrate aus zerkleinerten Lebensmitteln schneller freigesetzt werden als aus weniger bearbeiteten Nahrungsmitteln. So steigt der Blutzuckerspiegel nach Verzehr von Bratkartoffeln und Kartoffelpüree schneller an als nach dem Genuss von Salz- oder Pellkartoffeln. Vorsicht ist auch bei Obst geboten: Aus geschälten und gemusten oder stark zerkleinerten Früchten werden die fruchteigenen Zuckerverbindungen schneller freigesetzt als aus ungeschältem und weniger stark zerkleinertem Obst (siehe auch Seite 149 ff.).

Honig bei Rheuma

Rheumatische Erkrankungen zählen zu den häufigsten Krankheiten in Europa. Unter Rheumatismus versteht man schmerzhafte Erkrankungen des Bewegungsapparates. Dabei wird zwischen entzündlichem, degenerativem und Weichteil-Rheumatismus unterschieden.

Jeder dritte Patient, der in Deutschland mit Schmerzen eine Arztpraxis aufsucht, leidet an Weichteil-Rheumatismus. Bei diesen Erkrankungen bewirken chronische Entzündungsprozesse, dass kontinuierlich „freie Radikale" entstehen. Die hochreaktiven Teilchen zerstören Zellwände und greifen Gelenke, Knorpelgewebe und andere Körperzellen an. Durch die ständig frei werdenden Abbauprodukte wird die Entzündung aufrecht erhalten und es entstehen starke Schmerzen. Auch Herzjagen, Beklemmungsgefühl, Migräne, Schwindel und Sehstörungen können Begleiterscheinungen der Krankheit sein. An der Entstehung von Rheuma sind im Allgemeinen viele Faktoren beteiligt, zunehmend wird aber auch Stress als Auslöser in Betracht gezogen.

Wie die Ernährung Beschwerden lindert

Obwohl es keine allgemein gültige Rheuma-Diät gibt, gewinnt die Ernährung in der Therapie Rheumakranker zunehmend an Bedeutung. Immer mehr Betroffene erkennen einen Zusammenhang zwischen Ernährung und rheumatischen Beschwerden. Patientenbefragungen zeigen, dass bestimmte Lebensmittel das Leiden besonders häufig verschlimmern. Zu diesen Nahrungsmitteln gehören Fleisch, Wurstwaren, Zucker, Weißmehlprodukte, tierische Fette, Alkohol und Kaffee.

Eine Besserung der Symptome kann dagegen oftmals durch ein einmaliges Fasten zu Beginn der Ernährungsumstellung mit einer anschließenden vollwertigen Kost erzielt werden. Zahlreiche Untersuchungen und Beobachtungen an verschiedenen Fachkliniken haben gezeigt, dass in der Phase des Fastens weniger entzündungsfördernde Wirkstoffe im Stoffwechsel entstehen.

Da während des Nahrungsentzugs nicht nur Fett, sondern auch körpereigenes Eiweiß

Stufenplan der Rheumadiät

1. Stufe	2. Stufe	3. Stufe
Fasten	**Frischkost**	**Vollwertkost**
7 bis 14 Tage	7 bis 14 Tage	Unbegrenzt
0–200 kcal	1200–1500 kcal	1800–2500 kcal

abgebaut wird, sollte die Fastenkur allerdings nur unter ärztlicher Aufsicht und nicht länger als zehn Tage durchgeführt werden. Nach dem Fasten müssen zahlreiche Körpersubstanzen möglichst schnell wieder aufgebaut werden. Aus diesem Grunde ist es wichtig, dass die anschließend aufgenommene Nahrung nährstoffreich und qualitativ hochwertig ist. Die langfristig einzuhaltende Ernährung beinhaltet einen hohen Frischkostanteil und berücksichtigt regelmäßig Vollkornprodukte, naturbelassene Fette, Obst, Gemüse und Honig.

Durch eine gezielte Ernährungsumstellung kann in vielen Fällen sowohl die Schmerzhäufigkeit als auch die Schmerzintensität vermindert werden. Die Chancen, eine Besserung der Beschwerden zu erzielen, sind umso größer, je früher mit der Ernährungstherapie begonnen wird, je jünger und motivierter die Betroffenen sind und je weniger lange die Krankheit mit Kortison behandelt wurde.

Menschen mit rheumatischen Erkrankungen haben einen erhöhten Bedarf an antioxidativ wirkenden (radikalfangenden) Stoffen. Sie sollten deshalb mindestens 60 Prozent der zugeführten pflanzlichen Lebensmittel roh essen und darauf achten, dass grüne, gelbe und rote Obst- und Gemüsesorten in einem weitgehend ausgewogenen Verhältnis verzehrt werden. Da die einzelnen Pflanzenfarbstoffe unterschiedliche Wirkungen haben, regt ein bunter Rohkost- oder Obstsalat das Immunsystem wesentlich stärker an als ein Salat, der sich beispielsweise überwiegend aus grünen Zutaten zusammensetzt.

Von Bedeutung ist auch, welches Pflanzenöl für die Zubereitung der Salatmarinade gewählt wird. Nach neueren wissenschaftlichen Erkenntnissen sind Raps-, Oliven-, Walnuss- oder Sesamöl besonders günstig in der Ernährung Rheumakranker, weil diese Öle zahlreiche Fettsäuren enthalten, aus denen entzündungshemmende und schmerzlindernde Wirkstoffe gebildet werden. Nüsse dürfen ebenfalls nicht fehlen: Sie liefern neben wertvollen Fettsäuren die Vitamine A und E.

Viele Rheumatiker haben einen niedrigen Vitaminspiegel im Blut. Trotzdem ist die Einnahme von Vitaminpräparaten weder erforderlich noch ratsam, da sich das Defizit relativ leicht durch eine nährstoffreiche Kost ausgleichen lässt. Einen sehr hohen Vitamin-E-Gehalt weisen zum Beispiel Paranüsse, Walnüsse, Erdnüsse und Pistazien auf. Unter den Fischsorten sind Heringe, Forellen, Lachs, Makrelen und Rotbarsch besonders reich an Vitamin A und E.

Schmerzlinderung mit Brennnesseln

Zu den bekanntesten antirheumatisch wirkenden Pflanzenheilmitteln gehören die Brennnesseln. Die Blätter der von vielen gehassten Pflanze sind reich an entzündungshemmenden Gerbstoffen. Diese regen die Nieren zu einer vermehrten Wasserausscheidung an. Infolgedessen werden Stoffwechselabbauprodukte und Giftstoffe schneller ausgeschwemmt. Auch schmerzlindernde Wirkungen wurden beobachtet und in zahlreichen Studien bestätigt. Brennnesselblätter können als Tee aufgebrüht, im Salat verarbeitet und als Gemüse zubereitet werden.

Die Pflanzen werden von März an bis in den Herbst hinein gepflückt. Am besten schmecken die jungen, im Frühjahr geernteten Blätter. Sie brennen noch nicht und können roh verzehrt werden. Ältere Pflanzen müssen immer kurz gegart werden. Um Schadstoffbelastungen zu vermeiden, sollten Wildkräuter nicht an Straßen- und Ackerrändern gepflückt werden, besser geeignet sind Sammelstellen an abgelegenen Garten- und Wiesenplätzen.

Da Salate, die nur aus Wildkräutern bestehen, leicht streng schmecken, mischt man sie am besten mit Blattsalaten, Küchenkräutern und anderem Gemüse. Brennnesselgerichte sollten allerdings nur einmal in der Woche gegessen werden. Der Tee darf über einen Zeitraum von vier bis fünf Wochen täglich getrunken werden, wenn anschließend eine mindestens sechswöchige Pause eingelegt wird (siehe Rezepte).

Entgiftung mit Birkenblättern

Bewährt hat sich auch der Aufguss von Birkenblättern. Die kleinen gezackten Blätter der schlanken Bäume enthalten Gerbstoffe, die bei Stoffwechselstörungen wie Rheuma und Gicht harntreibend und entzündungshemmend wirken. Im Bindegewebe abgelagerte Stoffwechselprodukte und Gifte werden mobilisiert und ausgeschieden. Damit die Nieren die anfallenden Giftstoffe schneller ausfiltern können, ist es wichtig, dass zusätzlich zum Birkentee noch ausreichend andere Getränke getrunken werden.

Der Tee hat einen angenehmen Nebeneffekt: Bereits eine Tasse Birkenblättertee deckt den Tagesbedarf eines Erwachsenen an Vitamin C. Dieses Vitamin ist ein sehr wirkungsvoller Radikalfänger.

Entzündungshemmung mit Zwiebeln

Seit Jahrhunderten gehört auch die Zwiebel zu den Hausmitteln, die Menschen gegen verschiedene Krankheiten einsetzen. Schon manch einer hat die lindernde Wirkung einer aufgeschnittenen Zwiebel bei Bienen- und Wespenstichen verspürt. Auch innerlich angewendet entfaltet die scharfe Knolle viele erwünschte Wirkungen.
Die in der Zwiebel enthaltenen Thiosulfinate und Cepaene hemmen die Bildung der entzündungsfördernden Arachidonsäure, die in höherer Menge in Fleisch und Wurstwaren vorkommt. Ein Zwiebelhonigsaft hilft nicht nur gegen Husten, sondern auch bei inneren Entzündungen. Am besten werden die Wirkstoffe freigesetzt, wenn die Zwiebel bei der Zubereitung stark zerkleinert wird.

Wie wirkt Honig bei Rheuma?

Für Rheumakranke ist es günstig, regelmäßig Honig zu essen, weil das Bienenprodukt neben Kohlenhydraten die Aminosäure Tryptophan, die Vitamine C, B1, B2, B6 sowie Kupfer, Zink und Flavonoide enthält. In Verbindung mit Kohlenhydraten und den Vitaminen des B-Komplexes kann die Eiweißverbindung Tryptophan besonders gut ins Gehirn aufgenommen und dort in Serotonin umgewandelt werden, wo sie schmerzlindernde Prozesse in Gang setzt.

Ferner aktiviert Kupfer bestimmte Nervenzellen im Gehirn, die das Schmerzempfinden herabsetzen. Zink wiederum unterstützt die Bildung entzündungshemmender Gewebshormone (Prostaglandine) und wirkt als Radikalfänger. Ebenso wie Zink und Vitamine sind auch Flavonoide Gegenspieler der aggressiven Radikale. Darüber hinaus beschleunigen sie das Abschwellen entzündeter Körperzellen und tragen zur Reparation beschädigter Blutgefäße bei.

Alle Inhaltsstoffe des Honigs wirken synergistisch, sodass das Bienenprodukt im Rahmen einer der Erkrankung angepassten Ernährung dazu beitragen kann, die Beschwerden zu lindern (siehe auch Seite 149 ff.).

Rezepte für Rheumakranke

Petersilien-Salat

Zutaten für 2 Portionen:
- 2 Tomaten
- 1 Zwiebel
- 1 Bund glatte Petersilie
- einige Zweige Pfefferminze
- 3 Esslöffel kalt gepresstes Rapsöl
- 3 Esslöffel Zitronensaft
- 1 Teelöffel Honig
- Salz
- Pfeffer
- 2 Esslöffel gehackte Mandeln

Zubereitung:
Die Tomaten waschen, Stängelansätze entfernen und das Fruchtfleisch in kleine Würfel schneiden. Die Zwiebel schälen und fein würfeln. Petersilie und Pfefferminze waschen, trocken tupfen und hacken. Tomaten und Zwiebeln unter die Kräuter heben. Öl mit Zitronensaft und Honig verrühren, über den Salat gießen, mit Salz und Pfeffer abschmecken und mit den gehackten Mandeln bestreuen.

Sojasprossen-Salat mit Ananas

Zutaten für 4 Portionen:
- 250 g Sojasprossen
- 300 g Möhren
- 250 g frische Ananas
- 50 g Mandeln
- 5 Esslöffel kalt gepresstes Rapsöl
- 4 Esslöffel Apfelessig
- 3 Esslöffel Honig
- Pfeffer
- Salz
- 1 Bund Schnittlauch

Zubereitung:
Die Sojasprossen in einem Sieb abspülen und abtropfen lassen. Die Möhren waschen, putzen und in feine Streifen schneiden. Die Ananas schälen und in kleine Stücke schneiden, die Mandeln hacken. Sojasprossen, Möhren, Ananas und gehackte Mandeln vermischen. Aus Öl, Essig und Honig eine Salatsoße rühren, mit Salz und Pfeffer abschmecken und über die Rohkost gießen. Zehn Minuten ziehen lassen. Den Schnittlauch in Röllchen schneiden und über den Salat streuen.

Apfel-Paprika-Salat

Zutaten für 2 Portionen:
- 1 gelbe Paprikaschote
- 1 grüne Paprikaschote
- 1 rote Paprikaschote
- 3 Äpfel
- ½ Bund Petersilie
- Für die Soße:
- 3 Esslöffel Apfelsaft
- 2 Esslöffel Zitronensaft
- 2 Teelöffel Honig
- 1 Esslöffel gemahlene Haselnüsse
- ¼ Teelöffel Salz
- 1 Messerspitze geriebene Ingwerwurzel

Zubereitung:
Paprikaschoten waschen, halbieren, entkernen und in feine Streifen schneiden. Die Äpfel waschen, entkernen und in Stifte schneiden. Petersilie waschen, trocken tupfen und hacken. Alle Zutaten mischen. Die Soßenzutaten verrühren, über den Salat gießen und unterheben.

Birkenblättertee zur Entgiftung

Zutaten für 1 Tasse:
- 2 Esslöffel frische Birkenblätter
- 1 Tasse Wasser
- 1–2 Teelöffel Honig

Zubereitung:
Die Birkenblätter mit kochendem Wasser übergießen. 15 Minuten abgedeckt ziehen lassen, durch ein Sieb gießen und nach Geschmack mit Honig süßen. Viermal täglich über einen Zeitraum von vier bis sechs Wochen trinken.

Zwiebel-Honig-Saft gegen innere Entzündungen

Zutaten für 1 Portion:
- 1 große Zwiebel (Gemüsezwiebel)
- 5 Esslöffel Honig

Zubereitung:
Die Zwiebel pellen, in kleine Würfel schneiden und mit dem Honig vermischen.
Einen Tag oder über Nacht stehen lassen.
Am nächsten Tag durch ein feines Sieb oder Tuch pressen und mehrmals täglich teelöffelweise einnehmen.

Brennnessel-Tee zur Entgiftung und Schmerzlinderung

Zutaten für 1 Tasse:
- 1 Teelöffel getrocknete oder 1 Esslöffel frische Brennnesselblätter
- 1 Tasse Wasser
- 1–2 Esslöffel Honig

Zubereitung:
Die Brennnesselblätter mit kochendem Wasser übergießen, 15 Minuten zugedeckt ziehen lassen und durch ein Sieb gießen. Nach Geschmack mit Honig süßen. Eine Tasse vor dem Frühstück und eine Tasse schluckweise über den Tag verteilt trinken. Nach vier bis fünf Wochen eine mindestens sechswöchige Pause einlegen.

Gemischter Brennnessel-Salat

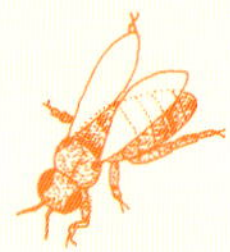

Zutaten für 4 Portionen:
- 200 g Wildkräuter (z. B. Brennnesselblätter, Löwenzahnblätter, Sauerampfer, Vogelmiere, Giersch)
- 1 Bund Petersilie
- 1 kleiner Kopf- oder anderer Blattsalat
- 6 Esslöffel kalt gepresstes Öl
- 4 Esslöffel Apfelessig
- 2 Esslöffel Wasser
- 1–2 Teelöffel Honig
- ¼ Teelöffel Salz
- Pfeffer

Zubereitung:
Wild- und Küchenkräuter waschen, trocken tupfen und hacken oder klein zupfen. Salat waschen, putzen und in Stücke zupfen. Alle Salatzutaten mischen. Für die Soße Öl mit Essig, Wasser und Honig verrühren, mit Salz und Pfeffer abschmecken. Soße über den Salat gießen, alles vorsichtig mischen und sofort servieren.

Apfel-Brennnessel-Salat mit Hüttenkäse

Zutaten für 4 Portionen:
- 200 g Brennnesselblätter
- 2 Äpfel
- 50 g gehackte Walnüsse
- 100 g Hüttenkäse
- Für die Soße:
- 4 Esslöffel Öl
- 2 Esslöffel Zitronensaft
- 2 Esslöffel Wasser
- 1 Teelöffel Honig
- Salz
- Pfeffer

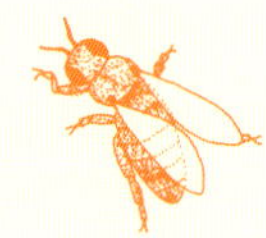

Zubereitung:
Brennnesseln waschen, trocken tupfen und fein hacken. Äpfel waschen, entkernen, in dünne Stifte schneiden und zu den Brennnesseln geben. Die gehackten Walnüsse unterheben. Den Hüttenkäse mit einer Gabel zerpflücken und über den Salat geben. Für die Soße Öl mit Zitronensaft und Wasser verrühren, Honig darin auflösen, mit Salz und Pfeffer abschmecken. Soße über den Salat gießen und alles gut vermischen.

Honig bei Krebserkrankungen

Durch die Abnahme der Ozonschicht, durch Schadstoffbelastung von Nahrung und Luft sowie durch erhöhten Leistungsdruck im Alltag kommt es in der heutigen Zeit zu einer vermehrten Belastung des Körpers mit „freien Radikalen“. Diese bedeuten eine zunehmende Gefahr für die Gesundheit, da infolge starker industrieller Bearbeitung von Lebensmitteln und einseitiger Ernährung nicht immer alle Nährstoffe mit der Nahrung aufgenommen werden, welche vor den aggressiven Stoffen schützen.

Viele von Krebs betroffene Menschen haben einen langen Leidensweg hinter sich, sie möchten nicht unzählig viele Medikamente einnehmen und suchen nach Mitteln und Methoden, um wieder zu Kräften zu kommen. Die wohltuenden, lindernden und heilungsfördernden Wirkungen, die eine den Umständen angepasste Ernährung erzielen kann, wird dabei leider oftmals übersehen, vergessen oder unterschätzt und deshalb nicht genutzt.

Teufelskrallentee zur Linderung von Schmerzen des Bewegungsapparates

Zutaten für 3 Tassen:
- 1 Esslöffel getrocknete, zerkleinerte Teufelskrallenwurzel (Apotheke)
- 300 ml Wasser
- 1–2 Esslöffel Honig

Zubereitung:
1 Esslöffel Teufelskrallenwurzel mit 300 ml kochendem Wasser übergießen und 8 Stunden ziehen lassen. Die Flüssigkeit durch ein Sieb geben, nach Geschmack mit Honig süßen und in drei Portionen über den Tag verteilt trinken.

Kürbisrohkost

Zutaten für 4 Portionen:
- 800 g Kürbis
- 50 g Rosinen
- 1 Esslöffel geschälte Kürbiskerne
- Für die Soße:
- 3 Esslöffel naturtrüber Apfelsaft
- 3 Esslöffel kalt gepresstes Rapsöl
- 1 Esslöffel Apfelessig
- 2 Teelöffel Honig
- 2 Teelöffel geriebener Meerrettich
- 1 Messerspitze geriebene Ingwerwurzel
- 1 Messerspitze gemahlener Anis
- Salz
- Pfeffer
- 6 Esslöffel Sahne

Zubereitung:
Den Kürbis schälen und fein raspeln. Die Rosinen waschen. Kürbiskerne grob hacken und mit den Rosinen unter die Kürbisraspel heben. Für die Soße Apfelsaft mit Öl und Apfelessig verrühren, den Honig darin auflösen. Die übrigen Gewürze dazugeben und mit Salz und Pfeffer abschmecken. Die Soße über den Salat gießen und alles gut vermischen. Sahne steif schlagen und vorsichtig unterheben.

Eine wirksame Krebsprävention und -behandlung besteht darin, Lebensmittel mit krebsfördernden Inhaltsstoffen zu meiden und gleichzeitig vermehrt immunstärkende Substanzen mit der Nahrung aufzunehmen.

Krebs verändert den Nährstoffbedarf

Menschen, die an Krebs erkrankt sind, haben einen höheren Bedarf an Energie und Nährstoffen als gesunde Menschen. Häufig führen die Folgen der Krankheit oder die Behandlungsmethoden dazu, dass der Appetit sinkt, die Nahrungsaufnahme erschwert wird oder Unverträglichkeiten auf bestimmte Lebensmittel entstehen. Deshalb kommt es bei vielen Betroffenen zu unerwünschten Gewichtsabnahmen und Mangel an einzelnen Nährstoffen. Eine solche Entwicklung schränkt die Lebensqualität zusätzlich ein und verschlechtert die Prognose. Kann dagegen das Gewicht gehalten oder erhöht werden, steigt das subjektive Wohlbefinden und oftmals auch die Aussicht auf Besserung.

Krebskranke sollten daher unbedingt eine einseitige Ernährung und Diäten jeder Art meiden.

Wichtig zu wissen ist außerdem, dass Krebszellen fünf- bis sechsmal mehr Traubenzucker verbrauchen als gesundes Gewebe. Um den Tumorzellen so wenig Nahrung wie möglich zu geben, sollten Lebensmittel mit einem hohen Anteil schnell resorbierbarer Kohlenhydrate weitgehend gemieden werden. Dazu gehören Haushalts- und Traubenzucker ebenso wie Süßigkeiten, zuckerhaltige Getränke und Weißmehlprodukte.

Der gesteigerte Energiebedarf lässt sich durch einen leicht erhöhten Fett- und Eiweißanteil in der Kost decken. Das ist vorteilhaft, weil das Tumorgewebe Fett nicht verwerten kann. Ein besonderes Augenmerk ist auf eine hohe Zufuhr von Vitaminen und antioxidativ wirkenden Nahrungsbestandteilen zu legen. Werden diese Substanzen nicht in ausreichender Menge aufgenommen, kommt es zu einer gefährlichen Schwächung der Immunabwehr.

Honig wirkt zellschützend

Krebs entsteht dann, wenn das Gleichgewicht zwischen gesundheitsschädigenden Einflüssen und schützenden Faktoren zusammenbricht. Zur Wiederherstellung der Balance müssen im Organismus „freie Radikale“ abgefangen und Abwehrstoffe neu aufgebaut werden. Viele Pflanzenfarbstoffe wirken als Radikalfänger, d. h. sie neutralisieren im Stoffwechsel „freie Radikale“ und bewahren die Körperzellen so vor Schäden.

Der bekannteste Radikalfänger unter den Pflanzenfarbstoffen ist Beta-Carotin. Er befindet sich in großer Menge in Möhren, Süßkartoffeln und Tomaten. Sellerie enthält den Farbstoff Lutein und wird vom amerikanischen Nationalen Krebsinstitut (National Cancer Institute) zu den zehn Lebensmitteln gezählt, die am stärksten gegen Krebs wirken. Amerikanische Forscher fanden auch heraus, dass der in Brokkoli vorkommende Farbstoff Quercetin das Fortschreiten von Blasenkrebs verlangsamt. Am Universitätsklinikum Heidelberg stellte man fest, dass Brokkoli Bauchspeicheldrüsenkrebs hemmt. Den Studien zufolge verringert ein regelmäßiger Verzehr von drei bis fünf Portionen Brokkoli pro Woche das Risiko der Streuung von Tumoren um die Hälfte. Schottische Studien an den Universitäten Edinburgh und Aberdeen ergaben, dass das Risiko für Darmkrebs umso geringer ist, je mehr Flavonoide mit der Nahrung aufgenommen werden. Von allen getesteten Flavonoiden erwies sich Quercetin als die wirksamste Substanz: Der Farbstoff erzielte die größte Risikominderung von 32 Prozent. Quercetin kommt in Brokkoli, Zwiebeln, Grünkohl, Äpfeln, grünen Bohnen, Kirschen und Honig vor.

Während die immunstärkende und krebsvorbeugende Wirkung von Obst und Gemüse heute als gesichert gilt, fand Honig in der wissenschaftlichen Krebsforschung lange Zeit nur wenig Beachtung. Inzwischen gibt es neben Erfahrungsberichten eine Reihe tierexperimenteller Studien, die einen Einfluss von Honig auf das Immunsystem belegen. Auch in verschiedenen humanmedizinischen Untersuchungen wurde nachgewiesen, dass Honigverzehr zu einem Anstieg schützender Stoffe im Blut und zu einem Absinken „freier Radikale“ führt. Sowohl in Studien an der University of Illinois (2002) als auch bei Forschungen der University of California (2003) schnitten dunkle Honige mit einem hohen Gehalt an Farbstoffen am besten ab.

Honig hemmt das Wachstum von Tumorzellen

Honig wirkt nicht nur vorbeugend vor Krebserkrankungen, sondern hemmt auch das Wachstum bösartiger Tumorzellen. Eine an der Universität Zagreb/Kroatien durchgeführte und im Februar 2005 veröffentlichte Studie zeigte, dass Honig bei Mäusen das Wachstum von Tumorzellen verlangsamt, die Ausbreitung von Tochtergeschwüren verringert und die Lebensdauer der Tiere erhöht. Diese Wirkungen traten sowohl nach dem Spritzen von Honig in die Tumorzellen als auch nach einer Verabreichung des Bienenprodukts auf.

Iranische Forscher untersuchten im Jahr 2010 am Departement of Physiology, Mashhad University medical Sciences die Wirkung von Honig auf Krebszellen des menschlichen Nierengewebes. Sie stellten fest, dass Honig die Funktionsfähigkeit der Tumorzellen herabsetzte und den Zelltod der Krebszellen (Apoptose) einleitete. Bei diesem Vorgang handelt es sich um eine Art „Selbstmord“: die betroffenen Zellen steuern ihren eigenen Untergang aktiv selber und schädigen dabei das benachbarte Gewebe nicht. Der Honig wirkte umso stärker, je höher die Konzentration und je länger die Anwendungsdauer war. Auch am Department of Food Nutrition and Technology, Veterinarian Faculty, Complutense University, in Madrid wurde 2013 nachgewiesen, dass Honig den Zelltod menschlicher Leukämiezellen bewirkt. Von den drei untersuchten Honigsorten (Mischblüten-, Heide- und Rosmarinhonig) war Mischblütenhonig am wirkungsvollsten.

Vieles deutet darauf hin, dass die weltweit beobachteten und nachgewiesenen positiven Wirkungen von Honig bei Krebserkrankungen nicht nur auf die Farbstoffe, sondern auch auf verschiedene Eiweißstoffe zurückzuführen sind. Forscher und Forscherinnen in Burkina Faso untersuchten im Jahr 2004 die hemmenden Effekte von 27 Honigsorten auf „freie Radikale“. Dabei stellte sich heraus, dass die Zahl der gefährlichen Stoffe am besten durch Honigsorten gesenkt wurde, die den Eiweißstoff Prolin in besonders hoher Menge enthielten.

Die krebshemmende Wirkung des Prolins könnte auch eine Erklärung dafür sein, dass Blütenhonig in einer im Jahr 2006 in Österreich durchgeführten Studie eine stärkere Wirkung auf „freie Radikale“ hatte als Waldhonig: Der Nektarhonig verringerte die Zahl der schädlichen Stoffe besser als Waldhonig und führte zu einer stärkeren Mobilisierung der Abwehrstoffe. Das hängt unter anderem mit dem hohen Pollengehalt der Blütenhonige zusammen. Pollenkörner enthalten Prolin und alle anderen Eiweißstoffe, die für den menschlichen Körper wichtig sind.

Eiweiß aus der Nahrung wird sowohl für die Bildung von Abwehrstoffen als auch für die Regeneration und Reparation von Kör-

Lebensmittel mit hoher krebshemmender Wirkung:

- Apfel
- Aprikosen
- Birnen
- Beerenfrüchte
- Blumenkohl
- Brokkoli
- Eigelb
- Erdnüsse
- Granatapfel
- Grüner Tee
- Grünkohl
- Haselnüsse
- Hülsenfrüchte
- Ingwer
- Johannisbeeren
- Karotten
- Kirschen
- Knoblauch
- Kurkuma
- Leinsamen
- Mandeln
- Pflaumen
- Schwarze Johannisbeeren
- Rote Weintrauben
- Tomaten
- Wassermelonen
- Weißkohl
- Zimt
- Zitronen
- Zwiebeln

perzellen benötigt. Im Krankheitsfall ist der Bedarf an wertvollen Eiweißstoffen stark erhöht. Blütenpollen können dazu beitragen, den gesteigerten Bedarf zu decken: bereits 50 g Pollen decken den Tagesbedarf eines Erwachsenen an allen erforderlichen Aminosäuren. Für die begleitende Krebstherapie ist es daher empfehlenswert, entweder Blütenhonige mit einem hohen Pollengehalt auszuwählen oder dunkle Honigsorten zusätzlich mit Blütenpollen anzureichern (siehe auch Seite 149 ff.).

Honig lindert Nebenwirkungen der Krebstherapie

Menschen mit Krebserkrankungen müssen sich häufig einer Chemo- oder einer Strahlentherapie unterziehen. Nicht selten treten bei diesen Behandlungen Nebenwirkungen auf, welche die Lebensqualität erheblich verschlechtern. So können die Schleimhäute in Mund, Speiseröhre, Magen und Darm angegriffen werden, was wiederum Übelkeit, Erbrechen und Durchfall zur Folge haben kann. Bei manchen Betroffenen kommt es durch eine unerwünschte Gewichtsabnahme zu Mangel- und Unterernährung. Viele Nebenwirkungen der Krebstherapie können durch Honig verringert werden.

Aus dem Bereich der onkologischen Supportivtherapie liegen einige interessante klinische Studien vor. So gingen Wissenschaftlerinnen und Wissenschaftler der University Sains Malaysia, Division of Radiotherapy and Oncology in Malaysien im Jahr 2002 der Frage nach, wie naturbelassener Honig auf die Schleimhäute im Hals-Nasen-Rachen-Raum von Patienten wirkt, die radioaktiv bestrahlt werden. Die Bestrahlung von Schleimhäuten kann unter anderem zu schweren Entzündungen führen.

Von 40 Patienten mit bösartigen Tumoren im Kopf- und Halsbereich aßen zwanzig Probanden 15 Minuten vor und 15 Minuten nach der Strahlentherapie sowie sechs Stunden später jeweils 20 g Honig (etwa ein Esslöffel). Die anderen zwanzig Probanden nahmen keinen Honig ein und stellten die Kontrollgruppe dar. Während in dieser Gruppe 75 Prozent der Betroffenen therapiebedingte Schleimhautentzündungen bekamen, waren es in der Honiggruppe nur 20 Prozent. Zu Unterschieden kam es auch in der Gewichtsentwicklung: Während die Honigesser ihr Gewicht weitgehend halten konnten, nahmen viele Patienten der Kontrollgruppe unerwünscht ab, weil sie Beschwerden beim Essen hatten.

Zu ähnlichen Ergebnissen kamen Forschende um Dr. Hye Kyung Cho von der Vachon-University Incheon 2015: Von den 476 Patienten, die sich aufgrund eines Kopf- und Halstumors einer Strahlentherapie oder einer Kombination aus Strahlen- und Chemotherapie unterziehen mussten, hatten diejenigen, die Honig zu sich genommen hatten, seltener Nebenwirkungen und Gewichtsverluste.

Für krebskranke Menschen ist es von größter Wichtigkeit, auf eine nährstoffreiche und ausgewogene, gegebenenfalls auch hochkalorische Ernährung zu achten, um mögliche Nebenwirkungen der Therapie zu verringern und die Entwicklung von Unter- und Mangelernährung abzuwenden.

Wie eine Ernährung mit Honig die Abwehrkräfte stärkt

Um den Körper mit allen Schutzstoffen ausreichend zu versorgen, sollte die Regel “Fünf am Tag“ beherzigt werden. Das bedeutet: Fünfmal am Tag steht eine Portion von rund 150 mg Obst oder Gemüse auf dem Speiseplan. Wichtig ist dabei die Abwechslung: Je größer die Farbenvielfalt auf dem Teller ist, desto besser, denn jeder einzelne Pflanzenstoff hat andere gesundheitliche Wirkungen.

Um die wertvollen Inhaltsstoffe zu erhalten, sollten die Lebensmittel so wenig wie möglich erhitzt werden. Empfehlenswert ist es, täglich einen Rohkost- oder Obstsalat mit Nüssen, Kräutern und einem Dressing aus kalt gepresstem Rapsöl, Zitronensaft und Honig zu essen. Bei Kau-, Schluck- oder Verdauungsproblemen ist ein frisch zubereiteter Smoothie geeignet.
Gerichte, die aus gegarten Zutaten bestehen, können dadurch aufgewertet werden, dass am Ende der Garzeit Honig und Kräuter zugegeben werden. Da beim Garen viele bioaktive Stoffe in das Kochwasser übergehen, sollte dieses nie weggegossen, sondern immer mit verarbeitet werden.

Bei einer sehr starken Schwächung des Immunsystems kann die Anreicherung von Honig mit Pollen und Propolis vorteilhaft sein. Propolis ist ein Bestandteil der Bienenwaben und enthält als Wirkstoff Kaffeesäurephenethylester. Von dieser Verbindung sind krebshemmende und immunmodulatorische Eigenschaften bekannt. In zahlreichen Studien wirkte die Substanz als Radikalfänger und konnte das Wachstum geschädigter Zellen hemmen.

Die Einnahme von Pollen und Propolis in Verbindung mit Honig ist auch deshalb empfehlenswert, weil die im Honig enthaltenen Säuren und Enzyme die Ausnutzung der in den anderen Bienenprodukten vorkommenden Inhaltsstoffe erhöhen. Honig regt den Appetit an, kann gut geschluckt werden und ist leicht verdaulich ist. Für die Zubereitung der Tagesdosis werden 2 Esslöffel Honig mit 2 Esslöffeln Pollen und 10 Tropfen Propolistinktur (20 %) vermischt und über einen Zeitraum von drei Monaten eingenommen.

Honig bei Schmerzen

Rückenschmerzen sind die am häufigsten auftretenden Schmerzen in Deutschland, sie rangieren noch vor Kopf-, Nerven-, Tumorschmerzen und vor Schmerzen durch Rheuma, Osteoporose und Arthrose. Akute Schmerzen entstehen, wenn Nervenendigungen gereizt oder geschädigt sind und Signale über die Nervenbahnen zum Gehirn schicken. Schmerzen sind ein Alarmzeichen des Körpers, welches uns mitteilen soll, dass etwas nicht in Ordnung ist.
Wenn akute Schmerzen immer wieder auftreten, speichert das Gehirn die Schmerzerfahrung und schon nach kurzer Zeit kommt es zu Veränderungen im Nervensystem. Die Schmerzen bleiben bestehen, obwohl es keine Ursache mehr für sie gibt. Der Schmerz verselbständigt sich und wird schließlich zu einer eigenständigen Krankheit. Nach Angaben der Deutschen Schmerzgesellschaft lebt in jedem dritten Haushalt in Europa ein Mensch, der unter Schmerzen leidet. Von chronischen Schmerzen werden etwa 17 Prozent aller Deutschen geplagt.

Wichtig ist, dass Schmerzen rechtzeitig und ausreichend behandelt werden. Aber nicht immer muss ein Medikament eingenommen werden. In einigen Fällen hängen die Schmerzen mit der Ernährung zusammen und können durch einfache Maßnahmen verhindert oder beseitigt werden.

Wie Ernährung und Kopfschmerzen zusammenhängen

Nach Daten der Deutschen Migräne- und Kopfschmerzgesellschaft leidet in Deutschland jede dritte Frau und jeder fünfte Mann mehr als einmal im Monat an Kopfschmerzen. Auch Kinder und Jugendliche sind immer häufiger betroffen: Seit den 1970er Jahren hat sich die Zahl der betroffenen Minderjährigen vervierfacht. Der häufigste

Rezepte zur Stärkung des Immunsystems

Erdbeer-Orangen-Carpaccio mit Honig-Minze-Sirup

Zutaten für 4 Portionen:
- 3 Orangen
- 400 g große Erdbeeren
- 100 ml Wasser
- 4 Esslöffel Honig
- 3 Gewürznelken
- einige Blätter Zitronenmelisse

Zubereitung:
Die Orangen schälen. Dabei so viel weiße Haut entfernen wie möglich. Die Orangen in dünne Scheiben schneiden, den Fruchtsaft auffangen. Die Erdbeeren waschen, putzen und in Scheiben schneiden. Die Fruchtscheiben dekorativ auf Desserttellern anrichten. Für den Sirup 100 ml Wasser mit Honig, Gewürznelken und Zitronenmelisse sirupartig einkochen. Den warmen Sirup über den Früchten verteilen. Die Speise eine halbe Stunde durchziehen lassen, mit Zitronenmelisseblättern dekorieren.

Früchte-Punsch zur Stärkung der Abwehrkräfte

Zutaten für 8 Gläser:
- 1 Liter Wasser
- 1 Stange Zimt
- 5 Nelken
- 5 Teelöffel oder 5 Teebeutel Früchtetee
- ½ Liter Johannisbeersaft
- Saft von einer Zitrone
- 2 Esslöffel Honig

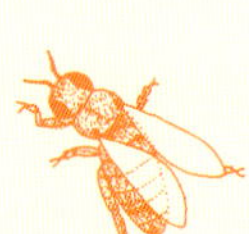

Zubereitung:
Wasser in einem großen Topf mit den Gewürzen und dem Früchtetee zum Kochen bringen. 10 Minuten bei ausgeschalteter Hitze ziehen lassen. Durch ein Sieb gießen. Johannisbeersaft, Zitronensaft und Honig unterrühren. Warm trinken.

Obstsalat mit Honig-Holunder-Saft

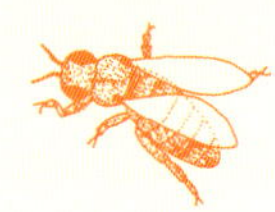

Zutaten für 4 Portionen:
- 300 g Pflaumen oder anderes Obst
- 2 Birnen
- 2 Äpfel
- 1 Teelöffel Vanillepuddingpulver
- 1 Esslöffel kaltes Wasser
- 300 ml Holunderbeersaft
- 1 Stück Zimtstange
- etwas Zitronensaft
- 1–2 Esslöffel Honig

Zubereitung:
Die Pflaumen waschen, halbieren und entkernen. Die Birnen waschen, putzen und in Stücke schneiden. Äpfel waschen, vom Kerngehäuse befreien und in Stücke schneiden. Das Obst mischen und auf Schälchen verteilen. Das Vanillepuddingpulver in kaltem Wasser glatt rühren. Den Holunderbeersaft mit der Zimtstange in einem Kochtopf zum Kochen bringen, das angerührte Puddingpulver in den kochenden Saft geben, noch einmal aufkochen lassen und so lange rühren, bis der Saft dicklich wird. Den Topf vom Herd nehmen. Wenn der Saft etwas abgekühlt ist, mit Zitronensaft und Honig abschmecken, über die Früchte gießen.

Honigeis mit Orangen und Kiwis

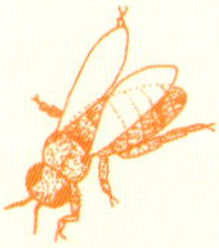

Zutaten für 6 Portionen:
- 100 g Honig
- 2 Eier
- 1 Prise Ingwerpulver
- 200 g süße Sahne
- 5 Orangen
- 3 Kiwis
- 1 Orange
- 3 Esslöffel Mandelstifte

Zubereitung:
Den Honig mit Eiern und Ingwerpulver cremig rühren.
Die Sahne steif schlagen und unter die Honigmasse heben. Eis für ca. 4 Stunden in das Gefrierfach stellen. Vier Orangen schälen und in Scheiben teilen. Diese in Stücke schneiden. Die Kiwis schälen und in Scheiben schneiden. Die letzte Orange auspressen. Die Früchte auf Schälchen verteilen. Das Eis auf die Früchte setzen, mit Orangensaft begießen und mit Mandelstiften bestreuen.

Schnelle Holundersuppe mit Grießklößen

Zutaten für 4 Portionen:
- 50 g Trockenpflaumen
- 40 g Trockenaprikosen
- ½ Liter Wasser
- etwas Zimt
- ½ Liter Holunderbeersaft
- 1 Zitrone
- 2 Esslöffel Honig
- Klöße:
- 200 ml Milch
- 10 g Butter
- 1 Teelöffel Honig
- 80 g Hartweizengrieß
- 1 Ei
- 1 Liter Wasser

Zubereitung:
Die Trockenfrüchte sehr klein schneiden und mit dem Wasser aufkochen. Bei kleiner Hitze 10 Minuten kochen lassen. Holunderbeersaft und Saft einer Zitrone zugeben, gut durchwärmen, aber nicht mehr kochen lassen. Mit Zimt und Honig abschmecken. Für die Klöße die Milch mit Butter und Honig zum Kochen bringen, den Grieß zugeben, noch einmal unter Rühren kurz aufkochen lassen und so lange rühren, bis sich die Masse kloßartig zusammenballt und vom Topfboden löst. Etwas abkühlen lassen, dann das Ei unterziehen. Wasser in einem Topf zum Kochen bringen. Mit zwei in kaltes Wasser getauchten Teelöffeln Klöße von der Grießmasse abstechen und in das leicht kochende Wasser geben. Die Herdplatte ausschalten und die Klöße 10 Minuten auf Nachwärme gar ziehen lassen. Klöße in die Holundersuppe geben.

Fitness-Drink

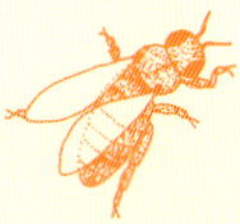

Zutaten für 1 Glas:
- 1 rosa Grapefruit
- 1 Papaya
- 1 Esslöffel Honig
- 1 Teelöffel Leinsamen
- 8 frische oder Tiefkühl- Himbeeren

Zubereitung:
Die Grapefruit auspressen. Papaya schälen, entkernen, in Stücke schneiden und mit Grapefruitsaft, Honig und Leinsamen pürieren. Die Himbeeren putzen, auf einen Spieß stecken und ins Glas stellen.

Auslöser für Kopfschmerzen und Migräne ist Stress, aber auch die täglichen Essgewohnheiten beeinflussen in hohem Maße die Häufigkeit und Stärke von Schmerzattacken.

Besonders oft betroffen sind Menschen, die tagsüber keinen Appetit oder keine Zeit zum Essen haben. Wenn mehrere Stunden lang nichts gegessen wird, sinkt der Blutzuckerspiegel im Laufe des Tages erheblich ab. Im Unterschied zu anderen Körperzellen kann das Gehirn keine Kohlenhydratreserven anlegen und ist auf eine ständige Versorgung mit Traubenzucker angewiesen. Fehlt der Nachschub, kommt es zu Müdigkeit, Konzentrationsmangel, Nervosität und Kopfschmerzen. Da eine Unterzuckerung auch nachts auftreten kann, wachen manche Menschen bereits am Morgen mit Kopfschmerzen auf.

Auch eine einseitige und nährstoffarme Ernährung begünstigt die Entstehung von Kopfschmerzen. So werden zum Beispiel bei Magnesiummangel die Blutgefäße empfindlicher und verkrampfen leichter. Der mit dem Gefäßkrampf verbundene Sauerstoffmangel kann starke Schmerzen auslösen. Erwachsene benötigen täglich etwa 300 bis 350 mg Magnesium. Zu den wichtigsten Magnesiumlieferanten gehören vollwertige Getreideprodukte. So deckt beispielsweise eine Portion Hirse (200 Gramm) rund 75 Prozent des Magnesium-Tagesbedarfs eines Erwachsenen. Mit einer Portion Vollkornreis können circa 67 Prozent und mit zwei Scheiben Dinkelvollkornbrot 35 Prozent des täglichen Magnesiumbedarfs gedeckt werden. Getreidegerichte erfreuen sich in Deutschland aber keiner sehr großen Beliebtheit. Viele traditionelle Lebensmittel, die früher zu den Grundnahrungsmitteln gehörten, führen heute ein Schattendasein. Das betrifft Hirse ebenso wie Hafer, Weizen, Roggen, Gerste, Buchweizen, Linsen und Kichererbsen.

In manchen Fällen sind Lebensmittel die unmittelbaren Auslöser von Schmerzen. Menschen mit einer erhöhten Empfindlichkeit gegen bestimmte Inhaltsstoffe bekommen heftige Kopfschmerzen, wenn sie Schokolade, Käse oder Würstchen gegessen haben. Auch nach Genuss von Rotwein kommt es nicht selten zu starken Schmerzattacken. Die Fermente des Rotweins verstärken die krampfauslösende Wirkung bestimmter Gewebshormone. Bei entsprechender Veranlagung müssen die Lebensmittel und Getränke, die den Schmerz auslösen, gemieden werden.

Nicht nur natürliche Nahrungsbestandteile, sondern auch Lebensmittelzusatzstoffe wirken als Migräne-Locker. Bekannt ist die Überempfindlichkeit vieler Menschen gegenüber Glutamat, dem am häufigsten eingesetzten Geschmacksverstärker. Glutamat gibt vielen Speisen das gewünschte Aroma. Die Substanz wird in Fertigsuppen und Soßen, in Fisch- und Fleischkonserven, in Streuwürzen und Brühwürfeln sowie in vielen Knabbersachen verarbeitet. Da der Geschmacksstoff schnell in die Blutbahn gelangt, kann er heftige Beschwerden auslösen.

Eiweißreiche Kost kann Schmerzen auslösen und verstärken

Egal, um welche Schmerzart es sich handelt, Serotonin ist immer beteiligt. Liegt der Botenstoff in ausreichender Menge im Gehirn vor, ist die Sensibilität für Schmerzen gering. Verliert das Gehirn die wichtige Substanz, sinkt die Schmerzschwelle und Schmerzen werden leichter wahrgenommen.

Die Nährstoffzusammensetzung der täglichen Nahrung ist maßgeblich dafür verantwortlich, ob wir einen Tag mit oder ohne Schmerzen verbringen. So begünstigt ein hoher Eiweißanteil in der Kost den Ausbruch von Schmerzen.

Nach Empfehlungen der Deutschen Gesellschaft für Ernährung und anderen europäischen Ernährungsfachgesellschaften benötigen Frauen rund 47 g Eiweiß am Tag, Männer etwa 59 g Eiweiß.

Die Nationale Verzehrstudie II zeigt, dass in Deutschland sowohl Frauen als auch Männer aller Altersgruppen im Durchschnitt mehr Eiweiß zu sich nehmen als von den Fachgesellschaften empfohlen wird. Der hohe Eiweißverzehr ist oftmals auf einen starken Fleisch-, Wurst- und Käsekonsum zurückzuführen. Hinzu kommt, dass heutzutage viele Menschen kohlenhydratreiche Lebensmittel meiden, weil sie abnehmen möchten. Dadurch steigt der Eiweißanteil in der täglichen Ernährung automatisch.
Bei einer eiweißreichen und kohlenhydratreduzierten Kost verarmt das Gehirn an Serotonin.

Eine eiweißreiche Ernährung vermindert die Serotoninbildung. Das liegt daran, dass bei einer eiweißbetonten Kost viele Aminosäuren um die Aufnahme ins Gehirn konkurrieren.
Das für die Serotininbildung erforderliche Tryptophan wird an der Blut-Hirn-Schranke von anderen Aminosäuren verdrängt und kann nicht ins Gehirn aufgenommen und in Serotonin umgewandelt werden. Schmerzen werden leichter wahrgenommen und bestehende Schmerzen verstärken sich.
Die Aufnahme von Tryptophan ins Gehirn ist außerdem nur dann möglich, wenn im Blut genügend Traubenzucker zur Verfügung steht. Honig wirkt sich bei Schmerzen besonders günstig aus, weil das Bienenprodukt sowohl Tryptophan enthält als auch Kohlenhydrate, welche die Blutzuckerwerte für einen langen Zeitraum konstant halten. Das führt dazu, dass die Aminosäure über Stunden ins Gehirn aufgenommen und in Serotonin umgewandelt werden kann. Die im Honig enthaltenen B-Vitamine unterstützen diesen Prozess.

Weniger Schmerzen mit Honig

Soll mit Hilfe der Ernährung eine Schmerzlinderung erzielt werden, ist es empfehlenswert, schon bei den ersten Anzeichen nach Honig zu greifen. Gleichzeitig sollten eiweißreiche tierische Lebensmittel, wie Milchprodukte, Fleisch, Wurst, Fisch und Eier sowie Schokolade für einige Stunden gemieden werden.

Werden stattdessen Speisen aus Obst, Honig und Nüssen oder Getreideprodukten zubereitet und im Anfangsstadium der Beschwerden gegessen, kann oftmals eine Verringerung der Schmerzen erreicht werden.

Das im Obst enthaltene Vitamin C fördert den Umbau von Tryptophan in Serotonin und die in Nüssen, Samen und Pflanzenölen enthaltenen Fettsäuren regen den Organismus zur Bildung gefäßerweiternder Gewebshormone an. Ideal ist ein Obstsalat aus klein geschnittenen Früchten mit gehackten Nüssen oder Samen und einem Dressing aus Zitronensaft, kalt gepresstem Öl und Honig.

Eine ähnlich gute Wirkung hat ein Vollkornbrötchen, das mit Honig bestrichen und mit gehackten Nüssen oder Mandeln zu einem Glas Orangensaft gegessen wird. Wohltuend wirkt auch Tee mit Honig in Verbindung mit einer Handvoll Nüsse oder eine

Günstige Lebensmittelkombinationen bei Schmerzen:

- Vollkornbrot, Honig, Nüsse
- Vollkornbrot, Banane, Honig
- Avocado, Honig
- Obst, Nüsse, Honig
- Obst, Sämereien, Honig
- Obst, Haferflocken, Honig
- Obst, Hirse, Honig

Mischung aus Trockenfrüchten, Nüssen und Honig. Kaffee verstärkt die schmerzlindernde Wirkung der Lebensmittel, wenn das Getränk ohne Milch oder Kaffeesahne getrunken wird. Sobald die Schmerzen nachlassen, dürfen alle eiweißreichen Lebensmittel wieder gegessen werden.

Sollten die Schmerzen nach ein bis zwei Stunden nicht besser geworden sein, kann ein selbst zubereiteter Ingwersirup Linderung verschaffen. Dieses Gewürz wird in Indien seit Jahrhunderten zur Behandlung von Kopfschmerzen und Übelkeit eingesetzt. Die Knolle enthält den Wirkstoff Gingerol, welcher Acetylsalicylsäure (Aspirin) ähnlich ist. Er hemmt entzündliche Prozesse und

Rezepte bei Schmerzen

Ingwersirup gegen akute Schmerzen

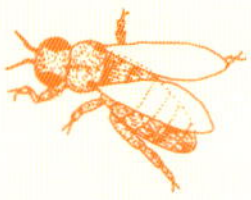

Zutaten für 1 Portion:
- 30 g frische Ingwerknolle
- ¼ Liter Wasser
- 2 Esslöffel Honig

Zubereitung:
Die Ingwerwurzel schälen, sehr fein hacken und in einem geschlossenen Topf mit Wasser 10 Minuten bei kleiner Hitze kochen lassen. Den Sud durch ein Sieb gießen, auffangen und etwas abkühlen lassen. Dann den Honig zugeben und trinken.

Melonensalat mit Honig-Ingwer-Soße

Zutaten für 4 Portionen:
- ½ Wassermelone
- ½ Honigmelone
- 30 g kandierter Ingwer
- 150 ml Orangensaft
- 3 Esslöffel Honig
- 1 Esslöffel Zitronensaft

Zubereitung:
Die Melonen schälen, in dünne Spalten schneiden und die Kerne entfernen. Das Fruchtfleisch in Würfel schneiden. Den Ingwer in sehr feine Streifen schneiden. Orangensaft mit Honig und Ingwerstreifen in einen kleinen Topf geben, einmal kurz aufkochen lassen, vom Herd nehmen und 5 Minuten ziehen lassen. Dann mit Zitronensaft abschmecken. Die Melonenstücke auf Schälchen verteilen und mit der Soße übergießen.

Weidenrindentee gegen chronische Schmerzen

Zutaten für 1 Portion:
- 1 Teelöffel Weidenrinde (Apotheke)
- ¼ Liter Wasser
- 2 Esslöffel Honig

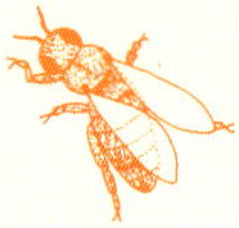

Zubereitung:
Die Weidenrinde mit kaltem Wasser aufsetzen und zum Kochen bringen. Den Tee 5 Minuten zugedeckt bei ausgeschalteter Hitze ziehen lassen. Dann durch ein Sieb gießen, 5 Minuten abkühlen lassen und nach Geschmack mit Honig süßen. Täglich zwei Tassen trinken.

wirkt schon in kleinen Mengen schmerzlindernd.

Für den Sirup werden 30 g Ingwerwurzel geschält, fein gehackt, einige Minuten in wenig Wasser gekocht und mit Honig gesüßt getrunken. Meist dauert es etwa eine halbe Stunde, bis die Schmerzen nachlassen. Da Ingwer eine stark blutverdünnende Wirkung hat, darf der Sirup in der angegebenen Konzentration nur einmal am Tag bei akuten Schmerzen und nicht täglich getrunken werden. Vorbeugend lassen sich Ingwer und Honig als Gewürz in zahlreichen Getränken und Gerichten gemeinsam einsetzen.

Zur Bekämpfung chronischer Schmerzen hat sich Weidenrindentee bewährt. Haupt-

Ingwerbratäpfel

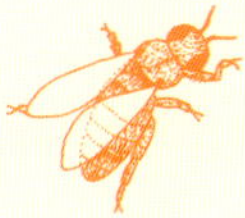

Zutaten für 4 Portionen:
- 4 große Äpfel
- Saft einer Zitrone
- 40 g Haselnüsse
- 30–40 g Ingwerknolle
- 2 Esslöffel Honig
- 1 Schuss Orangensaft
- etwas Butter

Zubereitung:
Die Äpfel waschen und das Kerngehäuse ausstechen. Den Zitronensaft in die Höhlung träufeln. Die Haselnüsse fein hacken. Die Ingwerknolle schälen und fein reiben. Ingwer, Nüsse, Honig und Orangensaft zu einer Masse verkneten und die Äpfel damit füllen. Äpfel auf ein Backblech setzen, mit Butterflöckchen belegen und bei 180°C im Umluftofen (konventionell 200°C) etwa 25 Minuten backen.

Frucht-Shake

Zutaten für 1 Glas:
- 1 kleine Banane
- 100 ml Apfelsaft
- 100 ml Orangensaft
- 1 Esslöffel gemahlene Haselnüsse
- 2 Esslöffel Haferflocken
- 1 Teelöffel Honig

Zubereitung:
Die Banane schälen, in Scheiben schneiden und zusammen mit den Säften, den gemahlenen Nüssen, Haferflocken und Honig pürieren.

Obstsalat

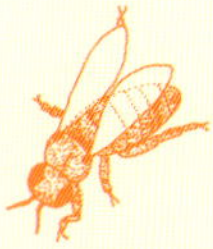

Zutaten für 1 Portion:
- 1 Apfel
- 1 Banane
- 1 Mandarine oder anderes Obst der Saison
- 1 Esslöffel Zitronensaft
- 1 Esslöffel Wasser
- 1 Teelöffel Honig
- 1 Teelöffel gehackte Nüsse oder Mandeln

Zubereitung:
Das Obst waschen, putzen und in kleine Stücke schneiden. Zitronensaft und Wasser verrühren, den Honig darin auflösen und das Obst damit beträufeln. Die gehackten Nüsse unter den Salat mischen.

wirkstoff der Weidenrinde ist Salicin. Diese Substanz wird im menschlichen Stoffwechsel in Salicylsäure umgewandelt und wirkt ebenso wie chemisch hergestellte Acetysalicylsäure entzündungshemmend, schmerzlindernd und fiebersenkend. Verstärkt wird die Wirkung von Salicin durch zahlreiche weitere Bestandteile der Weidenrinde. Mehreren Studien zufolge wirkt Weidenrinde besonders gut gegen Rückenschmerzen.

Honig bei Erkrankungen der Speiseröhre und des Magens

Das, was wir in den Mund stecken, wird in der Regel nach drei Tagen wieder sichtbar. In der Zwischenzeit haben zahlreiche chemische und mechanische Vorgänge dafür gesorgt, dass Nahrungsbestandteile in Energie und Körpersubstanz umgewandelt wurden.

Viele Organe arbeiten bei diesen Prozessen mit. Wenn die Verdauungsorgane gesund sind, bemerken wir deren Arbeit nicht und es geht uns gut. Kommt es jedoch zu Störungen im Verdauungssystem, sind Wohlbefinden und Lebensqualität spürbar beeinträchtigt.

Vermeidung von Mangelernährung bei Appetitlosigkeit und Schluckstörungen

Mit steigendem Lebensalter sinkt die Zahl der Geschmacksknospen im Mund und die Geschmacksempfindlichkeit lässt nach. Auch das Riechvermögen wird mit zunehmendem Alter schwächer. Ein verringerter Geruchs- und Geschmackssinn sowie Appetitlosigkeit, Kau- und Schluckbeschwerden sind oftmals die Ursache dafür, dass alte oder kranke Menschen zu wenig essen und trinken. Um eine Unter- oder Mangelernährung zu verhindern, ist es wichtig, dass Speisen und Getränke ansprechend aussehen, gut zu schlucken, leicht zu verdauen und gleichzeitig reich an Nährstoffen sind. Honig erfüllt diese vier Forderungen.

Schon die Volksweisheit „Das Auge isst mit“ macht deutlich, dass nicht nur der Geschmack einer Speise den Appetit und die Freude beim Essen beeinflusst, sondern auch das Aussehen. Die Farben der Nahrungsmittel und Gerichte sind dabei von besonderer Bedeutung. Jede Farbe hat eine eigene Wirkung auf die Psyche. Beobachtungen und Befragungen zeigen, dass Mahlzeiten dann besonders verführerisch aussehen, wenn die Farben gelb, orange und rot vorherrschen. Dominieren dagegen weiß, braun, grün oder blau auf dem Esstisch, wird der Appetit gehemmt.

Honig hat nicht nur eine psychologisch ansprechende Farbe, sondern enthält auch zahlreiche verdauungsfördernde Inhaltsstoffe. Das Bienenprodukt löst sich schnell im Mund auf und muss nicht gekaut werden. Wasser und klare Säfte können meist besser geschluckt werden, wenn sie mit Honig versetzt werden. Natürliche Aromastoffe und organische Säuren fördern den Speichelfluss und erleichtern den Schluckvorgang.

Die meisten Bestandteile des Honigs müssen im Darm weder abgebaut noch zerkleinert werden: Aminosäuren, Glucose, Fructose, Mineralstoffe, Spurenelemente und Enzyme können ohne aufwendige Verdauungsleistung durch die Darmwand in die Blutbahn aufgenommen werden. Das erklärt die gute Bekömmlichkeit des Bienenprodukts. Mit Honig lassen sich gut schluckbare Getränke zubereiten, die so energie- und nährstoffreich sind, dass sie feste Mahlzeiten ersetzen können.

Honig schützt vor Magengeschwüren

Im Magen wird die heruntergeschluckte Nahrung so lange geknetet und zerkleinert, bis sie für die Verdauung im Darm bestens vorbereitet ist. Bei diesem Prozess wird der

Mageninhalt sauer, denn die Magendrüsen produzieren Salzsäure und Wirkstoffe, mit deren Hilfe das Nahrungseiweiß aufgespalten werden kann. Schon wenn der Magen leer ist, sondert das Organ rund 100 ml Verdauungssäfte pro Stunde ab. Nach einer Nahrungsaufnahme kann diese Menge auf bis zu 1000 ml ansteigen.

Damit der Magen sich mit seinen aggressiven Säften nicht selber verdaut, schützt eine dicke Schleimschicht die Magenwand. Unter bestimmten Bedingungen ist es trotzdem möglich, dass die Magensäfte den Schutzwall angreifen und schädigen. Als Folge dieser Selbstzerstörung kann es zu Magenschleimhautentzündungen (Gastritis) und auch zur Bildung von Magengeschwüren kommen. Betroffene haben oft starke Schmerzen beim Essen oder kurz nach der Mahlzeit. Auch Appetitlosigkeit, Übelkeit, saures Aufstoßen oder Erbrechen sind Symptome für ein Magengeschwür. Als Begleiterscheinung können sowohl Verstopfung als auch Durchfall auftreten.

Die Ursache für ein Magengeschwür ist in vielen Fällen eine zu hohe Säureproduktion im Magen. Aber nicht immer hat die Säure Schuld an der Krankheit. Auch die Einnahme von Medikamenten oder Durchblutungsstörungen in der Magenwand können zu einer Geschwürbildung führen. Volksweisheiten wie „Es ist mir auf den Magen geschlagen" machen deutlich, dass psychische Belastungen Magenkrankheiten auslösen können. Häufig ist die Krankheit jedoch auf eine Infektion mit dem Bakterium Helicobacter pylori zurückzuführen.

Etwa die Hälfte der Weltbevölkerung trägt den Erreger von Magen- und Zwölffingerdarmgeschwüren im Mund und Zahnbelag mit sich herum. Von dort aus können die Bakterien leicht in den Magen gelangen und unter bestimmten Bedingungen zahlreiche Beschwerden und Erkrankungen im Verdauungstrakt auslösen. Normalerweise tötet die Magensäure die meisten Bakterien ab. Helicobacter pylori nistet sich jedoch in der Schleimhaut der Magenwand ein und bildet das Stoffwechselprodukt Ammoniak, eine Substanz, welche die Magensäure in der Umgebung des Keimes neutralisiert. So kann das Bakterium jahrzehntelang, ja sogar das ganze Leben des Menschen überdauern. Ist der Körper jedoch durch Stress oder andere Einflüsse geschwächt, kommt es leicht zur Bildung eines Geschwürs.

Um die Krankheit zu verhindern, ist eine gute Mundhygiene und Zahnpflege die wichtigste Schutzmaßnahme. Aber auch Honig kann den Magen schützen. Wissenschaftliche Studien haben gezeigt, dass Honig das Wachstum von Helicobacter pylori hemmt. Zur Vorbeugung von Magengeschwüren wird die tägliche Einnahme von drei Esslöffeln Honig empfohlen. Am besten ist die Wirkung, wenn vor jeder Mahlzeit ein Esslöffel Honig eingenommen wird.

Besteht bereits ein Magengeschwür, ist es ratsam, schwer verdauliche Lebensmittel zu meiden. Dazu gehören fette Speisen, saure Getränke und Kohlgemüse. Auch Vollmilch ist bei akuten Magenerkrankungen ungünstig. Unter dem Einfluss der Magensäure gerinnt das Eiweiß der Milch großflockig und ist für die Verdauungsenzyme schwer angreifbar. Die Speise verweilt lange im Magen und erfordert viel Verdauungsarbeit. Wird vor dem Genuss Honig in Milch gerührt, gerinnt diese feinflockiger und ist leichter verdaulich.

Sehr bekömmlich sind auch Bananen. Sie fangen überschüssige Säure ab und schützen die Magenschleimhaut. Besonders günstig bei Magenerkrankungen ist eine Speise aus Quark, Bananen und Haferflocken, die mit Honig gesüßt wird.

Rezepte zur Ernährung bei Appetitlosigkeit und Schluckstörungen

Möhren-Mix-Getränk

Zutaten für 1 Glas:
- 200 ml Möhrensaft
- 50 g Honig
- ½ Becher Vollmilchjoghurt
- Salz
- 1 Prise Muskat

Zubereitung:
Möhrensaft, Honig und Joghurt miteinander verrühren und mit Salz und Muskat abschmecken.
Ein Glas liefert circa 247 kcal, 51 Gramm Kohlenhydrate, 5 Gramm Eiweiß, 3 Gramm Fett.

Fruchtige Hirsecreme

Zutaten für 2 Portionen:
- 300 ml Vollmilch
- 130 g Hirse
- 70 g Honig
- Mark von ¼ Vanilleschote
- 250 g Erdbeeren oder anderes Obst der Saison
- 100 g Sahne

Zubereitung:
Die Milch zum Kochen bringen und die Hirse einrühren. 20 Minuten bei schwacher Hitze zugedeckt kochen lassen und 5 Minuten auf ausgeschalteter Herdstelle nachquellen lassen. Die Hirse etwas abkühlen lassen und Honig und Vanillemark einrühren. Das Obst waschen, putzen, in mundgerechte Stücke schneiden und unter die Hirse mischen. Die Sahne steif schlagen. Die Hälfte der Sahne unterheben, die andere Hälfte zum Verzieren verwenden.
Eine Portion liefert circa 397 kcal, 42 Gramm Kohlenhydrate, 8 Gramm Eiweiß, 22 Gramm Fett.
Deckung des Tagesbedarfs an Calcium: circa 14 Prozent.

Kräuter-Milch-Mixgetränk

Zutaten für 1 Glas:
- 200 ml Buttermilch
- 50 g Quark
- 40 g Honig
- 10 g Maiskeimöl
- 10 g gehackte Kräuter
- Salz

Zubereitung:
Alle Zutaten im Mixer oder mit einem Pürierstab pürieren und mit Salz abschmecken.
Ein Glas liefert circa 404 kcal, 53 Gramm Kohlenhydrate, 13 Gramm Eiweiß, 14 Gramm Fett.

Kirsch-Milch-Mix

Zutaten für 2 Gläser:
- 200 g entsteinte Sauerkirschen
- 3 Esslöffel gemahlene Mandeln
- 380 ml Vollmilch
- 2 Esslöffel süße Sahne
- einige Tropfen Zitronensaft
- 1 Esslöffel Honig
- 1 Prise Zimt

Zubereitung:
Alle Zutaten im Mixer oder mit einem Pürierstab pürieren, mit Honig, Zitronensaft und Zimt abschmecken.
Ein Glas liefert circa 275 kcal, 24 Gramm Kohlenhydrate, 11 Gramm Eiweiß, 13 Gramm Fett.
Deckung des Tagesbedarfs an Calcium circa 31 Prozent, Vitamin E 31 Prozent, Magnesium circa 19 Prozent.

Mokka-Mixgetränk

Zutaten für 1 Glas:
- 3 Teelöffel löslicher Kaffee
- 250 ml Vollmilch
- 40 g Honig
- 50 g Magerquark
- 20 g Sahne

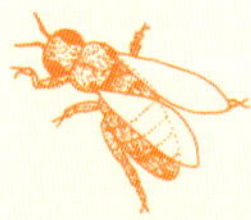

Zubereitung:
Kaffee in etwas heißer Milch auflösen, dann restliche Milch und weitere Zutaten unter Rühren zugeben. Mit geschlagener Sahne garnieren.
Ein Glas liefert circa 397 kcal, 51 Gramm Kohlenhydrate, 15 Gramm Eiweiß, 17 Gramm Fett.

Aprikosen-Quark-Drink

Zutaten für 1 Glas:
- 2 geschälte, entsteinte Aprikosen, ersatzweise Trockenaprikosen
- 1 Esslöffel Speisequark (20 % F. i. Tr.)
- 1 Teelöffel Honig
- 1 Glas Vollmilch

Zubereitung:
Alle Zutaten im Mixer oder mit dem Pürierstab pürieren und nicht zu kalt servieren.
Ein Glas liefert circa 263 kcal, 33 Gramm Kohlenhydrate, 11 Gramm Eiweiß, 8 Gramm Fett.

Joghurt-Apfel-Trunk

Zutaten für 1 Glas:
- 150 g Vollmilchjoghurt
- 1/8 Liter Apfelsaft
- 1 Teelöffel Zitronensaft
- 2 Teelöffel Honig

Zubereitung:
Alle Zutaten mit dem Handrührgerät verquirlen und möglichst bald trinken.
Ein Glas liefert circa 72 kcal, 34 Gramm Kohlenhydrate, 7 Gramm Eiweiß, 6 Gramm Fett.

Joghurt-Pfirsich-Creme

Zutaten für 4 Portionen:
- 3 Blatt Gelatine
- 120 ml kaltes Wasser
- 4 Pfirsiche
- 200 g Vollmilchjoghurt
- Saft von 1 Orange
- 50 g Honig
- 50 g gemahlene Haselnüsse
- 3 Esslöffel Wasser
- 100 g Sahne

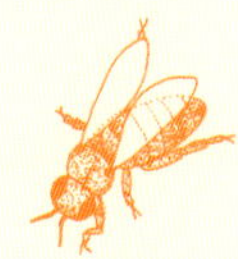

Zubereitung:
Gelatine in kaltem Wasser einweichen. Pfirsiche waschen, schälen, halbieren und entsteinen. Zwei Hälften für die Garnitur beiseite legen. Die übrigen Pfirsiche in Stücke schneiden und mit dem Joghurt und dem Saft der Orange pürieren. Honig und gemahlene Haselnüsse unterrühren. Drei Esslöffel Wasser zum Kochen bringen, von der Herdstelle nehmen und den Topf einige Male schwenken. Die Gelatine auspressen und in dem heißen (nicht mehr kochenden!) Wasser auflösen und unter die Pfirsichcreme rühren. Die Sahne steif schlagen, unter die Creme heben, mit den restlichen in Scheiben geschnittenen Pfirsichhälften garnieren und kalt stellen.
Eine Portion liefert circa 295 kcal, 37 Gramm Kohlenhydrate, 6 Gramm Eiweiß, 18 Gramm Fett.

Haselnussquark

Zutaten für 1 Portion:
- 120 g Magerquark
- 100 ml süße Sahne
- Saft einer halben Orange
- 1–2 Esslöffel Honig
- 3 Esslöffel gemahlene Haselnüsse oder Mandeln

Zubereitung:
Den Quark mit Sahne glatt rühren. Den Orangensaft zugeben und mit Honig abschmecken. Die gemahlenen Nüsse unterrühren. Eine Portion liefert circa 785 kcal, 28 Gramm Kohlenhydrate, 24 Gramm Eiweiß, 63 Gramm Fett.

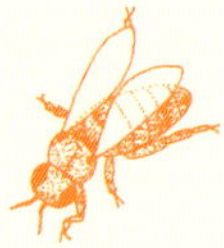

Rezepte gegen Magenbeschwerden

Kamille-Kümmel-Fenchel-Tee zur Magenberuhigung

Zutaten für 1 Tasse:
- 45 g Kamillenblüten
- 10 g Kümmelsamen
- 5 g Fenchelsamen
- 1 Tasse Wasser
- 1–2 Teelöffel Honig

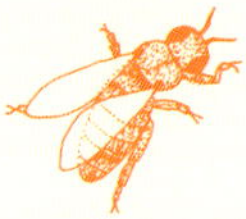

Zubereitung:
Kamillenblüten, Kümmel- und Fenchelsamen mischen. Von der Mischung 1 Teelöffel abnehmen und mit einer Tasse kochendem Wasser aufbrühen, 10 Minuten ziehen lassen. Nach Geschmack mit Honig süßen, täglich zwei Tassen trinken.

Süßholztee bei Säureüberschuss im Magen

Zutaten für 1 Tasse:
- 20 g Kamillenblüten
- 20 g Süßholzwurzel
- 20 g Gänsefingerkraut
- 40 g Leinsamen
- 1 Tasse Wasser
- 1–2 Teelöffel Honig

Zubereitung:
Kamillenblüten, geriebene Süßholzwurzel, Gänsefingerkraut und Leinsamen mischen. Von der Mischung einen Esslöffel abnehmen, in einem Topf mit einer Tasse kaltem Wasser aufsetzen und zum Kochen bringen. Das Getränk zugedeckt zehn Minuten ziehen lassen, durch ein feines Sieb gießen, mit Honig süßen und trinken.

Beifußkraut-Tee mit Honig bei Magenverstimmung

Zutaten für 1 Tasse:
- 1 Teelöffel Beifußkraut
- 150 ml Wasser
- 1 Esslöffel Honig

Zubereitung:
Das Beifußkraut mit kochendem Wasser überbrühen und zugedeckt 5 Minuten ziehen lassen. Den Tee durch ein Sieb gießen und mit Honig abschmecken. 2 bis 3 Tassen am Tag trinken.

Honig bei Darmkrankheiten

Im Dickdarm des Menschen leben Darmbakterien, die in ihrer Gesamtheit als Darmflora bezeichnet werden. Diese Kleinstlebewesen sind ein wichtiger Teil des menschlichen Immunsystems und haben einen großen Einfluss auf die Gesundheit und das Wohlbefinden. So halten die nützlichen Darmbewohner Krankheitserreger in Schach und fördern die Nahrungsausnutzung. Diese Aufgaben können sie aber nur erfüllen, wenn sie in der richtigen Menge und Zusammensetzung vertreten sind.

Von den rund 500 verschiedenen Bakterienstämmen, die unser Darm beherbergt, gehören die sogenannten Bifidobakterien zu den wertvollsten. Sie sollten etwa 40 Prozent der gesamten Darmpopulation ausmachen. Infolge einseitiger und unausgewogener Ernährung oder durch Einnahme von Abführmitteln und Antibiotika sinkt der Anteil der Bifido-Bakterien im Darm vieler Menschen unter ein Prozent. Verdauungsstörungen, Blähungen, Verstopfung oder Durchfall sind nicht selten die Folge einer gestörten Darmflora. Auch steigt die Anfälligkeit gegenüber Infektionskrankheiten.

Darmbakterien brauchen für ihr Wohlbefinden ein saures Milieu. Die im Honig enthaltenen Säuren erhöhen den Säurewert im Darm und schaffen den nützlichen Bakterien damit günstige Lebensbedingungen. Noch besser ist die Wirkung, wenn Honig in Verbindung mit naturbelassenem Joghurt gegessen wird. Viele Vollmilchjoghurtsorten enthalten Bifido- und andere wertvolle Milchsäurebakterien. Wird die Joghurtspeise nicht nur mit Honig, sondern auch mit Obst und Getreideflocken angereichert, bekommen die Darmbakterien ihre Nahrung gleich mitgeliefert, denn die gesundheitsfördernden Darmbewohner ernähren sich von Ballaststoffen (siehe auch Seite 121 ff.).

Wie Honig Darmpilze in Schach hält

Seit einigen Jahren steigt die Zahl der Menschen, bei denen vermehrt Hefepilze der Gattung Candida albicans im Darm gefunden werden. Diesen Menschen geht es oft jahrelang schlecht.

In einem gesunden Darm leben Milliarden nützlicher Bakterien, die bei der Nahrungsverwertung unentbehrlich sind. Bei den meisten Menschen gehören aber auch Hefepilze zu den Darmbewohnern. Diese werden von den Bakterien in Schach gehalten und bleiben daher unbemerkt. Zahlreiche Einflüsse stören jedoch das bakterielle Gleichgewicht: Eine einseitige und ballaststoffarme Ernährung, unregelmäßige Mahlzeiten, Bewegungsmangel, hormonelle Veränderungen oder die Einnahme von Abführmitteln, Antibiotika oder östrogenhaltigen Präparaten schwächen die nützlichen Darmbakterien und ermöglichen den Hefepilzen sich auszubreiten. Auch „äußere" Einwirkungen, wie Stress, Sorgen oder anhaltende Lärmbelästigung wirken sich negativ auf die Darmflora aus. Unangenehmes schlägt vielen Menschen nicht nur auf den Magen, sondern auch auf den Darm.

Eine erhöhte Pilzbesiedelung im Darm kann sich in vielen Symptomen äußern. Blähungen, Verstopfung oder Durchfall, Übelkeit, Ausschlag und Juckreiz, aber auch Kopfschmerzen und depressive Verstimmungen gehören zu den häufigsten Beschwerden. Da die Pilze so unterschiedliche Krankheitssymptome hervorrufen, dauert es oftmals lange, bis die Infektion erkannt wird.

Betroffenen wird vielfach eine Diät vorgeschlagen, deren Ziel es ist, den Pilzen die Nahrungsgrundlage zu entziehen. Da sich Candida albicans in erster Linie von Kohlenhydraten ernährt, werden bei dieser Diät alle zuckerhaltigen Süßungsmittel wie Trauben-, Frucht- und Haushaltszucker ebenso wie Honig verboten. Auch Gebäck und Brot aus

Weißmehl, helle Nudeln und Grieß sollen vom Speiseplan gestrichen werden. Von kohlenhydrathaltigen Gemüsesorten, wie Erbsen, Bohnen, Linsen und Mais, wird ebenso abgeraten wie von den meisten Obstsorten und Säften. Nur Zitrusfrüchte sind erlaubt. Auch auf Nüsse und Mandeln soll verzichtet werden. Unter den Getränken sind zuckerhaltige Erfrischungsgetränke, Kakao, Obstsäfte und Malzbier ebenso verboten wie Alkohol.

Mittlerweile hat sich eine solche Diät als falsch und unwirksam herausgestellt. Sie ist einseitig in der Lebensmittelauswahl und damit auch in der Nährstoffzufuhr. Kohlenhydrate sind wichtige Energielieferanten. Einige Organe, beispielsweise das Gehirn, sind auf die ständige Zufuhr von Kohlenhydraten angewiesen. Werden dem Körper nicht genügend Kohlenhydrate zugeführt, kann das ernsthafte gesundheitliche Störungen bewirken. So ist eine streng kohlenhydratarme Kost

Rezepte zur Stärkung der Darmflora

Tee gegen schlechte Winde

Zutaten für 1 Tasse:
- 2 Teelöffel Bohnenkraut
- 1 Tasse Wasser
- 1–2 Teelöffel Honig

Zubereitung:
Das Bohnenkraut mit einer Tasse kochendem Wasser überbrühen, zugedeckt 10 Minuten ziehen lassen. Den Tee durch ein Sieb gießen und nach Geschmack mit Honig süßen. Bei Bedarf eine Tasse trinken.

Möhren mit Kokosflocken

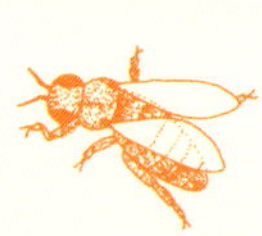

Zutaten für 4 Portionen:
- 500 g Möhren
- 2 Äpfel
- Saft einer halben Zitrone
- 1/8 Liter saure Sahne
- 2 Teelöffel Honig
- Salz
- 2–3 Esslöffel Kokosflocken
- 60 g Rosinen

Zubereitung:
Möhren und Äpfel waschen und putzen. Möhren fein, Äpfel etwas gröber raspeln. Äpfel und Möhren mischen. Aus den übrigen Zutaten eine Soße rühren und über die Rohkost geben. Die Kokosflocken können auch durch gehackte Haselnüsse ersetzt werden.

Rote-Bete-Apfel-Möhren-Rohkost

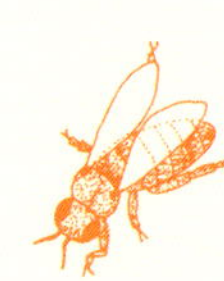

Zutaten für 4 Portionen:
- 250 g Rote Bete
- 250 g Möhren
- 250 g Äpfel
- 1 Becher Naturjoghurt
- 2 Esslöffel kalt gepresstes Rapsöl
- Saft einer halben Zitrone
- ½ Teelöffel Honig
- 1 Teelöffel Kräutersalz
- nach Belieben 4 Esslöffel Weizenkeime

Zubereitung:
Rote Bete, Möhren und Äpfel gründlich waschen, schälen, grob raspeln und zusam-

oft mit einer unerwünscht hohen Zufuhr an Cholesterin und einem starken Anstieg der Fettsäurewerte im Blut verbunden.

Gleichzeitig ergibt sich ein Mangel an Vitaminen und Mineralstoffen. Bei Vitalstoffmangel wird die Produktion und Aktivität der körpereigenen Abwehrstoffe verringert und das Immunsystem geschwächt. Jede Störung in der Abwehrfunktion kann zu einer weiteren Pilzvermehrung führen.

Darmbakterien ernähren sich von Ballaststoffen

Die wertvollen Darmbakterien, welche die Pilze in Schach halten, ernähren sich von Ballaststoffen. Diese kommen nur in pflanzlichen Lebensmitteln vor. Bei einer an Obst, Gemüse und Getreide armen Kost wird in erster Linie den Darmbakterien die Nahrung entzogen. Sie werden geschwächt, gehen in ihrer Anzahl zurück und die Pilze haben

men in eine Schüssel geben. Joghurt mit dem Öl verrühren und mit Zitronensaft, Honig und Salz abschmecken. Die Soße über die Rohkost gießen. Salatzutaten gut vermischen. Nach Belieben Weizenkeime darüber streuen.

Kohlrabi-Salat

Zutaten für 2 Portionen:
- 2 kleine Kohlrabi
- 1 Bund Petersilie
- 8 Esslöffel Vollmilchjoghurt
- 4 Esslöffel süße Sahne
- 1 Teelöffel Salz
- 2 Teelöffel Honig
- Saft einer Zitrone
- 2 Esslöffel gehackte Haselnüsse

Zubereitung:
Die Kohlrabi schälen und raspeln. Die Petersilie waschen, trocken tupfen und hacken. Aus Joghurt, Sahne, Salz, Honig und Zitronensaft eine Marinade rühren. Die Haselnüsse unterrühren. Alle Zutaten vermischen.

Vitaminjoghurt

Zutaten für 4 Portionen:
- 150 g frische oder Tiefkühlerdbeeren
- 600 g Vollmilchjoghurt
- 1–2 Esslöffel Honig
- 2 Teelöffel Mandelmus (Fertigprodukt, ersatzweise gemahlene Mandeln)

Zubereitung:
Früchte waschen und putzen oder tiefgefrorene Früchte auftauen lassen. Die Früchte zusammen mit allen übrigen Zutaten im Mixer oder mit dem Pürierstab pürieren. Variante: Anstelle der Erdbeeren können auch andere Früchte wie Himbeeren, Johannisbeeren, Aprikosen, Pfirsiche oder Bananen verwendet werden.

ein leichtes Spiel, die Oberhand zu gewinnen.

Die Hefepilze selber gehören zu den genügsamsten Lebewesen der Welt: Bei Kohlenhydratentzug ernähren sie sich von Eiweiß. Und wird die Kost noch magerer, treten sie durch die Darmwand ins Blut und suchen dort nach Nahrung. Gelingt es den körpereigenen Abwehrstoffen nicht, die Pilze sofort unschädlich zu machen, können sie sich im Blutkreislauf ausbreiten und andere Organe befallen. Eine einseitige Diät schadet dem Menschen mehr als dem Pilz.

Darmpilze können nur dann dauerhaft besiegt werden, wenn neben einer medikamentösen Therapie die Ernährung so umgestellt wird, dass die körpereigenen Abwehrkräfte unterstützt und erhöht werden. Der Speiseplan muss daher reich an Ballaststoffen, Vitaminen und Mineralstoffen sein. Ballaststoffe sind in zweierlei Hinsicht wichtig: Einerseits dienen sie den Darmbakterien als Nahrung, andererseits tragen sie dazu bei, Pilznester mechanisch aus dem Darm zu räumen. Vitamine und Mineralstoffe regen die Aktivität von Abwehrstoffen und Enzymen an. Gleichzeitig muss aber auch die Kohlenhydratversorgung des Menschen ausreichend gewährleistet sein. Menschen mit Pilzerkrankungen sollten ebenso wie Gesunde ihren täglichen Kalorienbedarf zu 50 bis 60 Prozent durch Kohlenhydrate decken.

Zur Stärkung des Immunsystems sind Obst- und Rohkostsalate besonders geeignet. Viele Pflanzen enthalten neben Nährstoffen verschiedene Substanzen, die das Wachstum von Pilzen hemmen: Brokkoli, Senf, Meerrettich und Kresse liefern Senföle und Thiocyanate, die antimikrobiell wirken. Knoblauch bekommt den Pilzen besonders schlecht. Selbst in einer Verdünnung von 1:125 000 hemmt Knoblauch das Wachstum von Bakterien, Pilzen und Viren.

Diese Wirkung wird noch verstärkt, wenn zum Beispiel in Salatmarinaden Knoblauch und Apfelessig kombiniert werden. Zum Süßen ist Honig geeignet, da das Bienenprodukt eine gleichmäßige Energiezufuhr ermöglicht, ohne den Blutzuckerstoffwechsel zu belasten. Gleichzeitig regen die in ihm enthaltenen Mineralstoffe, Aminosäuren, Vitamine und Flavonoide das Immunsystem an.

Bei Darmpilzinfektionen ist es auch empfehlenswert, täglich eine Portion Naturjoghurt zu essen. Die enthaltenen Milchsäurebakterien können sich im Darm ansiedeln und somit die Hefepilze und Fäulnisbakterien in Raumnot bringen. Je mehr Milchsäurebakterien sich im Darm ausbreiten, desto schwerer ist das Überleben für die Pilze. Wird der Joghurt mit Honig gesüßt, erleichtern die im Bienensaft vorkommenden Säuren die Vermehrung der nützlichen Darmbewohner, die sich in einem sauren Milieu am wohlsten fühlen. Enthält die Joghurtspeise zusätzlich gehackte oder gemahlene Nüsse, Obst oder Getreideflocken, werden die Bakterien gleichzeitig mit Nahrung versorgt.

Honig hilft bei Verstopfung

Bewegungsmangel und ballaststoffarme Ernährung führen schnell zu Darmträgheit und Verstopfung. Viele betroffene Menschen nehmen Abführmittel ein. Die meisten dieser Produkte haben den Nachteil, dass nicht nur Flüssigkeit, sondern auch Kalium aus dem Darm ausgeschwemmt wird. Verarmt der Darm an diesem Mineralstoff, wird das Organ noch träger und das Abführmittel muss regelmäßig und in steigender Menge eingenommen werden. So kann es zu Abhängigkeit und starken Kaliumverlusten kommen. Anhaltender Kaliummangel erhöht die Gefahr für Darmlähmungen, Darmstillstand und Funktionsstörungen am Herzen.

Honig enthält neben Kalium eine Reihe verdauungsfördernder Inhaltsstoffe. Studien haben gezeigt, dass Pollen in Mischblütenhonigen die Durchblutung der Dünndarmschleimhaut anregen und das Immunsystem im Darm aktivieren. Besonders pollenreich sind Klee- und Rapshonig. Aufgrund ihres höheren Pollengehaltes wirken Blütenhonige stärker abführend als Honigtauhonige.

Griechische Forscher fanden heraus, dass auch der Fruchtzuckeranteil im Honig den Darm in Schwung bringt. In Griechenland wird Honig von alters her als Hausmittel gegen Verstopfung eingesetzt: Ein bis zwei Esslöffel Honig werden in einem Glas warmen Wasser aufgelöst und morgens auf nüchternen Magen getrunken.

Noch wirkungsvoller wird die Darmtätigkeit angekurbelt, wenn honiggesüßtes Trockenobst eingenommen wird. Dafür werden drei bis fünf Trockenpflaumen oder anderes Dörrobst mit einer Tasse Wasser zum Kochen gebracht, ein Esslöffel Honig eingerührt und über Nacht stehen gelassen. Am nächsten Morgen wird das Obst gegessen und der Saft getrunken.

Bei hartnäckiger Darmträgheit kann eine selbst zubereitete Honig-Frucht-Paste helfen (siehe Rezept S. 112). Wurde bisher ein Abführmittel eingenommen, so darf dieses nicht schlagartig abgesetzt werden. Stattdessen sollte die Dosis schrittweise reduziert und die eingenommene Menge der Fruchtpaste langsam gesteigert werden. Gleichzeitig ist es wichtig, dass der Ballaststoffanteil in der Nahrung erhöht wird und die Flüssigkeitsaufnahme ausreichend hoch ist. Ein über Jahre hinweg träge gewordener Darm braucht meist längere Zeit, um zu einer normalen Aktivität zurückzufinden.

Wie Honig den Darm bei Durchfall beruhigt

Lange Zeit wurde das Herz als Zentrum der Seele und des Gefühls angesehen. Nach heutigen Kenntnissen ist es eher der Darm, in dem sich Ausgeglichenheit, Ruhe oder Aufregung, Stress und Kummer widerspiegeln. Mit einer Länge von fünf bis sechs Metern und einer Schleimhautoberfläche von der Größe eines Fußballfeldes ist der Darm nicht nur ein außergewöhnliches, sondern auch das größte Organ des menschlichen Körpers.

Das Riesenorgan verfügt mit etwa 100 Millionen Zellen im darmeigenen Nervensystem über mehr Schaltstellen als das Rückenmark. So ist es verständlich, dass seelische Anspannung und psychischer Druck nicht nur auf den Magen schlagen, sondern auch Auswirkungen auf den Darm haben können. Kommt es infolge seelischer Belastung zu Bauchschmerzen oder Durchfall, handelt es sich meist nur um eine kurzzeitige Störung. Sind aber Viren, Bakterien oder Parasiten die Auslöser für wässrige Stühle, kann es sich um schwere Infektionen handeln, die unbedingt ärztlich behandelt werden müssen.

Durchfallerkrankungen führen immer zu hohen Verlusten an Wasser und Mineralstoffen. Besonders Kalium wird in größeren Mengen ausgeschieden. Kaliummangel verschlechtert schnell das Allgemeinbefinden und kann Blutdruckabfall, Störungen der Herztätigkeit und Schock mit Nierenversagen zur Folge haben. Die Mineralstoff- und Flüssigkeitsverluste müssen daher so schnell wie möglich ausgeglichen werden.

Cola und Salzstangen reichen im Ernstfall nicht aus, die Defizite zu ersetzen. Besser geeignet ist schwarzer Tee mit Honig. Die in den Teeblättern enthaltenen Gerbstoffe, auch Tannine genannt, wirken leicht stopfend und hemmen Entzündungen. Je länger der Tee zieht, desto mehr Wirkstoffe lösen sich in dem Aufguss. Wird der Tee mit Honig gesüßt, ist das Getränk mit Kalium und anderen Mineralstoffen angereichert. Noch besser ist es, wenn zusätzlich einige Tropfen Zitronen- oder Orangensaft zugegeben werden, um auch die Verluste an Vitamin C auszugleichen.

Rezepte zur Anregung der Darmtätigkeit

„Darmputzer“

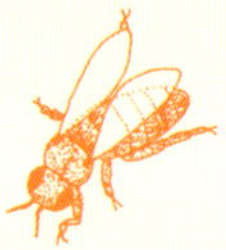

Zutaten für 1 Portion:
- 2 Esslöffel getrocknete Aprikosen
- 2 Esslöffel Rosinen
- 1 Esslöffel gehackte Haselnusskerne
- 100 ml Wasser
- 150 g Vollmilchjoghurt
- 2 Esslöffel Haferflocken
- Honig nach Geschmack

Zubereitung:
Aprikosen und Rosinen in kleine Stücke schneiden und zusammen mit den gehackten Nüssen in Wasser über Nacht einweichen. Morgens die Mischung in Joghurt rühren, Haferflocken dazugeben und nach Geschmack mit Honig süßen.

Honig-Frucht-Paste gegen Verstopfung

Zutaten für circa 10 Portionen:
- 250 g getrocknete Pflaumen
- 250 g getrocknete Feigen
- 5 Esslöffel Leinsamen
- 5 Esslöffel Honig

Zubereitung:
Das Trockenobst waschen und pürieren. Leinsamen und Honig zugeben und unterkneten. Aus der Masse eine Rolle formen, in Folie wickeln und im Kühlschrank aufbewahren. Täglich morgens vor dem Frühstück eine Scheibe in Keksgröße essen, bis sich eine normale Verdauung einstellt.

Paprikaschoten mit Honig-Apfel-Quark-Füllung

Zutaten für 4 Portionen:
- 2 Esslöffel Haferkörner
- 4 rote Paprikaschoten
- 2 Äpfel
- 3 Esslöffel Haselnusskerne
- Für die Füllung:
- 200 g Magerquark
- 1 Messerspitze Salz
- 2 Teelöffel Honig
- 2 Teelöffel Zitronensaft
- 1 Teelöffel Currypulver
- ⅛ Liter Sahne

Zubereitung:
Die Haferkörner in einem Schälchen mit Wasser bedecken und etwa 12 Stunden einweichen lassen. Die Paprikaschoten waschen, jeweils eine Kappe abschneiden und die Kerne entfernen. Die Kappen würfeln. Die Äpfel waschen, entkernen und in feine Stifte schneiden. Die Nüsse grob hacken. Für die Füllung Quark mit Salz, Honig, Zitronensaft und Curry verrühren. Die Haferkörner abtropfen lassen und zum Quark geben. Die Apfelstifte und geriebenen Nüsse unter die Quarkmasse ziehen. Sahne steif schlagen und unterheben. Die Paprikaschoten mit dem Apfelquark füllen, die Paprikawürfel darüber streuen. Als Vorspeise oder kleiner Imbiss zu Brot geeignet.

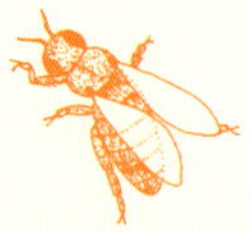

Honig-Nussecken

Zutaten für 1 Blech:
Für den Teig:

- 220 g Weizenvollkornmehl
- 2 Eier
- 100 g Butterschmalz
- 70 g Honig
- Für den Belag:
- 4 Esslöffel Honig
- 6 Esslöffel Kokosraspeln
- 2 Esslöffel Sesam
- 2 Esslöffel Sonnenblumenkerne
- 2 Esslöffel gehackte Mandeln
- Schokoladenkuvertüre

Zubereitung:
Aus Mehl, Eiern, Fett und Honig einen Mürbeteig kneten und eine halbe Stunde kühl stellen. Anschließend auf einem Backblech ausrollen. Für den Belag den Honig in einem Topf vorsichtig schmelzen lassen, die Körner dazugeben und alles gut vermischen. Die Masse gleichmäßig auf dem Teig verstreichen. Im Umluftofen bei 180°C (konventionell 200°C) 20 bis 30 Minuten backen. Noch warm in Dreiecke schneiden. Schokoladenkuvertüre schmelzen lassen und die Nussecken zur Hälfte hineintauchen, auf einem Gitter trocknen lassen.

Gemüse-Drink

Zutaten für 2 Gläser:

- 1/8 l Tomatensaft
- 1/8 l Möhrensaft
- 1 Esslöffel Zitronensaft
- 1 Teelöffel Honig
- 4 Esslöffel Haferkleie-Flocken

Zubereitung:
Die Säfte zusammengießen, Honig darin auflösen, Haferkleie-Flocken einstreuen und trinken.

Müsli-Vorratsmischung

Zutaten für circa 12 Portionen à 50 g:

- 125 g Haferflakes (im Reformhaus erhältlich) oder 100 g Weizenkeime
- 100 g Haferflocken
- 50 g Walnüsse
- 50 g Sonnenblumenkerne
- 50 g Rosinen
- 50 g getrocknete Apfelringe
- 50 g Trockenpflaumen ohne Stein
- 50 g Honig
- 1–2 Esslöffel Zitronensaft

Zubereitung:
Haferflakes und -flocken mit gehackten Nüssen und Sonnenblumenkernen mischen. Trockenobst waschen und in feine Würfel schneiden. Honig in einem Topf vorsichtig schmelzen und Zitronensaft zugießen. Die anderen Zutaten zugeben und alles gut vermischen, anschließend abkühlen lassen. Das Müsli in eine Dose oder ein Vorratsglas geben. Nach dem Abkühlen nochmals durchrühren und gut verschließen. Mit Milch, Joghurt oder Dickmilch oder auch als Knabberei zwischendurch essen.
Eine Portion à 50 Gramm liefert circa 17 kcal, 6 Gramm Eiweiß, 5 Gramm Fett, 24 Gramm Kohlenhydrate, 5 Gramm Ballaststoffe, 0 mg Cholesterin.

Hirse-Aprikosen-Plätzchen

Zutaten für etwa 20 Plätzchen:

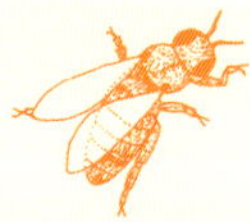

- 120 Butter
- 150 g Honig
- 2 Eier
- 140 g Hirse
- 50 g Weizenvollkornmehl
- 100 g getrocknete Aprikosen
- 80 g Mandeln
- abgeriebene Schale von 1 Zitrone
- 5 Esslöffel Zitronensaft
- 2 Esslöffel kaltes Mineralwasser

Zubereitung:
Butter, Honig und Eier schaumig rühren. Hirse mit Weizenvollkornmehl mischen, zu der Eiermasse geben und verrühren. Die Aprikosen in feine Würfel schneiden, Mandeln hacken. Aprikosen, Mandeln, Zitronensaft und -schale und Wasser unter den Teig rühren. Mit zwei Esslöffeln kleine Häufchen auf ein gefettetes Backblech setzen und bei 180°C im Umluftofen (konventionell 200°C) etwa 20 Minuten backen.

Früchtebrot

Zutaten für 1 Kastenform:

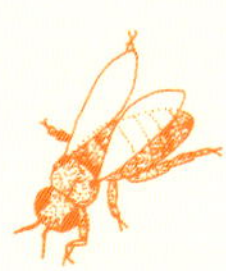

- 3 Eier
- 100 g Honig
- 125 g feine Haferflocken
- 1 gehäufter Teelöffel Backpulver
- 125 g Trockenpflaumen
- 125 g getrocknete Aprikosen
- 125 g Haselnüsse
- 60 g Mandeln
- 250 g Rosinen

Zubereitung:
Eier und Honig schaumig rühren, Haferflocken und Backpulver zugeben und alles gut verrühren. Pflaumen und Aprikosen in Stücke schneiden, Haselnüsse und Mandeln hacken. Trockenobst, Rosinen und Nusskerne zum Teig geben, alles gut vermischen. In einer gefetteten Kastenform bei 160°C im Umluftofen (konventionell 180°C) etwa 90 Minuten backen.

Sauerkraut-Rohkost-Salat

Zutaten für 4 Portionen:

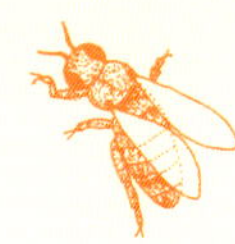

- 400 g Sauerkraut
- 2 Tomaten
- 1 Gewürzgurke
- 1 kleiner Apfel
- Marinade:
- 2 Esslöffel kalt gepresstes Rapsöl
- 1 Esslöffel Wasser
- 1 Teelöffel Honig
- Salz
- gemahlener Kümmel
- etwas Zwiebelpulver

Zubereitung:
Sauerkraut mit zwei Gabeln auseinanderzupfen und in eine Schüssel geben. Die Tomaten waschen, putzen und in Würfel schneiden. Die Gewürzgurke in kleine Stücke schneiden. Den Apfel waschen, entkernen und in Würfel schneiden. Alle Zutaten vermengen. Für die Marinade das Öl mit Wasser und Honig verrühren, mit Salz, Kümmel- und Zwiebelpulver abschmecken.

Als Ergänzung zu den Tees kann eine Rohapfeldiät eingenommen werden. 200 bis 300 g Äpfel werden geschält, fein gerieben und mit etwas Orangensaft und Honig verrührt. Da die Ballaststoffe der Äpfel stark quellen, binden sie im Darm Wasser und giftige Zersetzungsprodukte. Sie befreien das Organ so von überschüssigem Wasser und schädlichen Bestandteilen.

Am besten ist es, fünf bis sechs Apfelmahlzeiten gleichmäßig über den Tag verteilt einzunehmen. Nach der Tee- und Apfeldiät kann die Ernährung mit Haferschleim und Zwieback schrittweise wieder aufgebaut werden.

Honig bei Lebererkrankungen

Obwohl die Leber das größte und wichtigste Stoffwechselorgan des menschlichen Körpers ist, bemerken wir sie so gut wie nie. Tag für Tag baut sie Nahrungsbestandteile ab, wandelt diese in körpereigene Substanzen um und speichert Nährstoffe. So legt die Leber beispielsweise Zuckerreserven an, damit Gehirn- und Körperzellen auch dann mit Energie versorgt werden können, wenn die Nahrung knapp wird.

Bei einer geringen Aufnahme von Kohlenhydraten mobilisiert die Leber ihre Reserven und gibt Traubenzucker an das Blut ab. Dieser wird in den Zellen unter Energiegewinn abgebaut. Aber nicht nur bei Nahrungsknappheit, sondern auch in Belastungs- und Stresssituationen greift die Leber ihre Kohlenhydratvorräte an. Je mehr die Zuckerreserven sinken, desto schwächer wird die Leber. Gleichzeitig lassen die Abwehrkräfte des Körpers nach.

Wer in körperlichen und seelischen Belastungssituationen Honig isst, schont seine Zuckerreserven, da das Bienenprodukt eine große Menge Kohlenhydrate für den Energiegewinn liefert. Außerdem kann die Leber aus Honig sehr schnell neue Kohlenhydratreserven aufbauen, weil Fruchtzucker bei gleichzeitiger Anwesenheit von Cholin rasch in eine Speicherform umgewandelt wird. Aus Honig entstehen doppelt so schnell Speicherkohlenhydrate wie aus der gleichen Menge Traubenzucker.

Aber auch im Fettstoffwechsel spielt die Leber eine zentrale Rolle. Nahrungsfette sind nicht wasserlöslich und können ohne chemische Veränderung nicht im Blut transportiert werden. Sie müssen erst in die Leber aufgenommen, dort umgewandelt und wieder an das Blut abgegeben werden, bevor sie an ihre Bestimmungsorte gelangen können.

Eine fett- und zuckerreiche Ernährung kann die Leber überfordern. Ist der Fettanteil in der täglichen Kost sehr hoch, verliert das Organ die Fähigkeit, alle Fettstoffe vollständig zu verarbeiten und wieder an das Blut abzugeben. Das Fett reichert sich in den Leberzellen an und stört schließlich den Ablauf verschiedener Leberfunktionen.

Nicht nur Übergewicht und Diabetes fördern die Entstehung einer Fettleber, sondern auch Medikamente, Virusinfektionen und ein Mangel an Cholin können die Ursache für diese Krankheit sein. Meist bleibt die Veränderung des Organs lange Zeit unbemerkt. Erst bei Fortschreiten der Erkrankung treten Symptome wie starke Müdigkeit, Völlegefühl, Übelkeit, Blähungen und Druckgefühle im rechten Oberbauch auf. Die Verschiedenartigkeit der Beeinträchtigungen erschwert es den Betroffenen, die Ursache für ihre Beschwerden zu finden.

Eine gesunde Darmflora entlastet die Leber

Die beste Vorbeugung und Therapie ist eine gesunde Ernährung. Im Mittelpunkt einer leberschonenden Ernährung steht der Erhalt einer intakten Darmflora. Geht es den im Dickdarm lebenden Bakterien gut, verhin-

Rezepte zur Behandlung von Durchfall

Eichenrindentee zur Darmberuhigung

Zutaten für 1 Tasse:
- 20 g Eichenrinde (Apotheke)
- 20 g Tormentillwurzel
- 1 Tasse Wasser
- 1 Esslöffel Honig

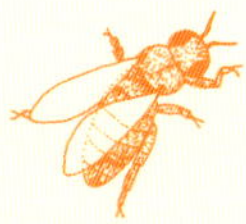

Zubereitung:
Eichenrinde und Tormentillwurzel mischen. Von der Mischung einen Teelöffel mit einer Tasse kaltem Wasser in einem Topf zum Kochen bringen, bei ausgeschalteter Hitze einige Stunden ziehen lassen. Honig einrühren, zwei bis drei Tassen am Tag schluckweise trinken.

Kamillen-Thymian-Minze-Tee zur Darmberuhigung

Zutaten für 2 Tassen:
- 1 Teelöffel Kamillenblüten
- 1 Teelöffel Thymiankraut
- 1 Teelöffel Pfefferminzblätter
- 250 ml Wasser
- 1 Esslöffel Honig

Zubereitung:
Die Kräuter mischen und mit 250 ml kochendem Wasser übergießen und 10 Minuten ziehen lassen. Durch ein Sieb gießen und mit Honig süßen. Zwei bis drei Tassen täglich trinken.

Schwarzer Tee mit Honig zum Flüssigkeits- und Elektrolytausgleich

Zutaten für 1 Tasse:
- 1 Teelöffel/Beutel Schwarzer Tee
- 150 ml Wasser
- einige Tropfen Zitronen- oder Orangensaft
- 1 Esslöffel Honig

Zubereitung:
Den Tee mit kochendem Wasser übergießen und abgedeckt 4 Minuten ziehen lassen. Nach dem Abkühlen einige Tropfen Zitronen- oder Orangensaft und Honig zufügen. Mehrmals am Tag trinken.

Heidelbeer-Tee zur Darmberuhigung

Zutaten für 2 Tassen:
- 3 Esslöffel getrocknete Heidelbeeren
- ¼ Liter Wasser
- 1 Esslöffel Honig

Zubereitung:
Die Heidelbeeren mit kaltem Wasser in einem Topf zum Kochen bringen. Zugedeckt ca. 10 Minuten bei niedriger Temperatur kochen lassen. Abgießen und mit Honig süßen. Zwei bis drei Tassen täglich trinken.

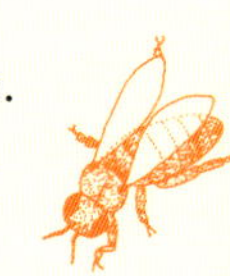

Haferschleimsuppe zum Wiederaufbau der Darmflora

Zutaten für 4 Portionen:
- 1 Liter Wasser
- 50 g Haferflocken
- Honig nach Geschmack

Zubereitung:
Haferflocken mit kaltem Wasser in einem Topf zum Kochen bringen. 10 Minuten auf kleinster Stufe und weitere 10 Minuten auf ausgeschalteter Herdplatte zugedeckt ausquellen lassen. Mit Honig süßen.

dern diese, dass Krankheitserreger sowie deren Abbauprodukte und andere Giftstoffe durch die Darmwand in den Blutkreislauf gelangen können. Somit trägt eine gesunde Bakteriengemeinschaft im Darm zur Entgiftung des Körpers und zur Entlastung der Leber bei.

Da sich Darmbakterien von Ballaststoffen ernähren, ist es erforderlich, dass täglich mindestens 30 g Ballaststoffe mit Vollkornprodukten, Obst und Gemüse gegessen werden. Außerdem ist es ratsam, den Fettverzehr zu reduzieren und einen Teil der tierischen Fette durch pflanzliche Öle und Fette zu ersetzen. Alkohol und zuckergesüßte Getränke sollten weitgehend gemieden und anstelle von Zucker und Süßigkeiten häufiger Honig verwendet werden.

Cholin schützt vor Lebererkrankungen

Besonders wertvoll für die Leber ist das im Honig enthaltene Cholin. Die Eiweißverbindung bewirkt, dass Fettstoffe in der Leber verarbeitet und anschließend zu den Fettzellen transportiert werden können. Bei viralen Leberentzündungen (Hepatitis) verkürzt Cholin die Krankheitsdauer und beugt erneuten Erkrankungen vor. Besonders günstig ist eine Kombination aus Quark und Honig, weil sich Cholin und die im Quark enthaltene Aminosäure Methionin in ihrer Wirkung ergänzen.

Bis in die frühen 1990-er Jahre hinein gingen Wissenschaftler davon aus, dass eine Cholinzufuhr mit der Nahrung nicht erforderlich sei, weil der Körper diesen Stoff selber bilden kann. Heute weiß man, dass der Organismus nicht in der Lage ist, die ganze benötigte Menge selber aufzubauen. Das liegt unter anderem daran, dass die Synthese von Cholin nur dann erfolgen kann, wenn die Nahrung alle benötigten Eiweißbausteine im Überschuss enthält. Sind einzelne Aminosäuren in der täglichen Kost nur in geringer Menge vertreten, werden diese Eiweißstoffe nicht für die Bildung von Cholin, sondern für den Aufbau anderer Substanzen genutzt.

Ein erhöhtes Risiko für Cholinmangel haben zum Beispiel Menschen, die sowohl auf Fleisch als auch auf Fisch, Eier und Milchprodukte verzichten. Auch Personen, die unter starkem psychischem Stress stehen, können leicht in eine Unterversorgung geraten, weil der Körper in Belastungssituationen doppelt so viel Cholin benötigt wie in entspannten Phasen.

In höherer Menge ist der Leberschutzstoff in Eiern, Erdnüssen, Mandeln, Blumenkohl, Brokkoli, Linsen und Milch zu finden. Auch ein regelmäßiger Verzehr von Honig trägt dazu bei, dass der Körper weniger Aminosäuren aus der Nahrung für die Bildung von Cholin verbrauchen muss. Die wertvollen Eiweißstoffe stehen dann vermehrt für andere Funktionen zur Verfügung.

Heilpflanzen zur Behandlung von Lebererkrankungen

Seit Jahrhunderten werden bei Lebererkrankungen verschiedene Heilpflanzen eingesetzt. Dazu gehören zum Beispiel Rote Bete und Artischocke.

Besonders Mariendistel hat sich bei Lebererkrankungen bewährt. Die Früchte der Pflanze enthalten Bitter- und Gerbstoffe sowie den Farbstoff Silymarin. Gemeinsam fangen diese Inhaltsstoffe im menschlichen Körper „freie Radikale“ ab und regen die Regeneration und Neubildung von Leberzellen an. Außerdem wird die Entgiftungskapazität der Leber erhöht. Besonders wirksam ist Mariendisteltee mit Honig. Das Getränk kann sowohl bei toxisch bedingten Leberschäden als auch bei Fettleber eingesetzt werden. Zur unterstützenden Behandlung von chronisch-entzündlichen Lebererkrankungen sollte der Tee über einen längeren Zeitraum eingenommen werden.

Empfehlenswert ist eine Anwendungsdauer von drei bis sechs Monaten. Etwas wirkungsstärker wird der Tee durch Zugabe von Artischockenblättern, schmackhafter durch den Zusatz von Pfefferminzblättern.

Nicht nur schmackhaft, sondern auch gesund sind Salate und Getränke, die sowohl Rote Bete als auch Honig enthalten. Die beiden Lebensmittel ergänzen sich in ihrer Wirkung, da der in den Rüben enthaltene rote Farbstoff Betain ähnliche Eigenschaften hat wie Cholin (siehe auch Seite 149 ff.).

Honig bei Nahrungsmittelunverträglichkeiten und Allergien

Zahlreiche Menschen vertragen bestimmte Lebensmittel nicht. Auch wenn wissenschaftliche Beweise fehlen, wächst der Eindruck, dass Nahrungsmittelunverträglichkeiten in Europa zunehmen. Dabei unterscheidet man zwischen einer Allergie und einer Unverträglichkeit auf Lebensmittel.

Eine Allergie ist eine Überempfindlichkeitsreaktion, bei der das Immunsystem eine Rolle spielt. Bei einer Nahrungsmittelunver-

Rezepte bei Lebererkrankungen

Mariendistel-Früchte-Tee

Zutaten für 1 Tasse:
- 1 Teelöffel getrocknete und zerkleinerte Mariendistel-Früchte (Apotheke)
- 1 Tasse kochendes Wasser
- 1 Esslöffel Honig

Zubereitung:
Die Früchte mit kochendem Wasser überbrühen und 15 Minuten zugedeckt ziehen lassen. Sud durch ein Sieb gießen und mit Honig süßen. Morgens und abends jeweils eine halbe Stunde vor den Mahlzeiten einnehmen. Empfohlene Anwendungsdauer: 10 Wochen.

Süßsaurer Rote-Bete-Salat

Zutaten für 6 Portionen:
- 4 mittelgroße Rote-Bete-Knollen (fertig gegart, vakuumverpackt)
- 1 Zwiebel
- 1 Apfel
- 4 Teelöffel Mango-Chutney
- Soße:
- 80 g Honig
- 2 Teelöffel Speisestärke
- 5 Esslöffel Essig
- 1 Prise Salz
- 5 Esslöffel Wasser

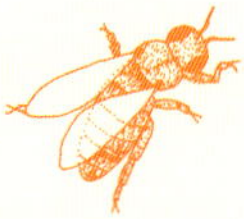

Zubereitung:
Die Rote Bete in kleine Würfel schneiden. Die Zwiebel im Blitzhacker zerkleinern oder fein reiben. Den Apfel waschen, entkernen und reiben. Rote Bete, Zwiebel und Apfel in einer Schüssel mischen und mit Mango-Chutney vermengen. Honig, Speisestärke, Essig und Salz mit dem Wasser verrühren. Die Mischung in einem Topf solange bei mittlerer Hitze kochen lassen, bis die Soße dicklich wird. Die Soße über die Rote Bete gießen und den Salat abkühlen lassen. Kalt servieren.

Mariendistel-Artischocken-Fenchel-Tee

Zutaten für circa 6 Tassen:
- 20 g Artischockenblätter (Apotheke)
- 20 g Mariendistelsamen

träglichkeit liegt entweder eine Verdauungs- oder eine Stoffwechselstörung vor.

Kann Honig Allergien verursachen?

Die Aufgabe des Abwehrsystems besteht darin, den Körper vor gesundheitlichen Gefahren zu schützen. Bakterien, Viren, Pilze, Parasiten und kranke Zellen stellen eine ernsthafte Bedrohung dar und müssen unschädlich gemacht werden. Eine Allergie entsteht durch die übersteigerte Abwehrreaktion des Körpers. Zum Beispiel kann das Immunsystem die Ausscheidungen von Hausstaubmilben oder Blütenpollen als schädliche Substanzen ansehen. Der Organismus bildet dann Antikörper, die sich mit dem vermeintlichen Krankheitserreger verbinden, um ihn zu neutralisieren.

Diese sogenannten Antigen-Antikörper-Komplexe setzen sich auf bestimmten Zellen des Bindegewebes, den Mastzellen, ab. Diese Zellen enthalten das Gewebshormon Histamin und andere bioaktive Stoffe. Zunächst führt die Bildung der Antigen-Antikörper-Verbindungen zu keinen Beschwerden, der

- 20 g Schafgarbenkraut
- 20 g Fenchelsamen
- 20 g Süßholzwurzel
- 20 g Pfefferminzblätter
- 1 Esslöffel Honig

Zubereitung:
Alle Pflanzenteile mischen und luftdicht aufbewahren. Einen Esslöffel der Mischung mit 150 ml kochendem Wasser übergießen, 15 Minuten ziehen lassen, mit Honig süßen. Sechs bis acht Wochen lang dreimal täglich eine Tasse trinken.

Honig-Minze-Quark als Brotaufstrich

Zutaten für circa 4 Scheiben Brot:
- 250 g Magerquark
- 1–2 Esslöffel kohlensäurehaltiges Mineralwasser
- 2 Esslöffel Honig
- 5–10 Blätter Minze

Zubereitung:
Den Quark mit etwas Wasser cremig rühren. Den Honig unterrühren und auflösen. Die Minzeblätter waschen, trocken tupfen, in feine Streifen schneiden und unter den Quark rühren. Der Brotaufstrich hält sich einige Tage im Kühlschrank und sollte einmal täglich gegessen werden.

Heidelbeerquark

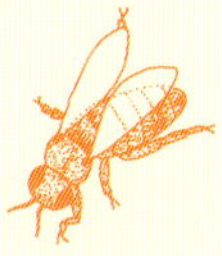

Zutaten für 2 Portionen:
- 120 g Magerquark
- 100 ml Vollmilch
- 120 g frische oder tiefgefrorene Heidelbeeren
- 1 Teelöffel gemahlene Mandeln
- 2–3 Esslöffel Honig

Zubereitung:
Den Quark mit Milch glatt rühren. Die Heidelbeeren mit einem Pürierstab pürieren. Heidelbeermus und Mandeln unter den Quark rühren und mit Honig abschmecken.

Körper ist jedoch sensibilisiert. Kommt es zu einem weiteren Kontakt mit dem Allergieauslöser, werden noch mehr Antikörper gebildet. Die überschießende Antigen-Antikörper-Bildung führt schließlich dazu, dass die Mastzellen das Histamin und andere Stoffe freisetzen. Diese rufen Krankheitssymptome wie Juckreiz, laufende Nase, tränende Augen, Atemnot und andere Beschwerden hervor.

Menschen können in jedem Alter auf jedes Nahrungsmittel allergisch werden. Allergische Reaktionen auf Honig sind jedoch sehr selten. Betroffene reagieren in den meisten Fällen auf Bienenbestandteile und Pollen im Honig, der Honig selber ist kein Allergen.

Die Symptome einer Honigallergie ähneln denen einer Pollenallergie: Juckreiz, Niesen, Anschwellen der Nasen- und Rachenschleimhäute und Kratzen im Rachen. Wer den Verdacht hat, auf Honig allergisch zu reagieren, sollte einen ärztlichen Allergietest durchführen lassen, um sicherzugehen, dass das Bienenprodukt wirklich der Verursacher der Beschwerden ist.

Honig als Hausmittel gegen Heuschnupfen

Häufig wird Pollenallergikern empfohlen, regelmäßig Honig zu essen. Zahlreichen Beobachtungen und Berichten zufolge verringern sich bei vielen Betroffenen tatsächlich die Beschwerden, wenn Honig über einen längeren Zeitraum eingenommen wird. Zurückzuführen ist diese Wirkung darauf, dass sich das Immunsystem bei regelmäßigem Kontakt mit kleinen Mengen Pollen an die allergieauslösenden Stoffe gewöhnt und die Abwehrreaktionen schwächer werden.

Zu einer Linderung der Beschwerden kommt es aber nur dann, wenn der verzehrte Honig den Pollen enthält, auf den die Betroffenen allergisch sind. Außerdem muss der eingesetzte Honig naturbelassen und ungefiltert sein und täglich in einer Menge von mindestens zwei Esslöffeln eingenommen werden. Da die Pollen nicht über die Atemwege, sondern über den Magen-Darm-Trakt in den Blutkreislauf gelangen, sind gefährliche allergische Reaktionen und Nebenwirkungen nicht zu befürchten.

Wissenschaftlich bewiesen wurde die desensibilisierende Wirkung von Honig jedoch bisher nicht. Das bestätigt aber nicht die vermeintliche Unwirksamkeit des Honigs, sondern die dürftige Studienlage zu diesem Thema.

Darf Honig bei Fruchtzucker-Unverträglichkeit gegessen werden?

Obst ist gesund, aber nicht jeder verträgt die leckeren Früchte. Fast jeder dritte Erwachsene in Deutschland bekommt Bauchschmerzen, Übelkeit, Blähungen oder Durchfall nach dem Verzehr von Obst. Ursache der Darmprobleme ist häufig eine Fruchtzucker-Unverträglichkeit. Bei dieser Störung kann Fruchtzucker nur unvollständig aus dem Darm ins Blut aufgenommen werden.

Um die Darmwand passieren zu können, benötigt Fructose Transporteiweiße. Fehlen diese Transportstoffe oder funktionieren sie nicht mehr richtig, wird ein Teil des Fruchtzuckers vom Dünndarm in den Dickdarm geschoben und dort von den Darmbakterien zerlegt. Dabei entstehen Kohlendioxid, Wasserstoff und Methan. Diese Gase bewirken eine Aufblähung des Darmes, was meistens Schmerzen verursacht. Außerdem kann es zu Völlegefühl, Aufstoßen, Übelkeit und Durchfall kommen.

Da die bei einer Fruchtzucker-Unverträglichkeit auftretenden Symptome sehr unterschiedlich sind, wird die Erkrankung oft spät erkannt. Viele Betroffene haben über Jahre hinweg Darmbeschwerden und wissen nicht, wo diese herkommen und was sie dagegen tun können. Mit einem einfachen Atemtest kann ein Arzt die Krankheit schnell diagnostizieren: Wer nach dem Trinken einer Fruchtzuckerlösung vermehrt Wasserstoff ausatmet, leidet wahrscheinlich an einer Fruchtzucker-Unverträglichkeit.

Ist die Krankheit erkannt, beginnt für die Betroffenen die Suche nach geeigneten Lebensmitteln. Ob Honig gegessen werden darf oder nicht, ist für viele eine wichtige Frage. Ein vollständiger Verzicht auf Fruchtzucker ist in den meisten Fällen nicht erforderlich. Zwei bis vier Wochen lang sollte Fructose allerdings, so gut es geht, gemieden werden. Anschließend werden Lebensmittel mit einem geringen Fruchtzuckergehalt nach und nach wieder in den Speiseplan aufgenommen.

Nahrungsmittel, die neben Fructose einen hohen Anteil Traubenzucker enthalten, werden oftmals gut vertragen. Das liegt daran, dass Traubenzucker die Aufnahme von Fruchtzucker in den Blutkreislauf erleichtert. Betroffene Menschen, die gern Honig essen möchten, sollten daher Honigsorten mit einem hohen Traubenzuckergehalt wählen. Dazu gehören zum Beispiel Raps-, Klee- und Sonnenblumenhonig.

Nicht geeignet sind dagegen Wald-, Akazien- (Robinien-), Linden- und Edelkastanienhonig. Auch sollte das Bienenprodukt nicht kurz nach der Schleuderung gegessen werden. Ältere Honige enthalten weniger Fruchtzucker als frisch geschleuderte, weil während der Lagerung ein Teil des Fruchtzuckers in Traubenzucker umgewandelt wird. Zu erkennen ist diese Veränderung an der zunehmenden Kristallisation des Honigs im Glas.

Ratsam ist es auch, den Honig nie allein, sondern immer in Verbindung mit anderen Lebensmitteln zu essen. Welcher und wie viel Honig vertragen wird, ist individuell sehr verschieden. Betroffene müssen das sehr vorsichtig ausprobieren, sie sollten dafür den Rat einer Ernährungsfachkraft einholen.

Kann Honig zu einer Übersäuerung führen?

Immer wieder wird behauptet, dass Honig unerwünschte Wirkungen auf den Säure-Basen-Haushalt hätte. Einige Menschen befürchten, dass ihr Körper durch den Verzehr des Bienenproduktes übersäuert werden könnte.

Vor allem Anhänger alternativmedizinischer Therapien führen zahlreiche Krankheiten auf Störungen des Säure-Basen-Haushaltes zurück. Sie gehen davon aus, dass ein Säureüberschuss im Organismus zu einer Verschlackung führe, welche wiederum die Entstehung typischer Zivilisationskrankheiten, wie beispielsweise Rheuma, Gicht, Darmerkrankungen und Krebs, begünstige. Um eine Übersäuerung zu verhindern, wird meist eine "basenreiche" Ernährung empfohlen.

Da Honig organische Säuren enthält, vermuten einige Menschen, auch Honig könne zu einem Säureüberschuss im Körper beitragen. Bei der Sorge um das Säure-Basen-Gleichgewicht wird oftmals nicht zwischen Säuren und Basen, die in Lebensmitteln enthalten sind und solchen, die im Stoffwechsel entstehen, unterschieden.

Der Säuregehalt eines Lebensmittels sagt aber wenig über dessen Wirkung auf den Säure-Basen-Haushalt im Organismus aus. Von größerer Bedeutung sind die Eiweißstoffe in der Nahrung. Beim Abbau einiger Eiweißbausteine entstehen im menschlichen Stoffwechsel Säuren. Das ist zum Beispiel der Fall, wenn die Nahrung die basischen Aminoäuren Lysin, Arginin und Histidin enthält. Diese kommen vorwiegend in tierischen Lebensmitteln vor. Pflanzliche Nahrungsmittel weisen dagegen überwiegend sogenannte saure Aminosäuren auf, aus denen im Stoffwechsel Basen entstehen.

Alle Lebensmittel enthalten säure- und basenbildende Bestandteile. Da sich die Ver-

Säure- und basenbildende Aminosäuren im Honig

Aminosäure	Eigenschaft beim Abbau	Menge in mg/ 100 g Honig-trockenmasse
Lysin	säurebildend	0,99
Arginin	säurebildend	1,72
Histidin	säurebildend	3,84
Asparagin- und Glutaminsäure	basenbildend	11,64

Quelle der Angaben: Belitz/Grosch/Schieberle: Lehrbuch der Lebensmittelchemie, 6. Aufl., Berlin, Springer, 2008

bindungen gegenseitig neutralisieren, kommt es vor allem darauf an, welche Stoffgruppen in einem Nahrungsmittel überwiegen. Im Honig ist der Anteil der Aminosäuren, aus denen Basen entstehen, fast doppelt so hoch wie der Gehalt an säurebildenden Eiweißstoffen. Honigkonsum führt daher im menschlichen Organismus zu einem Basenüberschuss. Auch die im Honig vorkommenden organischen Säuren bewirken eine Basenbildung im Körper. Die Kohlenhydrate des Bienenprodukts beeinflussen den Säure-Basen-Haushalt nicht.

Eine Übersäuerung des Körpers durch Lebensmittel ist bei gesunden Menschen ohnehin nicht zu befürchten. Mit Hilfe sogenannter Puffersubstanzen hält der Organismus trotz wechselnder Mengen an Säuren und Basen den pH-Wert des Blutes innerhalb einer geringen Schwankungsbreite konstant.

Puffersubstanzen sind Verbindungen, die überschüssige Säuren und Basen neutralisieren. Überzählige Säuren werden zum Beispiel durch Hydrogenkarbonat gebunden. Bei diesem Vorgang entsteht Kohlensäure, die in Kohlendioxid und Wasser zerfällt. Das Kohlendioxid wird über die Lunge ausgeatmet, Wasser über die Nieren ausgeschieden. Gesunde Nieren sind in der Lage, große Mengen überschüssiger Säuren auszufiltern.

Basische Stoffwechselprodukte werden von der Leber entsorgt. Bei einer intakten Lungen-, Nieren- und Leberfunktion bringen weder Honig noch andere Lebensmittel den Säure-Basen-Haushalt durcheinander. Eine Übersäuerung des Körpers durch Lebensmittel ist nur bei schweren Lungen-, Leber- oder Nierenerkrankungen sowie bei anhaltenden Hungerzuständen möglich.

Honig bei Infektionskrankheiten

Niemand kommt daran vorbei: Laut Statistik leiden erwachsene Bundesbürger zwei- bis dreimal im Jahr an Schnupfen, Husten, Heiserkeit und Halsschmerzen. Kinder erkranken im Durchschnitt bis zu zehnmal im Jahr an grippalen Infekten. Gerade bei den sogenannten Erkältungskrankheiten möchten viele Menschen nicht sofort zu starken Medikamenten greifen.

Eine im August 2011 durchgeführte Forsa®-Umfrage hat gezeigt, dass etwa 66 Prozent der deutschen Männer und 78 Prozent der Frauen mit Heißgetränken gegen Husten, Schnupfen und Fieber vorgehen. Aber auch Hühnersuppe, Wadenwickel, Zwiebelsaft und heiße Milch mit Honig kommen zum Einsatz. Doch sind die überlieferten Heilmethoden aus heutiger Sicht noch empfehlenswert? Was ist dran an den alten Hausmitteln und welche Rolle spielt dabei der Honig?

Wie Abwehrstoffe mobil werden

Bei grippalen Infekten findet im menschlichen Körper ein gnadenloser Kampf statt: Körpereigene Abwehrstoffe verfolgen Viren und Bakterien, um sie abzutöten und die Gesundheit wieder herzustellen. Die Fress- und Killerzellen gehen aber nur dann als Sieger aus dem Kampf hervor, wenn sie ihre Feinde schnell genug einfangen können. Wie alle lebenden Strukturen benötigen auch Abwehrzellen "Treibstoffe", um beweglich zu sein. Besonders Vitamin C macht aus lahmen Verfolgern schnelle Sprinter. Aus diesem Grunde ist bei Infektions- und Erkältungskrankheiten der Vitamin C-Bedarf stark erhöht. Das bedeutet aber nicht, dass Vitamin C-Präparate eingenommen werden müssen. Im Gegenteil, einzelne Substanzen nützen dem Abwehrsystem wenig. Um Mikroorganismen in Schach halten zu können, ist das Immunsystem auf eine Vielzahl unterschiedlicher Nahrungsbestandteile angewiesen, die untereinander in Verbindung stehen und sich gegenseitig ergänzen. Pflanzliche Lebensmittel sind eine reiche Quelle für Stoffe, die Abwehrkräfte stärken. So lässt sich der hohe Vitamin C-Bedarf bei Erkältungskrankheiten beispielsweise durch heißen Zitronensaft mit Honig decken. Um die wertvollen Inhaltsstoffe nicht zu zerstören, wird der frisch gepresste Zitronensaft mit etwas Wasser verdünnt und vorsichtig auf 30 bis 40 °C erwärmt. Je nach Geschmack wird Honig eingerührt und das Getränk ein- bis zweimal am Tag getrunken. Auch Holunderbeerensaft mit Honig bringt die Abwehrstoffe in Schwung. Die Beeren sind nicht nur reich an Vitamin C, sondern auch an zahlreiche Farb- und Gerbstoffen. Letztere schützen die Vitamine vor Zerfall und bewirken, dass die wertvollen Stoffe beim Erhitzen des Saftes weitgehend erhalten bleiben.

Auch verschiedene Gemüsesorten haben einen günstigen Einfluss auf den Krankheitsverlauf bei grippalen Infekten. Zu den Klassikern der Heilpflanzen gehört Fenchel. Die Knollen enthalten verschiedene ätherische Öle und viel Vitamin C. Fenchelgemüse kann sowohl roh als auch gegart verzehrt werden. Ein weiteres Naturheilmittel, das bei Infekten die Genesung fördert, ist Rettichsaft mit Honig. Für die Herstellung des Sirups wird eine weiße Rettichwurzel ausgehöhlt und bis oben hin mit Honig gefüllt. Man lässt das Ganze einige Stunden ziehen und trinkt den Sud dann teelöffelweise über den Tag verteilt. Nicht wegzudenken aus der Naturheilkunde sind Zwiebeln. Mit ihren entzündungshemmenden und schleimlösenden Eigenschaften leisten sie den Menschen seit Jahrhunderten gute Dienste bei der Bekämpfung von Schnupfen, Husten und Fieber.

Honig wirkt gegen Viren und Bakterien

Erreger grippaler Infekte sind Viren oder Bakterien, die durch Tröpfcheninfektion, zum Beispiel beim Niesen, Husten und Sprechen, übertragen werden. Zahlreiche wissenschaftliche Studien der letzten Jahren belegen die antimikrobielle Wirkung des Honigs gegen die meisten Verursacher sogenannter Erkältungskrankheiten.

Gegen Bakterien wirkt Honig sowohl bakterizid als auch bakteriostatisch, das bedeutet, dass einige Bakterien durch das Bienenprodukt abgetötet, andere in ihrem Wachstum gehemmt werden. Verantwortlich für diese Effekte sind verschiedene Stoffe. In naturbelassenem Honig finden ständig enzymatische Vorgänge statt, welche zur Bildung von Wasserstoffperoxid führen. Kommen Bakterien mit diesem Wirkstoff in Berührung, wird ihre schützende Hülle zerstört.

Zusätzlich übt die hohe Zuckerkonzentration des Honigs einen osmotischen Druck auf die Kleinstlebewesen aus, sodass sie entwässert und abgetötet werden. Auch die Säuren hindern Bakterien am Wachstum. Viren werden von Quercetin angegriffen: Das Flavonoid verändert die Durchlässigkeit und Funktion der Virenzellwände und zerstört so die Viren. Die antimikrobiellen Eigenschaften des Honigs hängen von den jeweiligen Inhaltsstoffen des Bienenprodukts ab und sind von Honigsorte zu Honigsorte verschieden.

Herstellung von Hausmitteln

Ob und welche gesundheitlichen Wirkungen selbst hergestellte Hausmittel haben, hängt davon ab, wie die pflanzlichen Lebensmittel kombiniert und zubereitet werden. Alle Zutaten müssen frisch verarbereitet und möglichst bald verbraucht werden. Für alle Hausmittel gilt jedoch: Sie sollten nur für eine begrenzte Zeit angewendet werden. Pausen sind erforderlich, um unerwünschte Nebenwirkungen und eine Gewöhnung zu verhindern.

Honig bei Husten, Schnupfen und Bronchitis

Zu den ältesten Hausmitteln bei Erkältungskrankheiten gehört heiße Milch mit Honig. Während das Getränk lange Zeit als Mittel der Wahl galt, wurde in den vergangenen Jahren oftmals davon abgeraten, Milch bei Atemwegserkrankungen zu trinken. Begründet wurde diese Empfehlung mit der Behauptung, dass das Getränk die Schleimbildung in den Atemwegen erhöhen und den Krankheitsverlauf negativ beeinflussen würde. Neuere Studien zeigen jedoch, dass Milch keinerlei Einfluss auf die Schleimproduktion in den Atemwegen hat. Wer möchte, kann das wohltuende Getränk also wieder mit ruhigem Gewissen trinken. Besonders angenehm ist heiße Milch mit Honig bei entzündetem Hals und Rachen.

Zur Bekämpfung von Bronchitis ist Thymiantee mit Honig das Mittel der Wahl. Verschiedene Bestandteile des Krautes wirken schleimlösend und erleichtern das Abhusten. Außerdem wirkt Thymian entkrampfend auf die Bronchialmuskulatur und hemmend auf das Wachstum von Bakterien und Viren. Noch stärker ist die Wirkung des Getränks, wenn Thymian- und Spitzwegerichblätter im Verhältnis 1:1 gemischt werden.

Salbeitee mit Honig nimmt man bei Heiserkeit, Kehlkopfentzündung und Angina. Zu den traditionellen Hausmitteln gegen Erkältungen gehört auch Holunderblütentee mit Honig. Die Blüten enthalten eine Fülle pflanzlicher Säuren, ätherischer Öle, Farb- und Gerbstoffe, welche anregend auf das Immunsystem wirken. Außerdem fördert der Tee die Schleimlösung und Durchblutung in den Atemwegen. Die Wirksamkeit von Holunderblüten wurde inzwischen wissenschaftlich belegt und von einer unabhängigen Expertenkommission (Kommission E) anerkannt.

Um eine maximale Wirksamkeit der Heiltees zu erreichen, ist es wichtig, dass die jeweils erforderliche Ziehdauer genau eingehalten wird. Wie lange ein Tee ziehen muss, ist davon abhängig, welche Pflanzenart und welche Teile der Pflanze verwendet werden. Bei Heiltees aus Blüten dauert es in der Regel fünf bis sieben Minuten, bis die Wirkstoffe in ausreichender Menge in den Aufguss übergegangen sind, bei Kräutertees 10 bis 15 Minuten. Werden Früchte oder Wurzeln für die Zubereitung eines Tees verwendet, kann die erforderliche Ziehdauer erheblich länger sein. Wichtig ist auch, dass das Getränk sofort nach dem Aufbrühen abgedeckt wird, weil sonst ein großer Teil der wertvollen ätherischen Öle in die Luft und nicht in den Aufguss übergeht.

Honig wird immer erst nach dem Abgießen des Tees eingerührt. Nach 10 bis 15 Minuten Ziehdauer hat das Getränk eine Temperatur, bei der die Inhaltsstoffe des Honigs am besten wirken: Temperaturen von 33 bis 36 °C herrschen auch im Bienenstock.

Hausmittel zur Behandlung von Husten, Schnupfen und Bronchitis

Hustenhonig

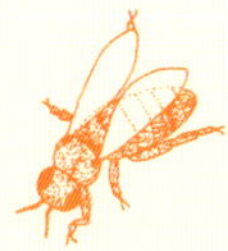

Zutaten für 1 Glas:
- Veilchenblüten
- Schlüsselblumenblüten
- Gänseblumenblüten
- Tannen- oder Fichtensprossen
- Thymianblüten
- Flüssiger Honig, z. B. Akazienhonig

Zubereitung:
Veilchenblüten in ein sauberes Honigglas füllen, bis der Boden gleichmäßig bedeckt ist. Eine etwa gleich hohe Schicht flüssigen Honig darübergießen. Als dritte Lage werden Schlüsselblumenblüten eingeschichtet. Auch diese Blüten mit reichlich Honig bedecken. Es folgen Gänseblumenblüten, Honig, Tannen- oder Fichtensprossen, Honig, Thymianblüten und zum Abschluss wieder Honig. Das Glas verschließen und an ein Fenster stellen. Täglich die Zutaten umrühren, damit alle Pflanzenteile immer von Honig bedeckt sind. Nach zwei Wochen den Honig durch ein Sieb gießen, in ein sauberes Honigglas geben und kühl und dunkel aufbewahren. Soll der Honig erst im Winter genutzt werden, ist es am besten, wenn der Honig in einem geeigneten Gefäß eingefroren wird. Bei Erkrankungen den Hustenhonig mehrmals täglich teelöffelweise einnehmen oder in Tee rühren.

Thymiantee bei Bronchitis

Zutaten für 1 Tasse:
- 1 Teelöffel Thymiankraut
- 150 ml Wasser
- Honig nach Geschmack

Zubereitung:
Das Kraut mit kochendem Wasser übergießen und abgedeckt 10 bis 15 Minuten ziehen lassen. Den Tee durch ein Sieb gießen und mit Honig abschmecken. Drei- bis viermal am Tag eine Tasse trinken.

Salbeitee bei Heiserkeit, Kehlkopfentzündung und Angina

Zutaten für 1 Tasse:
- 1 Teelöffel Salbeiblätter
- 150 ml Wasser
- Honig nach Geschmack

Zubereitung:
Das Wasser aufkochen und erst nach einer Minute über die Salbeiblätter gießen. Den Tee 3 Minuten ziehen lassen. Aufguss durch ein Sieb gießen und mit Honig abschmecken. Dreimal täglich eine Tasse trinken. Maximale Anwendungsdauer: 4 Wochen.

Holunderblütentee bei Schnupfen

Zutaten für 1 Tasse:
- 1 Teelöffel getrocknete Holunderblüten
- 150 ml Wasser
- Honig nach Geschmack

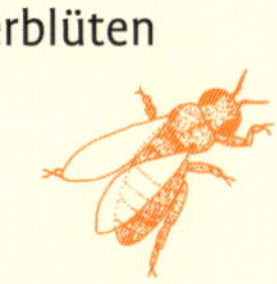

Zubereitung:
Die Holunderblüten mit kochendem Wasser überbrühen und 7 Minuten bedeckt ziehen lassen. Nach Geschmack mit Honig süßen. Viermal am Tag eine Tasse trinken.

Heiltees enthalten eine große Zahl potenter Wirkstoffe, die nicht zu lange und nicht in zu großer Menge aufgenommen werden dürfen. Am günstigsten ist eine Tagesmenge von drei bis vier Tassen Tee am Tag. Nach vier bis sechs Wochen sollte eine Pause gemacht oder ein anderer Tee gewählt werden.

Honig wirkt oft besser als Hustenmittel

Ein Erkältungshusten dauert im Durchschnitt drei bis vier Wochen. Manche Menschen husten aber auch dann noch, wenn der Infekt längst vorüber ist. Dieser sogenannte postinfektiöse Husten kann von wenigen Wochen bis zu mehreren Monaten anhalten. Für die Beschwerden gibt es verschiedene Ursachen: sie können auf eine Übersensibilität der Bronchien, eine andauernde Entzündung oder auf Schäden der Bronchialschleimhaut infolge des vorausgegangenen Infekts zurückzuführen sein. Behandelt werden die Betroffenen meist mit Kortison oder hustenstillenden Mitteln.

Besser als die Medikamente wirkt bei Reizhusten Honig. Zu dieser Erkenntnis kamen iranische Forscherinnen und Forscher im Jahr 2013. Am Universitätskrankenhaus Teheran erhielten einige Patienten mit chronischem Reizhusten Zuckersaft mit Kortison (Prednisolon), andere bekamen stattdessen Zuckersaft mit einem hustenstillenden Arzneimittel (Guaifenesin). Der dritten Patientengruppe wurde ein Gemisch aus Honig mit Instantkaffee verabreicht. Alle Studienteilnehmer nahmen eine Woche lang dreimal täglich einen Esslöffel ihres jeweiligen Mittels ein. Während die Medikamente nur eine schwache Wirkung zeigten, linderte die Honig-Kaffee-Paste die Beschwerden am besten.

Bei Husten ist es vorteilhaft, Honig drei- bis viermal am Tag unverdünnt einzunehmen. Verschiedene Studien belegen, dass das Bienenprodukt oftmals schneller und besser eine Linderung verschafft als pharmazeutische Präparate. Im Jahr 2007 verglichen Forscherinnen und Forscher an der Pennsylvania State University bei 105 Kindern den hustenstillenden Effekt von Buchweizenhonig mit der Wirkung eines Standard-Hustensaftes (Dextromethorphan). Einige der Sprösslinge bekamen vor dem Schlafengehen Honig, andere erhielten Hustensaft und eine dritte Gruppe hatte gar kein Mittel. Am besten ging es den Heranwachsenden, die Honig eingenommen hatten: Sie mussten weniger oft husten und konnten besser schlafen als die Kinder in den anderen Gruppen.
Zu ähnlichen Ergebnissen kam eine israelische Studie, die im August 2012 veröffentlicht wurde. 300 Kinder unter fünf Jahren erhielten vor dem Schlafengehen entweder Honig oder einen Fruchtextrakt, der dem Bienenprodukt in Aussehen und Konsistenz ähnelte. Zum Einsatz kamen drei verschiedene Honigsorten: Eukalyptus-, Zitronenblütenhonig und Honig von Lippenblütlern (Thymian, Melisse oder Salbei). Im Unterschied zum Placebosaft besserten alle drei Honigproben die Erkältungsbeschwerden deutlich: Die Hustenstärke verringerte sich und die Kinder konnten besser schlafen.

Wer für den Winter vorsorgen und einen Hustenhonig selber herstellen möchte, benötigt dazu ein Glas, verschiedene Blüten und dünnflüssigen Honig. Im Frühjahr werden die Blüten geerntet und abwechselnd mit Honig in das Glas eingeschichtet. Nach zwei Wochen Lagerung an einem hellen Ort ist der Blütenhonig fertig. Er wird dunkel aufbewahrt oder eingefroren und kann bei Husten pur oder in Verbindung mit Getränken und Milchspeisen eingenommen werden (siehe Rezepte).

Honig hilft bei Sinusitis

Drei Tage kommt der Schnupfen, drei Tage bleibt er und drei Tage geht er wieder: So sagt es der Volksmund. Oft stimmt das, aber

Hausmittel zur Behandlung von Sinusitis

Schlüsselblumenblütentee gegen Sinusitis

Zutaten für 1 Tasse:
- 1 Teelöffel Schlüsselblumenblüten
- 150 ml kochendes Wasser
- Rapshonig nach Geschmack

Zubereitung:
Die Blüten mit kochendem Wasser übergießen und 5 Minuten abgedeckt ziehen lassen. Tee durch ein Sieb gießen und nach Geschmack mit Honig süßen. Dreimal am Tag eine Tasse über einen Zeitraum von 6 bis 8 Wochen trinken.

Nasenspülung mit Honigwasser

Zutaten:
- ¼ Liter Wasser
- 1 Teelöffel Rapshonig

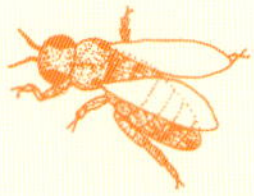

Zubereitung:
Das Wasser aufkochen und anschließend abkühlen lassen, bis es lauwarm ist. Den Honig zugeben und so lange rühren, bis er vollständig aufgelöst ist. Das Honigwasser entweder mit einer Nasendusche, einem Spülkännchen oder einer Pipettenflasche in die Nase einführen. Zunächst das Honigwasser in ein Nasenloch tropfen lassen. Den Kopf schräg halten, damit das Wasser aus dem anderen Nasenloch wieder herauslaufen kann. Die Nase putzen und den Vorgang mit dem anderen Nasenloch wiederholen. Die Spülung täglich, am besten abends, durchführen.

Vierblütentee gegen Sinusitis

Zutaten für 1 Tasse:
- Thymianblüten
- Kamillenblüten
- Schlüsselblumenblüten
- Holunderblüten
- Rapshonig nach Geschmack

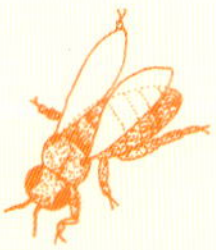

Zubereitung:
Die Blüten im gleichen Verhältnis mischen. Für eine Tasse 20 Gramm der Mischung mit 150 ml kochendem Wasser überbrühen und zugedeckt 7 Minuten ziehen lassen. Tee durch ein Sieb gießen und nach Geschmack mit Honig süßen. Dreimal am Tag eine Tasse über einen Zeitraum von 6 bis 8 Wochen trinken.

Inhalation mit Kamille und Propolis

Zutaten für 1 Anwendung:
- 3–4 Liter Wasser
- eine Handvoll Kamillenblüten oder 4 Beutel Kamillentee
- 10 Tropfen Propolistinktur 20 %

Zubereitung:
3 bis 4 Liter Wasser mit den Kamillenblüten in einem Topf zum Kochen bringen. Das Kamillenwasser in eine große Schüssel gießen. Propolistinktur zugeben. Die Schüssel stabil aufstellen. Bei bequemer Sitzhaltung den Kopf über die Schüssel beugen und den Kopf so mit einem Handtuch bedecken, dass kein Dampf nach außen entweichen kann. Den Dampf 8 bis 10 Minuten lang durch die Nase einatmen. Anschließend das Gesicht mit kaltem Wasser abwaschen.

manchmal geht der Schnupfen auch gar nicht wieder weg. Das ist zum Beispiel der Fall, wenn das Nasensekret nicht abfließen kann und es zu einer Entzündung der Schleimhaut in den Nasennebenhöhlen kommt. Die Betroffenen haben eine ständig verstopfte Nase, Schnupfen mit eitrigem Sekret, Kopfschmerzen und ein Druckgefühl im Stirnbereich. Klingen die Beschwerden innerhalb von zwölf Wochen ab, spricht man von einer akuten Nasennebenhöhlenentzündung (Sinusitis), dauern die Symptome länger als zwölf Wochen, liegt eine chronische Sinusitis vor. Symptome einer chronischen Nasennebenhöhlenentzündung sind zum Beispiel eine extrem trockene Nase, erschwerte Nasen-

Hausmittel zur Behandlung grippaler Infekte

Zwiebel-Fencheltee bei Erkältungen

Zutaten für 3 Tassen:
- 2 große Zwiebeln
- ¼ Liter Wasser
- 2 Tassen Fencheltee
- Honig nach Geschmack

Zubereitung:
Die Zwiebeln in Scheiben schneiden und in dem Wasser 15 Minuten zugedeckt kochen. 2 Tassen Fencheltee aufbrühen, 15 Minuten zugedeckt ziehen lassen. Die Zwiebeln durch ein feines Sieb oder Tuch abgießen, den Zwiebelsud auffangen. Fencheltee und Zwiebelsud mischen und mit Honig abschmecken. Täglich drei Tassen lauwarm trinken.

Holunder-Shake

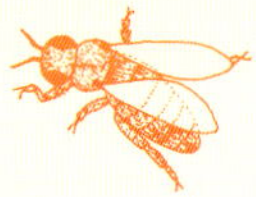

Zutaten für 3 Gläser:
- ½ Liter Milch
- ¼ Liter Holunderbeerensaft
- Zitronensaft nach Geschmack
- Honig nach Geschmack

Zubereitung:
Alle Zutaten verquirlen, gut gekühlt trinken.

Rettichsirup

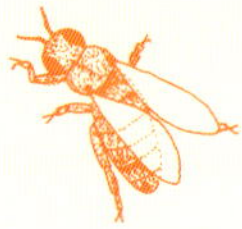

Zutaten für 1 Anwendung:
- 1 weißer Rettich
- 3 Esslöffel Honig

Zubereitung:
Den Rettich waschen, putzen, halbieren und aushöhlen. Rettich mit Honig füllen und mindestens drei Stunden ziehen lassen. Den Rettichsirup in ein Glas füllen und mehrmals am Tag teelöffelweise einnehmen.

Anti-Grippesaft

Zutaten für 4 Gläser:
- 200 ml ungesüßter Holundersaft
- 600 ml Wasser
- 4 Gewürznelken
- 4 kleine Scheiben Ingwerwurzel
- ½ Zimtstange
- Honig nach Geschmack

Zubereitung:
Holundersaft mit Wasser mischen und in einen Topf geben. Ein kleines Stück Ingwer schälen und 4 dünne Scheiben abschneiden. Ingwer mit Gewürznelken und Zimtstange in den Saft geben. Den Saft vorsichtig auf 30

atmung und ständige Kopfschmerzen. Viele Betroffene können schlecht riechen und fühlen sich häufig erschöpft. Als zusätzliche Komplikation können sich Bakterien in dem aufgestauten Sekret ansiedeln. Am häufigsten sind Staphylococcus-, Streptococcus- und Pseudomonas-Keime an dem Geschehen beteiligt. Einige Stämme dieser Bakterien sind resistent gegen viele Antibiotika, sodass eine Therapie sehr schwierig ist. Oftmals bleibt die Erkrankung jahrelang bestehen.

Besser als Antibiotika wirkt Honig gegen Staphylococcus- und Pseudomonas-Keime. Das haben kanadische Forscherinnen und Forscher im Jahr 2009 herausgefunden. Sie beträufelten mehrere Bakterienproben ent-

bis 40°C erwärmen, nicht kochen lassen. Holundersaft durch ein Sieb gießen, mit Honig abschmecken und warm viermal am Tag ein Glas trinken.

Fenchelsalat mit Orangen

Zutaten für 4 Portionen:
- 2 Fenchelknollen
- 2 kleine Äpfel
- 1 Orange
- 1 Zitrone
- 2 Esslöffel gehackte Nüsse

Marinade:
- ½ Banane
- 150 g saure Sahne
- 1 Teelöffel Meerrettich
- 1 Esslöffel Honig
- Estragon
- Salz
- Pfeffer

Zubereitung:
Die harten Stiele und den Strunk von der Fenchelknolle abschneiden. Die Blättchen abschneiden und beiseite legen. Den Fenchel in kleine Streifen oder Würfel schneiden. Die Äpfel waschen, entkernen und raspeln. Die Orange schälen, in Scheiben teilen und diese in Stücke schneiden. Fenchel , Äpfel und Orangen mischen und mit Zitronensaft beträufeln. Gehackte Nüsse unterheben.
Für die Marinade die Banane zerdrücken und mit der sauren Sahne, Meerrettich und Honig verrühren, mit Estragon, Salz und Pfeffer abschmecken. Vorsichtig unter den Salat heben.

Rosenblüten-Honig gegen Fieber

Zutaten für 6 Portionen:
- 60 g getrocknete Rosenblütenblätter
- ¼ Liter Wasser
- 150 g Honig

Zubereitung:
Die Rosenblütenblätter mit dem kochenden Wasser begießen und über Nacht stehen lassen. Am nächsten Tag durch ein feines Sieb gießen. Den Sud mit Honig zum Kochen bringen und bei kleiner Temperatur sirupartig einkochen. 3 Esslöffel über den Tag verteilt einnehmen.

weder mit Honig oder mit einem Antibiotikum. Getestet wurden zwei verschiedene Honigsorten (Manuka-Honig aus Neuseeland und Sidr-Honig aus Yemen) und vier Antibiotika (Vancomycin, Gentamycin, Fusidinsäure und Rifampicin).

Während beide Honigsorten rund 60–70 Prozent der Bakterien abtöteten, waren drei Antibiotika unwirksam. Nur Rifampicin zeigte einen schwachen Effekt. Die antibakterielle Wirkung von acht euopäischen Honigsorten auf Staphylococcus aureus wurde 1997 am Zentrum für Bienenforschung der Agroscope ALP in Liebefeld-Bern geprüft. Im Test waren Kastanien-, Blüten-, Akazien-, Sonnenblumen-, Lavendel-, Löwenzahn-, Honigtau- und Rapshonig. Alle Honigsorten brachten über 50 Prozent der Erreger zum Absterben. Die höchste antibakterielle Wirkung gegen Staphylococcus aureus hatte Rapshonig.

Zur Abheilung von Sinusitis ist es wichtig, dass Sekret aus den Nasennebenhöhlen abfließen kann. Damit der Schleim dünnflüssiger wird, muss viel getrunken werden. Besonders wirksam ist ein Tee aus den Wurzeln der Schlüsselblumen (Primelwurzel). Die in den Wurzeln enthaltenen Saponine lassen die Nasenschleimhäute abschwellen. Empfehlenswert sind auch Holunder- und Lindenblütentee, am besten mit Rapshonig gesüßt.

Die Pflanzentees sollten sechs bis acht Wochen lang dreimal täglich getrunken werden. Zusätzliche Erleichterung bringen Inhalationen mit Kamille und Propolis sowie Spülungen der Nase mit Honigwasser (siehe Rezepte). Durch diese Maßnahmen werden die Nasenschleimhäute befeuchtet und das Abfließen des Sekretes beschleunigt.

Honig lässt Herpesbläschen schneller abheilen

Das lästige Übel ist vielen bekannt: Von Zeit zu Zeit entstehen schmerzende Bläschen auf der Lippe oder im Mund. Oftmals treten die Bläschen dann auf, wenn man es am wenigsten gebrauchen kann, beispielsweise wenn eine wichtige Aufgabe zu bewältigen ist oder ein besonderes Ereignis bevorsteht. Verursacher der Beschwerden sind Herpes simplex-Viren.

Diese Krankheitserreger sind weit verbreitet: Schätzungsweise tragen weltweit 50 bis 80 Prozent der Menschen das Virus in sich. Ist der Krankheitserreger in den Körper gelangt, verlässt er diesen ein Leben lang nicht mehr. Zunächst kann der Erreger lange Zeit unbemerkt bleiben, doch wenn das Immunsystem geschwächt ist, schlägt er zu. In Stresssituationen oder bei Infektionskrankheiten entwickeln sich die unangenehmen Bläschen.

Für die Behandlung von Herpes-simplex-Infektionen stehen verschiedene Medikamente zur Verfügung, aber auch Honig hat gute, manchmal sogar bessere Wirkungen als pharmazeutische Mittel. Im Rahmen einer wissenschaftlichen Studie wurde in Dubai im Jahr 2004 die Wirkung von Honig mit der Wirkung von Aciclovir-Creme bei Lippenherpes verglichen. An der Studie nahmen 16 Personen teil, die mehrmals im Jahr an Herpesinfektionen litten. Bei Wiederauftreten der Beschwerden wurden die betroffenen Stellen entweder mit Honig oder mit der Creme behandelt. Während Honig viermal täglich für 15 Minuten auf die Stelle aufgetragen wurde, kam die Creme sechsmal am Tag zur Anwendung. Am schnellsten setzte die Heilung unter der Honigbehandlung ein, auch hatten die Betroffenen weniger Schmerzen, wenn sie Honig verwendeten.

Für die Behandlung von Lippenbläschen empfiehlt es sich, möglichst frühzeitig Honig mit einem Wattestäbchen auf die betroffene Stelle aufzutragen und die Anwendung alle zwei Stunden zu wiederholen. Befinden sich die schmerzenden Stellen im Mund, nimmt man mehrmals täglich einen Teelöffel Honig ein und versucht, das Bienenprodukt möglichst lange an der betreffenden Stelle im Mund zu behalten.

Blasenentzündung: ein weit verbreitetes Leiden

Frauen trifft es besonders oft: An einer Entzündung der Harnblase leiden zahlreiche Frauen viele Male in ihrem Leben, einige sogar mehrmals im Jahr. Bei Männern tritt die Krankheit seltener auf, doch wenn es das männliche Geschlecht erwischt hat, ist der Infekt oft sehr hartnäckig.

Blasenentzündungen werden fast immer von Bakterien ausgelöst, Viren sind seltener beteiligt. Die häufigsten Verursacher für die unangenehme Krankheit sind Escherichia coli-Bakterien, sie sind für rund 80 Prozent aller Harnwegsinfekte verantwortlich. Die Erreger reizen die Wand der Harnblase und machen sie sensibler. Kommt es zu einer Entzündung, gibt die Blase in kurzen Abständen das Kommando zum Wasserlassen. Vermehrter Harndrang, Schmerzen und Brennen

Rezepte zur Behandlung von Blasenentzündung

Wacholdertee mit Honig

Zutaten für 2 Tassen:
- 20 gequetschte Wacholderbeeren
- 300 ml Wasser
- 1–2 Esslöffel Honig

Zubereitung:
Die Wacholderbeeren mit kochendem Wasser überbrühen und 5 Minuten abgedeckt ziehen lassen. Durch ein Sieb gießen und nach Geschmack mit Honig süßen. Täglich 3 Tassen trinken.

Bärentraubenblättertee mit Honig

Zutaten für 1 Tasse:
- 1 Teelöffel Bärentraubenblätter
- 150 ml Wasser
- 1 Esslöffel Honig

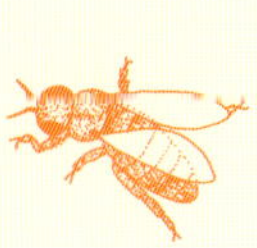

Zubereitung:
Die Bärentraubenblätter mit Wasser in einem abgedeckten Topf 15 Minuten bei niedriger Temperatur kochen lassen. Den Tee durch ein feines Sieb gießen, abkühlen lassen bis er lauwarm ist und mit Honig abschmecken. Drei- bis viermal am Tag eine Tasse trinken.

Goldrutentee mit Honig

Zutaten für 1 Tasse:
- 1 Esslöffel Goldrutenkraut
- 150 ml Wasser
- 1 Esslöffel Honig

Zubereitung:
Das Goldrutenkraut mit kochendem Wasser überbrühen und zugedeckt 20 Minuten ziehen lassen. Den Tee durch ein Sieb gießen und mit Honig abschmecken. Drei- bis viermal am Tag eine Tasse trinken. Maximale Anwendungsdauer: 6 Wochen.

beim Wasserlassen sowie Krämpfe im Unterbauch gehören zu den häufigsten Symptomen der Krankheit.
Akute Blasenentzündungen werden oftmals mit Antibiotika behandelt. Allerdings steigt die Zahl der Keime, die resistent gegen Antibiotika sind. Das gilt besonders für Escherichia coli-Bakterien. Da Honig auch diese Erreger abtötet, kann die regelmäßige Einnahme des Bienenproduktes die Krankheit rasch zum Abklingen bringen. Wichtig ist dabei, dass viel getrunken wird, damit die Bakterien aus der Blase und den Harnwegen ausgeschwemmt werden können.

Besonders geeignet für die Durchspülung der Harnwege sind Teegetränke aus Pflanzen mit harntreibender Wirkung. Zu den bewährtesten Heilpflanzen bei der Behandlung von Blasenentzündungen gehören Goldrutenkraut, Birkenblätter, Brennnesseln und Bärentraubenblätter. Täglich sollten drei bis vier Tassen Tee aus diesen Blättern getrunken werden. Zusätzlich müssen noch etwa zwei Liter andere Getränke aufgenommen werden, damit die Nieren rund zwei Liter Urin bilden können. Empfehlenswert sind Wasser, verdünnte Obst- oder Gemüsesäfte und klare Brühe.

Honig bei Hautproblemen

Die Haut ist das größte Organ des menschlichen Körpers und dient unter anderem als Schutzschild: sie schützt das Körperinnere vor äußeren Einflüssen. Dabei ist die Haut vielen Belastungen ausgesetzt: Hitze, Kälte, Heizungsluft, Sonnenbestrahlung und andere Faktoren trocknen die Haut aus und machen sie empfindlicher. Häufiges Händewaschen und die regelmäßige Anwendung von Seifen, Reinigungsmitteln und Chemikalien reizen die Haut und greifen den natürlichen Schutzmantel an. Dieser besteht aus einer dünnen Fett- und Wasserschicht und ist leicht sauer. Er schützt die Haut vor Austrocknung und vor Krankheitserregern. Wird der Säureschutzmantel erheblich geschädigt, kann es zu Hautunreinheiten, Ekzemen, Entzündungen, Abszessen und Allergien kommen. Für die Gesunderhaltung der Haut ist eine regelmäßige Hautpflege wichtig. Dabei gilt: jede Haut, unabhängig vom Hauttyp, braucht ausreichend Feuchtigkeit.

Wenn Honig äußerlich aufgetragen wird, profitiert die Haut in mehrerer Hinsicht: aufgrund des Wassergehaltes wirkt Honig als Feuchtigkeitsspender. Außerdem ziehen die im Bienenprodukt enthaltenen Zuckerverbindungen Staub, Schmutzpartikel und entzündungsfördernde Stoffe aus den Poren heraus und reinigen so die Haut. Gleichzeitig fördert der leicht saure pH und der Gehalt an antibiotisch wirkenden Stoffen das Absterben von Krankheitserregern und das Wachstum nützlicher Bakterien. Für eine vorbeugende Gesichtspflege ist es empfehlenswert, zweimal in der Woche eine Honigbehandlung durchzuführen. Dafür wird ein Teelöffel Honig mit einem Teelöffel lauwarmem Wasser vermischt. Die Honiglösung wird auf das Gesicht aufgetragen und sollte zwei bis drei Minuten einwirken. Anschließend wird das Gesicht mit klarem Wasser abgewaschen und, wenn gewünscht, mit einer reizfreien Creme oder Salbe eingerieben.

Eine der am häufigsten auftretenden Hautkrankheiten ist Akne. Besonders Jugendliche ab dem 11. Lebensjahr sind davon betroffen, aber auch viele Erwachsene leiden unter dieser Hauterscheinung. Fast immer ist Akne mit entzündlichen Vorgängen und bakteriellen Infektionen verbunden. Da Honig sowohl entzündungshemmende als auch antibakterielle Inhaltsstoffe enthält, kann er dazu beitragen, die Beschwerden zu lindern, das Hautbild zu verbessern und die Entstehung hässlicher Narben zu verringern. Betroffene sollten jeden zweiten Tag eine dünne Schicht leicht verdünnten Honig auf das gereinigte

Gesicht auftragen und ca. zwei Stunden einwirken lassen. Das könnte zum Beispiel zur Fernsehzeit durchgeführt werden. Anschließend wird das Gesicht mit warmem Wasser abgewaschen und eine reizfreie Feuchtigkeitscreme auf Wasserbasis aufgetragen. Die Creme sollte keine Fette und Öle enthalten, da diese die Poren verstopfen würden. Die Behandlung muss solange wiederholt werden bis die Haut besser aussieht. Um ein Wiederaufflammen der Erkrankung zu verhindern, kann die Honigbehandlung weiterhin einmal in der Woche durchgeführt werden.

Zu den entzündlichen Hauterkrankungen gehört auch die Schuppenflechte. Die als Psoriasis bezeichnete Krankheit ist nach heutigem Kenntnisstand erblich bedingt und gilt als Autoimmunkrankheit. Die betroffenen Hautpartien verfärben sich rötlich und sind von kleineren oder größeren Schuppen bedeckt. Häufig sind Ellenbogen, Knie und Kopfhaut betroffen. Da die Haut oftmals sehr trocken ist, entstehen schmerzhafte Hautrisse, die sich entzünden können. Wenn die Haut stark juckt und auf den betroffenen Stellen gekratzt wird, kommen häufig noch bakterielle Infektionen dazu. Mit Honig kann die Erkrankung zwar nicht geheilt, aber gelindert werden. Das Bienenprodukt versorgt die Hautregion mit Feuchtigkeit, verringert den Juckreiz, hemmt Entzündungen und tötet hautschädigende Mikroorganismen ab. Die betroffenen Stellen sollten täglich mit unverdünntem Honig bestrichen und mit einer Kompresse und einem Verband versehen werden. Der Honig muss zwei bis drei Stunden einwirken und anschließend mit lauwarmem Wasser abgewaschen werden. Empfehlenswert ist es, anschließend eine reizfreie Pflegecreme aufzutragen.

Honig wirkt nicht nur gegen Bakterien, sondern auch gegen Viren und Pilze. Zahlreiche Pilzarten, die beim Menschen Hautkrankheiten auslösen können, werden durch das Bienenprodukt gehemmt. Dazu gehören zum Beispiel Hefepilze vom Typ Candida albicans, sowie Pilze der Gattungen Microsporum, Trichophyten und Epidermophyten. Besonders häufig befallen diese Pilze Hautfalten, aber auch Nägel und Füße. Meist beginnt die Krankheit damit, dass die betroffene Hautstelle rot wird. Anschließend setzt starker Juckreiz ein und später kommt es zur Bildung schmerzhafter Risse. Eine Pilzinfektion sollte so schnell wie möglich behandelt werden, damit die Infektion nicht auf andere Körperpartien übergreift.

Der Juckreiz kann gut mit schwarzem Tee gelindert werden. Dafür werden die betroffenen Hautpartien für 10 bis 15 Minuten mit einer zuvor in schwarzem Tee getränkten Kompresse bedeckt. Bei Fußpilz empfiehlt sich ein Fußbad. Für dieses werden fünf bis sechs Teebeutel oder Esslöffel schwarzer Tee mit einem Liter kochendem Wasser übergossen. Nach einer Ziehdauer von 10 bis 15 Minuten wird der Tee in einen Eimer oder eine ausreichend große Schüssel gegossen und die Füße bis zum Abkühlen des Tees in das Bad gestellt. Die Teebeutel können dabei im Wasser bleiben. Anschließend werden die Füße oder andere von Pilz befallene Hautpartien mit klarem Wasser gewaschen, gut abgetrocknet und die betroffenen Stellen mit unverdünntem Honig bestrichen. Das Bienenprodukt sollte zweimal am Tag aufgetragen und die befallenen Hautstellen mit einem Pflaster oder Kompresse und einem Verband versehen werden. Bei jedem Verbandwechsel wird die Haut gründlich mit reichlich lauwarmem Wasser gereinigt. Die Behandlung wird solange fortgesetzt, bis die Erkrankung abgeheilt ist.

Ein geschwächtes Immunsystem oder eine angegriffene Haut kann schuld daran sein, dass Papillomaviren in die oberste Hautschicht eindringen. Dort infizieren sie einzelne Hautzellen und bewirken das Wachsen von Warzen. Diese sind zwar gutartig, aber nicht schön anzusehen. Außerdem können die Hautwucherungen an manchen Körperstellen sehr störend sein. Honig bringt Warzen zum Abklingen, wenn er zweimal täglich unverdünnt auf die Warze gestrichen wird und einige Stunden einwirken kann. Noch stärker ist der Effekt, wenn Honig mit einigen Tropfen Propolistinktur vermischt und das Gemisch zwei- bis viermal täglich aufgetragen wird. Auch die abwechselnde Behandlung mit Honig und Propolistinktur ist wirksam. Zwischen den Anwendungen muss die Warze gründlich mit Wasser gereinigt werden. Die Behandlung wird solange durchgeführt, bis die Warze abgegangen ist. Das kann einige Wochen dauern.

Akne und Verletzungen der Haut hinterlassen oftmals hässliche Narben. Diese sind nicht nur ein kosmetisches Problem: Da das Narbengewebe unelastischer ist als das gesunde Gewebe, kann es zu Spannungen der umgebenden Haut und damit zu Bewegungseinschränkungen kommen. Honig trägt dazu bei, Narben geschmeidiger und unauffälliger zu machen, wenn er täglich in die Narbe einmassiert wird. Das geht folgendermaßen: ein Zeigefinger wird gut mit Honig bedeckt. Zuerst wird mit dem Zeigefinger kreisförmig um die Narbe herum massiert. Anschließend zieht der Finger diagonale Linien über das Narbengewebe, wobei sich zwei Linien von jeder Seite kommend in der Mitte überkreuzen. Zum Abschluss wird breitflächig mit nur leichtem Druck über die Narbe und das umliegende Gewebe gestrichen. Die jeweiligen Massagestriche sollten fünf- bis zehnmal hintereinander ausgeführt werden. Vorteilhaft ist es, wenn die Behandlung begonnen wird, sobald eine Wunde geschlossen ist. Doch auch bei älteren Narben kann Honig das Gewebe mit Feuchtigkeit versorgen, Entzündungen vorbeugen und die Neubildung von Narbengewebe hemmen.

Wundbehandlung mit Honig

Seit Menschengedenken wird Honig für die Behandlung von Wunden verwendet. In Ländern wie Nigeria, Ghana und Mali gehört die Wundbehandlung mit Honig schon lange zur traditionellen Medizin. Aber auch in Polen, Rumänien, Bulgarien und in den Ländern der ehemaligen Sowjetunion wird das Bienenprodukt bei Verbrennungen, eiternden Wunden, Abszessen und offenen Wunden eingesetzt. In Deutschland kommt Honig auch heute noch oft erst dann zum Einsatz, wenn Medikamente versagen und nichts anderes mehr wirkt.

Bei der Heilung einer Verletzung laufen eine Reihe komplizierter Reaktionen ab. In den ersten Tagen füllt sich die Wunde mit Blut und Wundschorf. Aus den zerstörten Zellen werden verschiedene Stoffe freigesetzt, die im umliegenden Gewebe Entzündungsreaktionen hervorrufen. Die Blutgefäße erweitern sich und die Gefäßwände werden durchlässiger für Blutbestandteile. Wasser, Mineralstoffe und Zellsubstanzen verlassen die Gefäße, dringen in die Wunde ein und bilden das Wundsekret. Daneben kommt es zu typischen Entzündungserscheinungen wie Rötung, Wärme, Schwellung und Schmerz.

Die eingewanderten Blutbestandteile bewirken die weitere Wundheilung. Sie bauen zerstörtes Zellmaterial in der Verletzung ab. Von den Wundrändern wachsen feine Blutgefäße in die verletzte Stelle ein. Aus diesen lösen sich Zellen, die wiederum Eiweißmoleküle bilden und abgeben können. Sie sind die Grundlage für das spätere Bindegewebe.

Die Blutbestandteile im Wundsekret und die einwachsenden Gefäße nennt man Granulationsgewebe. Die Eiweißmoleküle legen sich zu sogenannten Kollagenfasern zusammen, die im Laufe der Zeit stärker und dicker werden. Unter Abgabe von Wasser schrumpfen sie, und ziehen das Wundgewebe zusammen. Durch die Schrumpfung der Kollagenfasern kommt es zur Narbenbildung. Schließlich wird das gefäß- und zellreiche Narbengewebe durch ein faserreiches Gewebe ersetzt und die ursprünglich rötliche Narbe wird bräunlich und später weiß.

Der Verlauf einer Wundheilung ist von vielen Faktoren abhängig. So spielen neben der betroffenen Körperregion und den Durchblutungsverhältnissen auch das Alter und die jeweilige Stoffwechselsituation der Verletzten eine Rolle. Befinden sich Wunden an Körperstellen, die gut durchblutet sind, wie zum Beispiel am Kopf oder im Gesicht, heilen sie schneller und problemloser ab als Verletzungen in Körperregionen mit schlechter Durchblutung, beispielsweise am Schienbein.

Auch das Lebensalter ist von Bedeutung. Je älter ein Verletzter ist, desto länger benötigt eine Wunde zur Heilung. Bei einem Vierzigjährigen kann die Wundheilung doppelt so lange, bei einem Sechzigjährigen fünfmal so lange dauern wie bei einem zwanzigjährigen Menschen. Ein Grund dafür ist, dass im höheren Lebensalter die Durchblutung schlechter und die Fähigkeit zur Eiweißneubildung verringert ist. Auch Stoffwechselerkrankungen wie Diabetes mellitus können zu Wundheilungsstörungen führen. Ferner enthalten die meisten Verletzungen Keime. Jede Wundinfektion verzögert die Heilung.

Honig lässt Wunden schneller abheilen

Die guten Erfolge in der Behandlung schwer heilender Wunden mit Honig sind auf verschiedene Wirkungen zurückzuführen. Alle Honige hemmen das Wachstum von Bakterien aufgrund des hohen Zuckergehaltes. Wird Honig auf eine Wunde aufgetragen, zieht der Zucker Wasser, Schmutz und Bakterien aus der Wunde. Auch die Bakterien verlieren Wasser und damit ihre Lebensgrundlage.

Unterstützend kommt der Säuregehalt des Honigs dazu. Die meisten Bakterien fühlen sich bei einem pH-Wert von 7,2 bis 7,4 am wohlsten. Der pH-Wert des Honigs liegt zwischen 3,6 und 5,4. Bei diesem Säuregrad können viele Mikroorganismen nicht mehr leben. Ein leicht saures Milieu fördert zudem die Bildung von Granulationsgewebe.

Hinzu kommen weitere antibakterielle Bestandteile des Honigs. Zu diesen gehören beispielsweise Wasserstoffperoxid, Pinocembrin und Terpene. Klinische Untersuchungen haben gezeigt, dass mit Honig behandelte Wunden nach durchschnittlich sechs bis zehn Tagen steril wurden.

In zahlreichen Studien konnten neben antibakteriellen auch entzündungshemmende Wirkungen von Honig bei der Wundbehandlung beobachtet werden. Hierfür sind unter anderem die Flavonoide verantwortlich. Sie senken die Rötung und verringern Schwellungen, ohne das gesunde Gewebe anzugreifen. Ferner regen sie das Wachstum der neuen Blutgefäße und des Granulationsgewebes an. Wiederholt wurde beobachtet, dass sich auf Wunden, die mit Honig behandelt wurden, Eiter, Schorf und totes Gewebe schneller auflösen und die Narbenbildung geringer war als bei einer konventionellen Behandlung. Aus Neuseeland wird berichtet, dass mit Honigbehandlungen Nekrosenbildungen verhindert werden konnten.

Manuka-Honig aus Neuseeland wird derzeit als die Honigsorte mit der stärksten antibakteriellen Wirkung angesehen. Australien war das erste Land der Welt, das 1999 Bienenhonig unter dem Markennamen „Medihoney" in eine offizielle Medikamentenliste aufnahm. Es handelt sich dabei um einen Honig vom Teebaum. Dieser Honig ist selbst in einer fünfzigfachen Verdünnung noch wirksam gegen Bakterien, besonders gegen den Eitererreger Staphylococcus aureus.

An der Universitäts-Kinderklinik Bonn wird Medihoney seit 2001 mit gutem Erfolg bei krebskranken Kindern eingesetzt. Bei Menschen mit Tumorerkrankungen heilen Wunden sehr schwer ab und das Risiko für

Wundinfektionen ist erhöht. Die mit Honig behandelten Wunden der kleinen Patienten heilen meist gut und bereiten bei Verbandwechsel weniger Schmerzen. Auch unangenehme Gerüche werden verringert.

Im August 2000 ging der Fall eines 15-jährigen Briten durch die Presse, der infolge einer Blutvergiftung eine so schwere Hautinfektion erlitt, dass weder Medikamente noch mehrere Hauttransplantationen die Infektion zum Abklingen bringen konnten. Amputationen mussten vorgenommen werden. Auch nach den Operationen blieb die Infektion bestehen. Erst nach einer Behandlung mit Honig trat Besserung ein. Nach 20 Monaten war die Haut vollständig abgeheilt.

Eine Wundbehandlung mit Honig ist allerdings nur Erfolg versprechend, wenn der Honig nicht wärmegeschädigt ist.

Welche Honigsorte ist für welche Anwendung am besten geeignet?

Die in diesem Buch beschriebenen gesundheitlichen Wirkungen gelten zwar für alle Honigsorten, doch einige Honige eignen sich für bestimmte Anwendungen besser als andere. Bei keinem anderen Lebensmittel unterscheiden sich die verschiedenen Sorten so stark in ihrer Zusammensetzung wie beim Honig. Welche Inhaltsstoffe in welcher Menge vorliegen, hängt davon ab, welche Pflanzen die Bienen angeflogen haben und wie die Witterungs- und Bodenverhältnisse im Erntejahr waren. Außerdem beeinflusst die Gewinnung, Verarbeitung und Lagerung den Nährstoffgehalt des Honigs. Die Vielzahl

Welche Honigsorten bei bestimmten Anwendungen empfehlenswert sind

Indikationen	Empfehlenswerte Honigsorten	Begründung
Atemwegserkrankungen	Blaubeeren-, Buchweizen-, Kastanien-, Honigtau-, Rapshonig	Hoher Gehalt an Glucoseoxidase, niedriger Gehalt an Katalase, niedriger pH-Wert
Erschöpfung und Stress	Obstblüten-, Mischblüten-, Raps-, Kastanienhonig	Hoher Pollengehalt, hoher Gehalt an B-Vitaminen
Darmerkrankungen	Honigtau-, Tannen-, Wald-, Fichtenhonig	Hoher Gehalt an Oligosacchariden
Diabetes mellitus 2	Akazien-, Robinien-, Edelkastanien-, Obstblüten-, Tannen-, Lindenhonig	Verhältnis Fruchtzucker zu Traubenzucker deutlich über 1, niedriger Glykämischer Index
Herz-Kreislauf-Erkrankungen	Kastanien-, Honigtau-, Tannen-, Lindenhonig	Hoher Gehalt an Polyphenolen, hoher Gehalt an Kalium
Krebserkrankungen	Buchweizen-, Heide-, Kastanien-, Klee-, Kornblumen-, Wald-, Tannen-, Fichtenhonig	Hoher Gehalt an Polyphenolen, hoher Gehalt an Eiweißstoffen, besonders Prolin
Lebererkrankungen	Raps-, Löwenzahn-, Phaceliahonig, Blütenhonig von Beerensträuchern	Verhältnis Fruchtzucker:Traubenzucker ca. 1:1
Magenempfindlichkeit	Akazien-, Alpenrosen-, Rosmarin-, Löwenzahn-, Phacelia-, Rapshonig	Niedriger Gehalt an freien Säuren, hoher Gehalt an Prolin
Pollenallergie	Mischblütenhonig	Hoher Gehalt an Pollen
Rheuma und Entzündungen	Buchweizen-, Heide-, Honigtau-, Kastanienhonig	Hoher Gehalt an Farbstoffen der Gruppe Polyphenole
Sport	Akazien-, Ahorn-, Raps-, Robinien-, Edelkastanien-, Kirschblüten-, Tannen-, Heide-, Lindenhonig	Niedriger Glykämischer Index, hoher Gehalt an Quercetin
Wundbehandlung	Buchweizen-, Heide-, Honigtau-, Kastanien-, Wald-, Tannenhonig	Hoher Gehalt an Glucoseoxidase, niedriger Gehalt an Katalase

an Honigsorten mit unterschiedlichem Nährstoffgehalt ermöglicht es, gezielt einen Honig auszuwählen, der bei den jeweiligen gesundheitlichen Problemen am besten hilft.

Rheuma und Entzündungskrankheiten

Wie sehr sich die verschiedenen Honigsorten in ihrer Zusammensetzung unterscheiden, ist am besten an der großen Farbvielfalt zu erkennen. Ob ein Honig hellweiß oder bernsteinfarben, gelb oder dunkelbraun ist, hängt davon ab, welche und wie viele pflanzliche Farbstoffe enthalten sind. Diese gelangen über Nektar, Pflanzensekrete, Pollen und Propolis in den Honig. Der Hauptanteil der Honigfarbstoffe gehört zur Gruppe der Polyphenole. Je nach botanischer Herkunft der Honigsorten schwankt der Polyphenolgehalt zwischen rund 56 und 500 mg/kg.

Polyphenole lindern entzündliche Prozesse, besonders in Haut, Gelenken und Muskeln. Studien von Al-Waili NS, die im Jahre 2003 in Dubai durchführt wurden, haben gezeigt, dass Honig die Konzentration an entzündungsfördernden Stoffen (Prostaglandinen) im Blut senkt, wenn 1,2 g Honig pro Kilogramm Körpergewicht eingenommen werden. Die Wirkung war bereits eine Stunde nach Einnahme messbar und verstärkte sich in den beiden darauf folgenden Stunden (siehe Abschnitt Honig bei Rheuma).

Dunkle Honige enthalten im Allgemeinen mehr Polyphenole als helle Honigsorten und sind daher besonders bei Rheuma und anderen Krankheiten mit entzündlichem Geschehen empfehlenswert. Den höchsten Gehalt an Polyphenolen weist Buchweizenhonig auf. Auch Heide-, Honigtau- und Kastanienhonig sind reich an diesen Farbstoffen. Honige, die Kräuter als botanischen Ursprung haben (z. B. Thymian, Salbei, Lavendel) zeigen dagegen einen niedrigen Gehalt an Polyphenolen.

Atemwegserkrankungen und andere bakterielle Infektionen

Aufgrund der unterschiedlichen Zusammensetzung weicht die antibakterielle Wirkung innerhalb der verschiedenen Honigsorten teilweise um 50 % und mehr voneinander ab. Die keimtötenden Effekte von Honig sind auf verschiedene Inhaltsstoffe zurückzuführen und hängen in hohem Maße von der botanischen Herkunft des Produktes ab. Der Gehalt an Pflanzenfarbstoffen, Eiweißen, Säuren und Enzymen bestimmt, wie stark der jeweilige Honig Bakterien abtötet oder im Wachstum hemmt.

An der Entstehung von Atemwegserkrankungen, wie z. B. Husten, Schnupfen, Bronchitis, Mandel-, Lungen- und Nasennebenhöhlen-Entzündung, sind häufig Keime der Bakterienstämme Staphylococcus aureus, Pseudomonas aeroginosa, Acinetobacter baumanii und Pneumokokken beteiligt (siehe Abschnitt Honig bei Atemwegserkrankungen). Diese Erreger sind sehr empfindlich gegen Wasserstoffperoxid. Der Stoff entsteht, wenn Honig im Speichel oder in einer Flüssigkeit aufgelöst wird. Angetrieben wird diese Reaktion durch das Bienenenzym Glucoseoxidase. Besonders viel Wasserstoffperoxid wird gebildet, wenn der Honig Glucoseoxidase in hoher und den Wirkstoff Katalase in geringer Konzentration enthält, denn Katalase schwächt die Wirkung des Wasserstoffperoxids. Da die meisten Pollenkörner reich an Katalase sind, wirken pollenarme Honigsorten oft stärker antibiotisch als pollenreiche. Das trifft für die meisten dunklen Honigsorten zu. Auch weisen diese einen besonders hohen Gehalt an antibiotisch wirkenden Farbstoffen (Polyphenole, Flavonoide) auf. Bereits in Konzentrationen zwischen 5 und 50 % zeigen diese Honige bakterienhemmende Wirkungen.

Unter den europäischen Honigen hat Buchweizenhonig die stärkste antibiotische

Wirkung. Auch Blaubeeren-, Kastanien- und Honigtauhonige weisen eine hohe Potenz gegen viele Erreger auf. Während Kleehonig eine mittlere Stärke zeigt, sind die antibakteriellen Effekte von Akazienhonig eher niedrig. Große Schwankungen gibt es bei Linden- und Rapshonig: es wurden sowohl niedrige als auch hohe Potenzen nachgewiesen. Trotzdem ist Rapshonig sehr wirkungsvoll bei Erkrankungen, die durch den Erreger Staphylococcus aureus ausgelöst werden. Das macht deutlich, dass die antibiotische Wirkung von Honig nicht allein auf Wasserstoffperoxid zurückzuführen ist. Neben dieser Verbindung beeinflusst der pH-Wert (Säuregrad) die keimtötenden Effekte.

Die meisten Bakterien, die im menschlichen Körper Krankheiten auslösen, können nur in bestimmten Säurebereichen wachsen und werden bei pH-Werten zwischen 4 und 5 gehemmt. Staphylokokken sind weit verbreitet und besiedeln die Haut und Schleimhäute von Menschen, vor allem in Nase und Rachen. Die Erreger sind sehr empfindlich gegen Säuren und können bei pH-Werten unter 4,0 nicht mehr leben. Blütenhonige haben meist niedrigere pH-Werte als Honigtauhonige, ihre pH-Werte liegen im Bereich zwischen 3,2 und 4,5. Honigtauhonige zeigen Werte von 4,0 bis 5,5. Rapshonig weist oftmals pH-Werte deutlich unter 4,0 auf und ist neben Buchweizen-, Blaubeeren-, Kastanien- und Honigtauhonig ein wirksames Mittel bei Atemwegserkrankungen, die durch Staphylococcus aureus ausgelöst werden.

Erschöpfung und Stress

Die verschiedenen Honigsorten unterscheiden sich in hohem Maße in ihrem Gehalt an Pollen. Blütenhonige sind meist pollenreicher als Honigtauhonige. Bei Blütenhonigen variiert der Pollengehalt zwischen rund 20.000 und 80.000 Körnern pro 10 g Honig, teilweise werden auch bis zu 500.000 Körner pro 10 g gefunden. Je pollenreicher ein Honig ist, desto mehr Vitamine enthält er meist auch. Für Gehirn und Nerven sind besonders die Vitamine B1, B2, B3 und B6 von Bedeutung, weil sie für die Bildung von Nervenbotenstoffen benötigt werden. In zahlreichen weltweit durchgeführten tierexperimentellen Studien zeigte Honig schützende Wirkungen auf Gehirn und Nerven. So verringerte das Bienenprodukt die Zahl degenerierter Nervenzellen im Hippocampus. Das ist eine Gehirnregion, die sehr anfällig für Schlaganfall ist. (siehe Abschnitt Honig bei Erschöpfung und Stress). Zu den pollenreichen Honigsorten gehören Obstblüten- und Mischblütenhonig, Raps- sowie Kastanienhonig. Diese Honige können dazu beitragen, nervliche Belastungen besser zu überstehen.

Krebserkrankungen

Krebshemmende Wirkungen von Honig konnten in den letzten Jahren bei Brust-, Leber- und Darmkrebserkrankungen eindeutig nachgewiesen werden. Vielversprechende Forschungsergebnisse liegen auch für andere Krebsarten wie beispielsweise Blasen-, Prostata-, Nieren-, Haut- und Knochenkrebs vor. Die antikanzerogenen Effekte beruhen auf verschiedenen Mechanismen: einerseits verringert Honig das Risiko für Zellschädigungen durch „freie Radikale“, andererseits hemmt das Bienenprodukt ein unkontrolliertes Wachstum von Tumorzellen. Studien mit spanischen und iranischen Honigen haben gezeigt, dass Honig in Abhängigkeit von Konzentration und Einnahmedauer auch das Absterben von Tumorzellen (Apoptose) einleiten kann. Diese Wirkungen werden sowohl auf den Gehalt an Farbstoffen aus der Gruppe der Polyphenole als auch auf die im Honig enthaltenen Eiweißstoffe zurückgeführt. Bei Krebserkrankungen sind daher Honigsorten mit einem hohen Gehalt an Eiweiß und Farbstoffen empfehlenswert (siehe Abschnitt Honig bei Krebserkrankungen).

Eiweißstoffe stammen aus Blütenpollen, Nektar und Bienensekreten und sind im Honig mit den Farbstoffen chemisch verbunden. Sie beeinflussen nicht nur die Endfarbe des Produktes, sondern auch die biochemischen Wirkungen der Farbstoffe. Innerhalb der verschiedenen Honigsorten schwankt der Eiweißgehalt zwischen 0,2 und 0,4 mg/100 g Honig. Dunkle Honige enthalten meistens mehr Eiweiße als helle Honige. Sehr eiweißreich ist Buchweizenhonig. Aber auch Heide-, Kastanien-, Kornblumen-, Klee-, Wald-, Tannen- und Fichtenhonig haben einen hohen Gehalt an Eiweißen und Polyphenolen. Besonders diese Honigsorten können im Rahmen einer supportiven Therapie dazu beitragen, eine Besserung des Befindens zu erreichen und Nebenwirkungen der eigentlichen Therapie zu verringern.

Herz-Kreislauf-Erkrankungen

Für Menschen mit Bluthochdruck ist der Mineralstoff Kalium von großer Bedeutung. Das Mineral hat blutdrucksenkende Wirkung und wird für die Erregungsleitung im Herzen benötigt. Bei der heutigen westlichen Ernährungsweise kommt Kalium oftmals zu kurz. Ein täglicher Verzehr von Honig trägt dazu bei, den Kaliumbedarf zu decken. In welcher Menge der Mineralstoff in Honig zu finden ist, hängt vom Nährstoffgehalt des Bodens ab, auf dem die Trachtpflanzen standen. Generell weisen dunkle Honige mehr Kalium auf als helle.

Honig wirkt sich positiv auf das Körpergewicht und auf die Blutfettwerte von Diabetikern aus, wenn das Bienenprodukt acht Wochen lang regelmäßig eingenommen wird. Das zeigte eine im Jahr 2004 veröffentlichte Studie, die von Al-Waili NS am Dubai Specialized Medical Center durchgeführt wurde. Auch zahlreiche tierexperimentelle Forschungen ergaben, dass ein Anstieg der Triglyceride, wie er nach Einnahme von Fruchtzucker allein zu beobachten ist, nach der Aufnahme von Honig nicht stattfindet. Für die schützenden Wirkungen verantwortlich ist eine im Honig enthaltene Farbstoffgruppe: die Flavonoide. Die gelben Farbstoffe aus der Gruppe der Polyphenole verringern die Zerstörung von Cholesterin durch Freie Radikale, reduzieren dadurch die Ablagerung von Cholesterin an den Blutgefäßwänden und hemmen darüber hinaus die Zusammenlagerung (Aggregation) von Blutplättchen (Thrombozyten) (siehe Abschnitt Honig bei Herz-Kreislauf-Erkrankungen).

Bei Herz-Kreislauf-Erkrankungen sind Honigsorten empfehlenswert, die neben einem hohen Gehalt an Flavonoiden auch reich an Kalium sind. Das trifft besonders für Kastanien-, Honigtau-, Tannen- und Lindenhonig zu. Im Rahmen einer ausgewogenen Ernährung können diese Honigsorten zum Schutz von Herz und Kreislauf beitragen.

Magen- und Darm-Erkrankungen

Für Menschen, die einen empfindlichen Magen haben, sind Honigsorten mit einem niedrigen Gehalt an freien Säuren empfehlenswert. Dazu gehören Akazien-, Alpenrosen-, Rosmarin-, Löwenzahn- und Rapshonig. Raps- und Phaceliahonig haben darüber hinaus einen hohen Gehalt an Prolin. Die Eiweißverbindung fängt überschüssige Magensäure ab und fördert die Regeneration der Magenschleimhaut.

Eine Ursache für viele Darmbeschwerden, wie beispielsweise Verstopfung, Blähungen, Durchfall und Schmerzen, ist eine Störung der Darmflora. Ein Ungleichgewicht entsteht, wenn nützliche Bakterienarten verloren gehen und ungünstige Keime im Darm die

Oberhand gewinnen. Die wertvollsten Darmbakterien für den Menschen sind Bifidobakterien. Sie verbessern die Verdauung, erhöhen die Nährstoffausnutzung aus der Nahrung, wehren Krankheitserreger ab und haben darüber hinaus auch krebshemmende Wirkungen (siehe Abschnitt Honig bei Darmkrankheiten).

Sowohl von 2000 bis 2005 durchgeführte Studien am Central Food Technological Research Institute in Indien, als auch umfangreiche Forschungen an der Michigan State University in East Lansing, USA, haben gezeigt, dass Honig das Wachstum von Bifidobakterien erhöht und gleichzeitig die Vermehrung von Krankheitserregern, wie Salmonellen, Listeten und Staphylokokken, unterdrückt. Vermutlich ist diese Wirkung auf die im Honig enthaltenen Oligosaccharide zurückzuführen. Das sind Kohlenhydrate, die sich anders als Trauben- und Fruchtzucker aus mehreren Einfachzuckern zusammensetzen. Sie dienen vielen Darmbakterien als Nahrung. Bei der bakteriellen Zersetzung dieser Stoffe im Darm entstehen Fettstoffe, welche die Darmschleimhaut gesund halten. Alle Honigsorten enthalten bis zu 23 verschiedene Oligosaccharide. Während die qualitative Zusammensetzung innerhalb der verschiedenen Sorten sehr ähnlich ist, gibt es quantitative Unterschiede: Honigtauhonige weisen meist mehr Oligosaccharide auf als Blütenhonige und entwickeln daher eine stärkere präbiotische Wirkung im Darm. Besonders vorteilhaft für die Darmflora ist es, wenn Honig zusammen mit naturbelassenem Joghurt gegessen wird.

Leber

Eine gesunde Darmflora verringert das Eindringen krankmachender Stoffe durch die Darmwand in die Blutbahn. Das entlastet die Leber, deren Hauptaufgabe die Entgiftung des Körpers ist. Die Leber kann ihre zahlreichen wichtigen Aufgaben im Stoffwechsel nur dann reibungslos erfüllen, wenn sie ausreichend Zucker in Form von Glykogen gespeichert hat. Bei körperlicher und seelischer Belastung sinken die Glykogenvorräte, wodurch die Leber geschwächt wird. Honig hat verschiedene leberschützende Wirkungen: das Bienenprodukt verringert die Aufnahme schädlicher Stoffe vom Darm ins Blut, schützt Leberzellen vor „freien Radikalen“ und ermöglicht eine rasche Wiederherstellung verloren gegangener Zuckervorräte in der Leber (siehe Abschnitt Honig bei Lebererkrankungen). Besonders schnell kann das Leberglykogen wieder aufgebaut werden, wenn Honigsorten verzehrt werden, in denen das Verhältnis Fruchtzucker zu Traubenzucker 1:1 beträgt. Das trifft für die meisten Honigsorten von Beerensträuchern (1,0), außerdem für Rapshonig (0,76–1,00), Löwenzahnhonig (0,8–1,10) und Phaceliahonig (1–1,3) zu.

Diabetes

Für Menschen, die an Diabetes erkrankt sind, ist es wichtig, dass Blutzuckerspitzen nach den Mahlzeiten verhindert werden. Da Fruchtzucker mit einem anderen Mechanismus und dadurch deutlich langsamer durch die Darmwand aufgenommen wird als Traubenzucker, sind Honigsorten, die mehr Frucht- als Traubenzucker enthalten, am besten für Diabetiker geeignet (siehe Abschnitt Honig bei Diabetes). Das Verhältnis von Frucht- zu Traubenzucker sollte deutlich über 1 liegen. Das ist bei folgenden Honigsorten der Fall: Akazien/Robinienhonig (Fructose/Glucose-Verhältnis 1,55-1,78), Edelkastanienhonig (1,30-1,70), Obstblütenhonig (1,25-1,34), Tannenhonig (1,10-1,60) und Lindenhonig (1,1 und höher). Die Tabelle auf Seite 149 zeigt die Vorzüge verschiedener Honigsorten.

Wie viel Honig ist empfehlenswert?

Nicht selten wird in den Medien und einigen Ernährungsratgebern vor einem zu hohen Honigverzehr gewarnt. Die Gefahr, zu viel zu essen, ist bei Honigkonsum wesentlich geringer als beim Naschen von Süßigkeiten. Honig ruft keine Heißhungergefühle hervor und stillt den Naschappetit deutlich schneller als Zuckerwaren. Ein gutes Tagesmaß, um in den Genuss vieler gesundheitlicher Wirkungen zu kommen und gleichzeitig die Figur nicht zu gefährden, sind durchschnittlich zwei Esslöffel Honig am Tag.

Praktische Tipps für die Speisenzubereitung mit Honig

Über die richtige Lagerung und die Haltbarkeit von Honig wurde schon an früherer Stelle berichtet. Das Bienenprodukt wird am besten trocken, kühl und dunkel aufbewahrt. Ideal ist die Lagerung in einer Speisekammer bei etwa 10 bis 15 °C. Aber auch gegen die Aufbewahrung im Kühlschrank ist nichts einzuwenden, da die wertvollen Inhaltsstoffe durch Kälte keinen Schaden nehmen.

Einige Honige werden während der Lagerung so fest, dass die Entnahme aus dem Glas und das Einrühren in kalte Süßspeisen und Getränke erschwert ist. Viele Verbraucherinnen und Verbraucher stellen den Honig dann in die Mikrowelle, um ihn schneller geschmeidig zu machen.

Eine Mikrowellenbehandlung bekommt allerdings den Enzymen schlecht. Untersuchungen an der Landesanstalt für Bienenkunde in Stuttgart-Hohenheim haben gezeigt, dass bei einer Mikrowellenleistung von 360 Watt die Aktivität der Enzyme eines Blütenmischhonigs innerhalb von fünf Minuten auf weniger als 10 Prozent des Ausgangswertes sinkt. Bei einer niedrigeren Wattzahl und bei Honigtauhonigen waren die Ergebnisse nicht ganz so schlecht. Da die verschiedenen Honigsorten sehr unterschiedlich auf Mikrowellen reagieren und sehr leicht die Gefahr besteht, dass der Honig zu hoch und zu lange erwärmt wird, ist es nicht empfehlenswert, Honig in der Mikrowelle zu schmelzen oder aufzutauen.

Sehr feste Honige können vor der Verarbeitung vorsichtig im Wasserbad erwärmt und dabei kräftig umgerührt werden. Dabei sollte eine Temperatur von 40 °C nicht überschritten werden. Auch ist von einer mehrfachen Wiederholung der Prozedur abzuraten. Oft ist es gar nicht erforderlich, die gesamte Honigmenge zu erwärmen. Taucht man den Löffel vor der Honigentnahme in heißes Wasser, so lässt sich der süße Saft anschließend leicht abstreifen.

Honig in der kalten Küche

Verbraucher wissen oftmals nicht wie vielseitig Honig in der Küche einsetzbar ist. Am häufigsten wird er als Brotbelag und im Tee verwendet. Wesentlich seltener werden mit

Rezepte für Brotaufstriche

Honig-Frucht-Aufstrich

Zutaten für circa 4 Scheiben Brot:
- 100 g zimmerwarme Butter
- 100 g frische oder Tiefkühl-Erdbeeren oder anderes Obst
- 2 TL Honig

Zubereitung:
Die Butter im Wasserbad schmelzen und mit den Früchten und dem Honig pürieren. In einem Schraubglas erkalten lassen und kühl aufbewahren.

Schoko-Nuss-Aufstrich

Zutaten für circa 4 Scheiben Brot:
- 250 ml Vollmilch
- 2 gestrichene EL Kakaopulver
- ¼ TL Vanillepulver
- 1 Prise Zimt
- 1 Prise Salz
- 50 g feiner Maisgrieß
- 50 g gemahlene Haselnüsse
- 20 g Butter
- 1–2 EL Honig
- 1–2 EL Zitronensaft

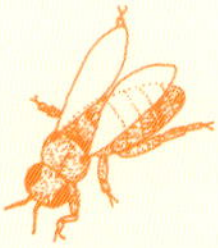

Zubereitung:
Milch mit Kakao, Vanille, Zimt und Salz verrühren und in einem Topf aufkochen lassen. Maisgrieß in die Milch rühren, erneut aufkochen lassen und bei niedriger Hitze so lange unter Rühren erwärmen, bis ein dicklicher Brei entstanden ist. Den Topf von der Herdstelle nehmen und gemahlene Nüsse und Butter einrühren. Anschließend mit Zitronensaft und Honig abschmecken, abkühlen lassen.

Apfel-Quark-Brotbelag

Zutaten für circa 4 Scheiben Brot:
- 200 g Speisequark (20 %)
- 2 EL Apfelsaft
- 1 kleiner Apfel
- 1 TL Zimt
- 1 TL Honig

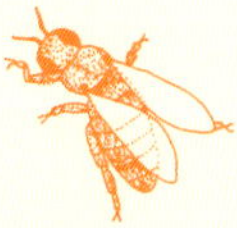

Zubereitung:
Quark mit dem Apfelsaft glatt rühren. Den Apfel reiben und unter den Quark rühren. Mit Honig und Zimt abschmecken.

Mandel-Honig-Brotaufstrich

Zutaten für circa 4 Scheiben Brot:
- 80 g gehackte Mandeln
- 80 g Magerquark
- 80 g Doppelrahmfrischkäse
- 1–2 EL Honig

Zubereitung:
Die Mandeln in einer Pfanne ohne Fett kurz anrösten. Quark und Frischkäse miteinander verrühren, mit Honig abschmecken. Die Mandeln in die Creme rühren.

Honig kalte und warme Speisen gesüßt. Dabei eignet sich das Bienenprodukt sowohl für die geschmackliche Verfeinerung von Salatmarinaden, Kaltschalen, Desserts und Getränken als auch zur Herstellung von Süßigkeiten. Besonders zuckerreiche, bei Kindern beliebte Brotaufstriche wie Konfitüre, Nussnugatcremes und geraspelte Schokolade können durch Honigzubereitungen ersetzt werden.

Mit gemahlenen Mandeln, Nüssen oder Sämereien lassen sich Brotaufstriche zubereiten, die nicht nur süß schmecken, sondern auch wertvolle Nährstoffe liefern. Quarkzubereitungen mit Honig sind schmackhaft und gleichzeitig reich an Eiweiß und Kalzium. Für die sogenannten "kalt gerührten" Fruchtaufstriche werden die Früchte nicht erhitzt. Die frischen oder aufgetauten Früchte werden püriert und mit weicher Butter und Honig so lange verrührt, bis der Brotbelag cremig ist. Im Schraubglas oder in Folie verpackt, halten sich die Brotaufstriche im Kühlschrank einige Tage. Wird Obst der jeweiligen Saison portionsweise eingefroren, können die Aufstriche das ganze Jahr über zubereitet werden.

Soßen machen Salate und Speisen attraktiver und können dazu beitragen, den Nährstoffgehalt einer Mahlzeit zu vervollständigen. Soll ein Salat fettarm, aber eiweißreich sein, sind Joghurt, Quark und Dickmilch eine gute Grundlage für die Soße. Je dicker die Marinade angerührt wird, desto länger kann sie stehen bleiben. Wird nicht die ganze Menge für den Salat benötigt, besteht die Möglichkeit, den Rest in einem Glas im Kühlschrank aufzubewahren und am nächsten Tag als Brotbelag zu verwenden. Die meisten Salatsoßen halten sich im Kühlschrank bis zu einer Woche.

Auch Nachspeisen sind dazu geeignet, nicht ausgewogene Hauptmahlzeiten in ihrem Nährstoffgehalt zu ergänzen. So können Fruchtzubereitungen den unzureichenden Vitamin- und Ballaststoffgehalt einer Hauptspeise ausgleichen. Eine mit Honig gesüßte Nachspeise kann dazu beitragen, den Appetit auf Süßes zu befriedigen, ohne gleichzeitig die schlanke Linie und die Zahngesundheit zu gefährden.

Kochen mit Honig

Suppen, Soßen und warme Süßspeisen können mit Honig geschmacklich abgerundet werden. Während dunkle Honige mit ihrem ausgeprägten Geschmack besonders gut als Brotbelag geeignet sind, bieten helle Honige feine Geschmacksnuancen, wenn sie Gerichten zugesetzt werden. Um die Nährstoffe so gut wie möglich zu erhalten, sollte der Honig immer erst am Ende der Garzeit zugegeben und die Speise anschließend nicht mehr gekocht oder lange warm gehalten werden.

Auch Konfitüre kann mit Honig zubereitet werden. Geeignet sind vor allem Honigsorten, die keinen zu starken Eigengeschmack haben wie zum Beispiel Klee-, Phacelia- oder Rapshonig sowie alle hellen Blütenhonige. Entsprechend dem jeweiligen Säuregehalt der Früchte werden für 1 kg Früchte 300 bis 500 g Honig benötigt. Zum Gelieren können flüssiges Geliermittel, Agar-Agar oder Apfelpektin verwendet werden. Das Geliermittel wird nach Herstelleranweisung eingesetzt.

Backen mit Honig

Nicht nur die traditionellen Honigkuchen, sondern fast alle Gebäcksorten lassen sich mit Honig zubereiten. Obwohl beim Backen ein Teil der Inhaltsstoffe verloren geht, lohnt es sich doch, einen guten Honig zu verwenden. Da Honigbackwaren verhältnismäßig feucht sind, steigt die Temperatur im Inneren des Gebäcks meist nicht über 100 °C. Die stärksten Verluste treten an der Oberfläche auf. Einige Honigbestandteile sind wenig wärmeempfindlich und überstehen den Backprozess unbeschadet. Dazu gehören die Mineralstoffe und die meisten Flavonoide.

Wird anstelle des weißen Auszugsmehles Vollkornmehl verwendet, enthält das Gebäck viele wertvolle Inhaltsstoffe. Vor allem der Keimling und die Randschichten des Getreidekornes liefern hochwertiges Keimöl, Mineralstoffe, fast alle Vitamine des B-Komplexes, Vitamin D und E sowie Ballaststoffe. Bei der Herstellung der hellen Mehle werden der Keimling und die Schalen entfernt. Dadurch ist das Mehl zwar länger haltbar, die wichtigen Vitalstoffe fehlen aber vollständig. Die Typenzahl eines Mehles gibt an, wie viel Milligramm Mineralstoffe in 100 Gramm Mehl enthalten sind. Je höher die Typenzahl ist, desto wertvoller ist das Mehl. Vollkornmehl hat keine Typenbezeichnung mehr, es enthält alle Inhaltsstoffe des vollen Kornes.

Wird anstelle von Zucker Honig verwendet, ist es empfehlenswert, die Flüssigkeitszugabe zum Teig um zwei bis drei Esslöffel zu verringern oder ein Ei weniger zu nehmen, da Honig einen höheren Wassergehalt als Zucker hat. Honiggebäck bräunt schneller als Backwaren mit Zucker. Daher sollte man das Gebäck nach der halben Backzeit abdecken oder bei etwas niedrigerer Temperatur backen.

Mürbeteig wird durch Zugabe von Honig weicher und benötigt vor der weiteren Verarbeitung eine Ruhezeit von etwa 30 Minuten im Kühlschrank. Noch besser lässt sich der Mürbeteig verarbeiten, wenn er über Nacht im Kühlschrank bleibt. Er hält sich dort auch drei bis vier Tage frisch und kann anschließend problemlos weiterverarbeitet werden.

Wer gerne Plätzchen isst, aber keine Zeit für das aufwendige Ausrollen, Ausstechen und Verzieren hat, der kann trotzdem zu leckeren Keksen kommen. Dazu wird der Kuchenteig gleich auf dem Backblech ausgerollt. Honig und Eigelb werden miteinander verrührt und auf den Teig gestrichen. Die Kekse bekommen dadurch einen besonders schönen Glanz. Anschließend können noch gehackte Nüsse, Mandeln oder Pistazien auf den Teig gestreut werden. Nach dem Backen wird der noch warme Kuchen in Stücke geschnitten. Viele Mürbeteige lassen sich auch in einem Waffeleisen backen. Am besten probiert man das mit einem Teigrest aus.

Ein Biskuitteig gelingt am besten, wenn Eigelb, Honig und Wasser mit dem Handrührgerät so lange auf der höchsten Stufe geschlagen werden, bis eine dickliche Creme entstanden ist. Durch geduldiges Schlagen gelangt Luft in die Teigmasse. Beim Backen dehnt sich die Luft aus und die Masse vergrößert sich bis auf das Dreifache ihres Volumens. Der Biskuitteig muss unverzüglich gebacken werden, da die Luft sonst entweicht und der Teig zusammenfällt. Biskuit ist die Grundlage für sehr feine Torten und schmeckt gut mit Honig-Frucht-Füllungen. Günstig ist es, einen Biskuitboden, der zu einer Torte verarbeitet werden soll, schon am Vortag zu backen, denn zu frischer Kuchen krümelt beim Anschneiden.

Im Rezeptteil sind die Grundrezepte für alle Teigarten mit Vollkornmehl und Honig zu finden.

Kochrezepte mit Honig

Grundrezept Honigkonfitüre

Zutaten:
- 1 kg Früchte
- 300–500 g Honig (besonders gut geeignet sind helle Honigsorten)
- Apfelpektin nach Herstelleranweisung

Zubereitung:
Früchte und Geliermittel in einem Topf aufkochen, 3 Minuten kochen lassen. Den Topf von der Herdstelle nehmen, Honig einrühren und die Masse sofort abfüllen.

Winter-Konfitüre

Zutaten für 4 Gläser à 400 g:
- 50 g getrocknete Aprikosen
- 10 Orangen
- 300 g Walnusskerne
- 200 g Honig
- ½ Päckchen Apfelpektin
- Mark einer Vanilleschote

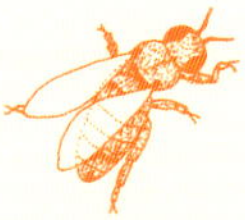

Zubereitung:
Aprikosen in ¾ l Wasser eine Stunde einweichen, abtropfen lassen, pürieren oder fein hacken. Orangen auspressen. Walnusskerne hacken und ohne Fett leicht anrösten. Orangensaft zusammen mit Aprikosenpüree, Honig, Apfelpektin, Vanillemark und Walnusskernen 5 Minuten kochen. Sofort abfüllen.

Kasseler mit Honig

Zutaten für 4–5 Portionen:
- 800 g Kasseler Lummer ohne Knochen
- 3 Esslöffel Honig
- 2 Esslöffel Orangenmarmelade
- 1 Teelöffel Tabascosoße
- je 1 Messerspitze Piment- und Korianderpulver
- 2 Zwiebeln

Senfdip:
- 150 g Mayonnaise
- 100 g Vollmilchjoghurt
- 3 Teelöffel Senf
- Salz, Pfeffer, Honig

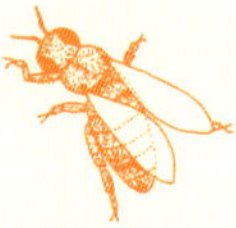

Zubereitung:
Das Fleisch waschen und trocknen. Honig, Marmelade, Tabasco und Gewürze vermischen und das Fleisch damit bestreichen. Den Braten in einen Bratschlauch legen. Die Zwiebeln schälen und in Scheiben schneiden, um das Fleisch legen. Den Bratschlauch verschließen. Das Fleisch bei 200°C (Umluft 180°C) circa 40 Minuten im Ofen braten. Für den Dip die Mayonnaise mit Joghurt und Senf verrühren und mit den Gewürzen abschmecken.

Hähnchen in Sesam-Honig-Kruste

Zutaten für 4 Portionen:
- 400 g frische Ananas
- 800 g frisches Sauerkraut
- ½ l Gemüsebrühe
- 40 g gerösteter Sesamsamen
- 4 Stück Hähnchenbrust à 100 g
- etwas Fett zum Braten
- 4 TL Honig
- Sojasoße

Zubereitung:
Ananasfleisch würfeln und zusammen mit dem Sauerkraut in der Gemüsebrühe etwa 15 Minuten bei kleiner Hitze dünsten. Sesamsamen ohne Fett goldgelb rösten. Hähnchenbrust waschen, trocken tupfen und in der Pfanne von jeder Seite etwa 3 Minuten knusprig braten. Honig in der Sojasoße ver-

rühren und das Fleisch damit bepinseln. Sesamsamen über das Fleisch streuen. Hähnchen auf dem Ananaskraut anrichten.

Möhrencremesuppe

Zutaten für 4 Portionen:
- 600 g Möhren
- 1 Stange Lauch
- 40 g Butterschmalz
- 1 l Wasser
- Gemüsebrühpulver für 1 Liter
- 1 gestrichener EL Vollkornmehl
- ½ TL Curry
- ½ TL Kräutersalz
- 1 TL Honig
- 150 g Crème fraîche

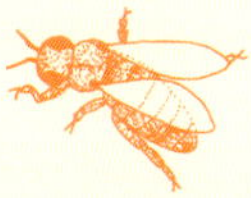

Zubereitung:
Möhren und Lauch putzen und in sehr feine Scheiben schneiden. Ein bis zwei Möhren ungeschnitten lassen und zurücklegen. Das übrige Gemüse in dem Fett andünsten, mit der Gemüsebrühe auffüllen, zum Kochen bringen und 5 Minuten bei kleiner Hitze kochen lassen. Vollkornmehl einrühren und die Suppe pürieren. Curry, Salz und Honig zugeben. Crème fraîche einrühren und die restlichen Möhren feingerieben zugeben.

Apfelsuppe

Zutaten für 4 Portionen:
- 1 kg säuerliche Äpfel
- 1 l Wasser
- 1 Zimtstange
- 2 Nelken
- ¼ l ungesüßter Apfelsaft
- etwa 120 g Honig

  1 gestrichener TL Agar-Agar
- Saft von ½ Zitrone
- 4 EL Schlagsahne

Zubereitung:
Äpfel schälen, entkernen und in kleine Würfel schneiden. Apfelstücke mit Wasser, Zimt und Nelken zum Kochen bringen. Den Herd abschalten und die Äpfel so lange ziehen lassen, bis sie zerfallen sind. Die Gewürze herausnehmen. Die Suppe pürieren. Apfelsaft zugeben und noch einmal erwärmen. Agar-Agar in wenig Wasser auflösen und zur Suppe geben. Mit Zitronensaft und Honig abschmecken. Die Suppe auf Teller verteilen und abkühlen lassen. Vor dem Servieren mit je einem Esslöffel geschlagene Sahne pro Teller garnieren.

Kürbis-Zucchini-Suppe

Zutaten für 4 Portionen:
- 1 Zwiebel
- 1 Knoblauchzehe
- 1 Kartoffel
- 300 g Kürbisfleisch
- 1 mittelgroße Zucchini
- 1 rote Paprikaschote
- 1 EL Honig
- 1 Prise Cayennepfeffer
- ¼ Muskat
- 1 Kräutersalz
- 1 Paprikapulver edelsüß
- 1 l Gemüsebrühe

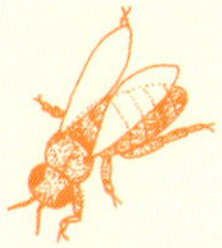

Zubereitung:
Das Gemüse putzen, würfeln und in einem Topf mit einer halben Tasse Wasser bei mittlerer Hitze zum Kochen bringen, das Wasser verdunsten lassen. Mit dem Honig und Gewürzen verrühren, mit der Brühe ablöschen, erneut zum Kochen bringen und 10 Minuten bei kleiner Wärme köcheln lassen. Suppe pürieren und mit Gewürzen abschmecken.

Rezepte für Honiggebäck

Grundrezepte für Vollkornkuchenteige mit Honig

- Mürbeteig: 250 g Weizenvollkornmehl, 125 g Fett, 1 Ei, 50 g Honig
- Rührteig: 250 g Fett, 250 g flüssiger Honig, 4 Eier, 500 g Weizenvollkornmehl, 1 Päckchen Backpulver
- Biskuitteig: 3 Eigelb, 100 g Honig, 1 EL Wasser, ¼ TL Backpulver, 130 g Weizenvollkornmehl, 3 Eiweiß
- Hefeteig: 500 g Weizenvollkornmehl, 1 Päckchen Trockenhefe, ¼ TL Salz, 75 g Fett, 100 g Honig, 300 ml lauwarme Milch

Prager Apfeltorte

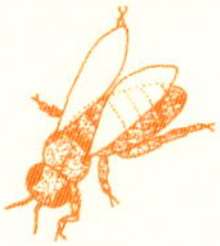

Zutaten für 1 Springform:

- 80 g Butterschmalz
- 150 g Honig
- 3 Eier
- 150 g Weizenvollkornmehl
- 1 Messerspitze Vanillemark
- 1 TL Backpulver
- 500 g Äpfel
- Saft von ½ Zitrone
- 30 g Butter
- 50 g Honig
- 75 g Mandelblättchen
- 1 EL Milch
- ½ TL Zimt

Zubereitung:
Butterschmalz, Honig und Eier schaumig rühren. Mehl, Vanille und Backpulver zugeben und zu einem geschmeidigen Teig verrühren. Den Teig in eine gefettete Springform geben. Äpfel schälen, achteln, auf dem Teig verteilen und mit Zitronensaft beträufeln. Butter und Honig in einem Topf schmelzen lassen, Mandelblättchen, Milch und Zimt zugeben und verrühren. Den Guss auf den Äpfeln verteilen. Bei 180°C im Umluftofen (konventionell 200°C) in etwa 45 Minuten goldbraun backen.
Variante: Äpfel durch Zwetschgen oder Sauerkirschen ersetzen.

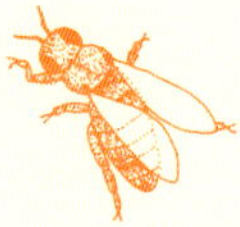

Biskuitrolle mit Honig-Quark-Frucht-Füllung

Zutaten für den Teig:

- 60 g flüssiger Honig
- 1 Eigelb
- Saft von ½ Zitrone
- 3 Eiweiß
- 100 g Weizenvollkornmehl

Zutaten für die Füllung:

- 125 g Magerquark
- 20 g Honig
- Mark einer Vanilleschote
- 400 g Erdbeeren oder klein geschnittene Aprikosen
- 1 Päckchen Tortengusspulver
- ¼ l Apfelsaft
- 1 EL Honig

Zubereitung:
Für den Teig Honig mit Eigelb und Zitronensaft schaumig rühren. Das Eiweiß steif schlagen, zur Honigmasse geben und vorsichtig unterheben. 30 Gramm Weizenvollkornmehl einrühren. Das restliche Mehl nach und nach zugeben. Teig auf ein gefettetes Backblech streichen und bei 180°C im Umluftofen (konventionell 200°C) in etwa 10 Minuten hellbraun backen. Biskuitboden auf ein Küchentuch stürzen, sofort aufrollen. Einige Minuten abkühlen lassen. Dann zurückrollen und mit der Füllung bestreichen. Wieder aufrollen.
Für die Füllung Quark mit Honig und Vanillemark verrühren und auf den Biskuitboden

streichen. Klein geschnittene frische oder aufgetaute Tiefkühlfrüchte auf dem Biskuitboden verteilen. Das Tortengusspulver in den Apfelsaft rühren, in einem Topf aufkochen lassen und vom Herd nehmen. Den Honig einrühren. Den Guss über den Fruchtquark gießen, die Biskuitrolle aufrollen.

Linzer Torte

Zutaten für 1 Springform:

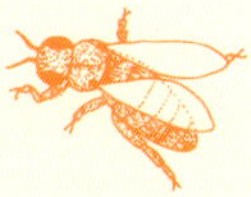

- 160 g Butterschmalz
- 150 g Honig
- 2 Eier
- 200 g Weizenvollkornmehl
- 250 g gemahlene Mandeln
- 1 EL Kakaopulver
- 1 TL Zimt
- 1 EL Orangensaft
- 150 g frische oder tiefgekühlte Himbeeren
- 150 g getrocknete Datteln
- 3 EL Sahne
- 1 EL Wasser

Zubereitung:
Butterschmalz, Honig und Eier schaumig rühren. Mehl, Mandeln, Kakao und Zimt mischen und nach und nach unter die Eimasse rühren, Orangensaft dazugeben. Den Teig 30 Minuten kühl stellen. Himbeeren und Datteln pürieren. Zwei Drittel des Teiges ausrollen und den Boden einer Springform damit belegen, dabei einen circa 1,5 cm hohen Rand formen. Das Fruchtmus auf den Teigboden streichen. Den restlichen Teig etwa 3 mm dick ausrollen, daraus Streifen schneiden und diese als Gitter auf den Kuchen legen. Sahne und Wasser miteinander verquirlen und den Teig damit bestreichen. Bei 180°C im Umluftofen (konventionell 200°C) etwa 45 Minuten backen.

Weizenvollkornbrot mit Körnern

Zutaten für zwei kleine Kastenformen:

- 500 g grob gemahlenes Weizenvollkornmehl
- 600 g fein gemahlenes Weizenvollkornmehl
- 2 Päckchen Trockenhefe
- 200 ml Wasser
- 100 g Sonnenblumenkerne
- 100 g Leinsamen
- 40 g Butterschmalz
- 50 g Sesam
- 2 TL Salz
- 1 TL Honig

Zubereitung:
Von dem feinen Weizenvollkornmehl 200 g abnehmen, mit Hefe und 200 ml lauwarmem Wasser verrühren, mit einem Tuch bedecken und an einem warmen zugfreien Ort 10 bis 15 Minuten gehen lassen. Das restliche Mehl mit Sonnenblumenkernen, Leinsamen, Salz und Honig verkneten. Zwei kleine Kastenformen mit Butterschmalz fetten und mit Sesam ausstreuen. Die gegangene Hefe zum Teig geben und mit dem Knethaken des Handrührgeräts gründlich durchkneten. Den Teig in die Kastenformen füllen und auf der untersten Schiene des Backofens bei 180°C Umluftofen (konventionell 200°C) circa 1½ Stunden backen. Das Brot aus der Form stürzen. Wenn es beim Klopfen auf die Unterseite hohl klingt, ist das Brot gar.

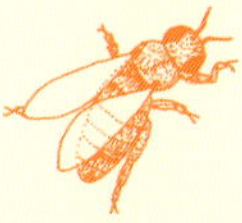

Schneller Butterkuchen vom Blech

Zutaten für circa 16 Stücke:
Für den Teig:
- 3 Eier
- 150 g Zucker
- 350 g Weizenvollkornmehl
- 200 ml Sahne
- 1 Päckchen Backpulver

Für den Belag:
- 160 g Butter
- 100 g Honig
- 5 EL Milch
- Mandelblättchen

Zubereitung:
Alle Zutaten zu einem Teig verrühren und auf ein Backblech streichen. Bei 180°C im Umluftofen (konventionell 200°C) etwa 15 Minuten backen. Butter, Honig und Milch in einem Topf erwärmen und umrühren, bis sich alles gut verbunden hat. Mandelblättchen dazugeben. Die Masse auf den Kuchen streichen und weitere 5 Minuten überbacken.

Vollkornwaffeln

Zutaten:
- 2 EL Honig
- 75 g Butterschmalz
- 1 Messerspitze Vanillepulver
- 1 EL Zitronensaft
- 3 Eier
- 150 ml Wasser (evtl. etwas mehr)
- 250 g fein gemahlenes Weizenvollkornmehl
- 1 TL Weinsteinbackpulver

Zubereitung:
Alle Zutaten zu einem glatten Teig rühren, ggf. etwas Wasser zugeben. In einem Waffeleisen backen.

Apfel-Muffins

Zutaten für cirka 12 Stück:
- 500 g Weizen- oder Dinkelvollkornmehl
- 2 Teelöffel Backpulver
- 1 Teelöffel Zimt
- 1 Apfel (grob geraspelt)
- 100 g Rosinen
- 4 Esslöffel Honig
- 1 Ei
- 250 ml Milch
- 50 g Butter

Zubereitung:
Mehl, Backpulver und Zimt in einer Schüssel mischen. Den geraspelten Apfel und die Rosinen unterheben. Honig mit Ei, Milch und Butter zugeben und alle Zutaten verrühren. Den Teig in Muffinförmchen geben und bei 180 °C Umluft (konventionell 200 °C) in ca. 25 Minuten hellbraun backen.

Heidelbeer-Muffins

Zutaten für ca. 12 Stück:
- 1 Banane
- 100 g Joghurt (3,5–3,8 % Fett i. Tr.)
- 80 g Butter
- 50 g Honig
- 1 Eigelb
- 2 Teelöffel Backpulver
- 180 g Weizen- oder Dinkelvollkornmehl
- 150 g Heidelbeeren

Zubereitung:
Banane schälen, mit einer Gabel zerdrücken und mit dem Joghurt vermischen. Butter, Honig und Eigelb verrühren, unter den Bananen-Joghurt heben. Backpulver und Mehl zugeben und verrühren. Muffinförmchen zur Hälfte mit dem Teig füllen, Heidelbeeren darauf verteilen. Im Ofen bei 180 °C Umluft (konventionell 200 °C) ca. 25 Minuten backen.

Schlussbetrachtung

Ob vom Menschen verehrt oder belächelt, für Überraschungen sorgt Honig seit Menschengedenken. Auch im 21. Jahrhundert hat Honig nichts von seiner Faszination eingebüßt und beschäftigt Wissenschaftlerinnen und Wissenschaftler wie interessierte Laien. Obwohl viele Zusammenhänge nachgewiesen werden können, lassen sich auch heute noch nicht alle Wirkungen und Beobachtungen restlos erklären. Das liegt in der Natur des Honigs: Kaum ein anderes Lebensmittel weist eine so hohe Sortenvielfalt auf und ist so unterschiedlich in der Zusammensetzung wie das Bienenprodukt. Daher lassen sich auch schwer einheitliche Aussagen über Honig treffen.

Schon bei der Zuordnung in eine Lebensmittelgruppe gibt es Meinungsverschiedenheiten. Einige Menschen sehen Honig als tierisches, andere als pflanzliches Lebensmittel an. Tatsächlich nimmt der süße Saft eine Mittelstellung ein, denn er enthält sowohl pflanzliche als auch tierische Bestandteile.

Die Mischung von Inhaltsstoffen pflanzlicher und tierischer Herkunft machen Honig zu einem einzigartigen Lebensmittel, dessen therapeutische Effekte auf die Summe vieler Einzelwirkungen zurückzuführen sind. Trotzdem ist das Bienenprodukt kein Wundermittel, mit dem alle Krankheiten verhindert verhindert und geheilt werden können. Durch Kombination mit anderen Lebensmitteln kann das Wirkspektrum von Honig jedoch wesentlich erhöht werden. Bei günstiger Zusammenstellung verschiedener hochwertiger Lebensmittel finden Ergänzungswirkungen statt und der ernährungsphysiologische Wert der Nahrung steigt.

Honig ist ein wichtiger Bestandteil in der gesunden Ernährung des Menschen, weil er

- appetitanregend wirkt
- gut geschluckt werden kann
- leicht verdaulich ist
- die Darmtätigkeit anregt
- den Zuckerstoffwechsel entlastet
- die Abwehrkräfte erhöht
- antimikrobiell und entzündungshemmend wirkt.

Der Mensch hat sich im Laufe seiner langen Evolutionsgeschichte an das Nahrungsmittel Honig gewöhnt. Es gibt keinen Grund dafür, dieses Naturprodukt im 21. Jahrhundert vom Speiseplan des Menschen zu verdrängen.
Im Gegenteil: Honig könnte wesentlich häufiger und gezielter in der Ernährung eingesetzt werden und damit erheblich mehr zur Gesundheit der Bevölkerung beitragen, als es heute der Fall ist.

Service

Literatur

Ahmad, Taft et al.: Gelam Honey protects against Gamma-Irradiation damage to antioxidant enzymes in human diploid fibroblast. Molecules 2013, 18 (2): 2200–2211

Ahmed, A. et al.: Effect of Natural Honey on Human Platelets and Blood Coagulation Proteins. Pak J Pharm Sci 2011, 24: 389–397

Alandejani T, Marsan J, Ferris W, Slinger R, Chan F: Effectiveness of honey on Staphylococcus aureus and Pseudomonas aeruginosa biofilms. Otolaryngol Head Neck Surg. 2009; 141(1): 114–8

Al-Waili NS: Effects of daily consumption of honey solution on hematological indices and blood levels of minerals and enzymes in normal individuals. Journal of Medicinal Food 2003; 6(2):135–40

Al-Waili NS: Natural honey lowers plasma glucose, C-reaktive protein, homocysteine and blood lipids in healthy, diabetic and hyperlipidemic subjects: Comparison with dextrose and sucrose. Journal of Medicinal Food 2004; 7(1): 100–107

Al-Waili NS: Topical honey applications vs. Aciclovir for the treatment of recurrent herpes simplex lesions. Med.Sci.Monit. 2004; 10(8): 94–98

Al-Waili NS, Boni, NS: Natural honey lowers plasma prostaglandin concentrations in normal individuals. Journal of Medicinal Food 2003; 6 (2):129–133

Avner Cohen H, et al.: Effect of Honey on Nocturnal Cough and Sleep Quality: A Double-blind, Randomized, Placebo-Controlled Study. Official Journal Of The American Academy Of Pediatrics August 2012; 10.1542: 2011–3075

Bauer L: Food allergy to honey: Pollen or bee products. Journal of Allergy and Clinical Immunology 1996; 97: 65–73

Bayer W, Schmidt KH: Vitamine. Hippokrates Verlag, 1991

Belitz HD, Grosch W, Schieberle P: Lehrbuch der Lebensmittelchemie. Springer, Berlin, 6. Auflage 2008

Berg A: Zum glykämischen Index von deutschen Honigsorten. Ernährungs Umschau 2008; 55: 720–725

Biesalski H K, Fürst P, Kasper H, Kluthe R, Pölert W, Puchstein Chr, Stähelin HB: Ernährungsmedizin. Thieme Verlag, Stuttgart, 2010

Bilikova Katarina, Simuth Jozef: New Criterion for Evaluation of Honey: Quantification of Royal Jelly Protein Apalbumin 1 in Honey by Elisa. J. Agric.Food Chem., 2010,58 (15):8776–8781

Biswal BM, Zakaria A, Ahmad NM: Topical application of honey in the management of radiation mucositis: a preliminary study. Support Care Cancer 2003; 11: 242–248

Bogdanov Stefan: Honig als Functional Food. Schweizerische Bienen-Zeitung 2010; 03: 18–20

Bogdanov Stefan: Honey as Nutrient and Functional Food. Book of Honey, Chapter 8, Januar 2016

Chick, H., Shin, H. S., Ustunol, Z., Growth and acid production by lactic acid bacteria and bifidobacteria crown in skim milk containing honey, J Food Sci 66 (2001), 478–481

Crane E: Bees and Beekeeping. Heinemann News 1990

Davis JM, Carlstedt CJ, Chen S., Carmichael MD, Murphy EA: The diary flavonoid Quercetin increases VO(2 max) and endurance capacity. Int J Sport Nur Exerc Metal 2010 Feb; 20 (1):56–62

Der Brockhaus: Ernährung. Brockhaus, Gütersloh, 2011

Ehmer B: Chirurgie. Schattauer, Stuttgart, 1996

Ewe G: Honig statt Energiedrink – liefern Bienen die ideale Energiequelle vor Trainingsbelastungen? bild der wissenschaft, April 2000.

Erejuwa, O. Sulaiman,SA, AB Wahab MS: Effects of Honey and its Mechanisms of Action on the Development and Progression of Cancer. Molecules 2014 19 (2): 2497–2522

Feldheim W et al.: Cholin und Phosphatidylcholin (Lecithin): lebensnotwendige Faktoren der Ernährung. Ernährungs-Umschau 1994; 41: 339

Ferreres F, Tomás-Barberán FA et al.: A simple technique for honey flavonoid HPLC analysis, Apidologie. 1994; 25: 21–30

Frank R: Wirkung von Honig auf das Immunsystem und die Gesundheit. Ernährung & Medizin 2007; 22: 183–189

Frank R: Belastbar im Alltag durch Ernährung. Hrsg. Sparkasse Stade-Altes Land, 2014

Furtmayr-Schuh A: Postmoderne Ernährung. TRIAS Thieme, Stuttgart, 1993

Gheldof N, Engeseth NJ: Antioxidant Capacity of Honeys from Various Floral Sources Based on the Determination of Oxygen Radical Absorbance Capacity and Inhibition of in Vitro Lipoprotein Oxidation in Human Serum Samples. J.Agric.Food Chem. 2002; 50 (10): 3050–3055

Hamm M, Malz C: Schach dem Schmerz. Umschau Buchverlag, München, 1993

Hertog MGL et al.: Dietary antioxidant flavonoids and risk of coronary heart disease: the Zutphen Elderly Study. The Lancet 23.10.1993; Volume 342, Issue 8878: 1007–1011

Hye Kyung Cho, MD, PhD et al.: Effects of Honey on Oral Mucositis in Patients with Head and Neck Cancer: A Meta-Analysis. The Laryngoscope 125: 2085–2092, 2015.

Kajiwara, S., Gandhi, H., Ustunol, Z., Effect of honey on the growth of acid production by human intestinal Bifidobacterium spp.: An in vitro comparison with commercial oligosaccharides and inulin, J Food Prot 65 (2002), 214–218

Ladas SD et al: Honey may have a laxative effect on normal subjects because of Incomplete fructose absorption. Am J Clin Nutr 1995; 62: 1212

Leitzmann C, Lauber H, MillionH: Vollwertküche für Diabetiker. Falken, Niedernhaus/Ts., 1995.

Max Rubner-Institut, Bundesforschungsinstitut für Ernährung und Lebensmittel: Nationale Verzehrstudie II. Karlsruhe, 2008

Meda A, Lamien CHE, Romito M, Millogo J, Nacoulma OG: Determination of the total phenolic, flavonoid and proline contents in Burkina Fasan honey, as well as their radical scavenging activity. Food Chemistry 91d (3) 2005; 571–577

Molan, P. C., The antibacterial activity of honey: 1. The nature of the antibacterial activity, Beeworld 73 (1992), 15–28

Morales Paloma, Haza Ana Isabel: Antiproliferative and apoptotic effects of spanish honeys. Pharmacognosy Magazine 2013, Juli-Sept; 9(35): 231–237

Möhring W: Heiltees. Südwest Verlag, München, 1998

Münzing-Ruef I: Kursbuch gesunde Ernährung. Wilhelm Heyne, München, 2000

Orsolic N, Terzic S, Sver L, Basic I: Honey-bee products in prevention and/or therapy of murine transplantable tumours. Journal of the Science of Food and Agriculture 2005; Vol 85, Issue 3: 363–370

Paul IM et al.: Effect of honey, dextromethorphan, and no treatment on noctural cough and sleep quality for coughing children and their parents. Arch Pediatr Adolesc Med. 2007 Dec; 161 (12): 1140–6

Peikert A, Wilimzig C, Köhne-Wolland R: Prophylaxis of migraine with oral magnesium: results from a prospective, multi-center, placebocontrolled and double-blind randomized study. Cephalalgia 1996; 16: 257–263

Petrus Karoline: Analyse von Flavonoiden im Honig. Diplomarbeit, Universität Wien, Fakultät für Chemie, 2009

Raeessi MA, et al.: Honey plus coffee versus systemic steroids in the treatment of persistent postinfectious cough: a randomised controlled trial. Primary Care Respitory Journal 2013; 22(3): 325–330

Robert Koch-Institut: Epidemiologisches Bulletin November 2007; 44: 405–412

Schlieper C A: Grundfragen der Ernährung. Dr. Felix Büchner-Handwerk und Technik, Hamburg, 2010

Schramm Derek D. et al.:Honey with High Levels of Antioxidants Can Provide Protection to Healthy Human Subjects. Journal of Agricultural and Food Chemistry 2003;51 (6): 1732–1735

Sela M, Maroz D, Gedalia I: Streptococcus mutans in saliva of normal subjects and neck and head irradiated cancer subjects after consumption of honey. J Oral Rehabil 2000; 27: 269–270

Shamala, T. R., Shri Jyothi, Y., Saibaba, P., Stimulatory effect of honey on multiplication of lactic acid bacteria under in vitro and in vivo conditions, Lett Appl Microbiol 30 (2000), 453–455

Shin, H. S., Ustunol, Z., Carbohydrate composition of honey from different floral sources and their influence on growth of selected intestinal bacteria: an in vitro comparison, Food Res Intern 38 (2005), 721–728

Smaraghandian S, Afshari JT, Davoodi S.: Honey induces apoptosis in renal cell carcinoma. Pharmacogn Mag. 2011 Jan; 7(25):46–52

Sofka K, Wiszniewsky G, Blaser G, Bode U, Simon A: Antibakterieller Honig (Medihoney) zur Wundpflege-Wundantisepsis bei pädiatrischen Patienten in der Hämatologie-Onkologie? Krh.-Hyg.+Inf.verh.26 Heft 5(2004): 183–187

Swellam T, Miyanaga N, Onozawa M, Hattori K, et al: Antineoplastic activity of honey in an experimental bladder cancer implantation model: in vivo and in vitro studies. Int J Urol 2003; 10: 213–219

Taylor RS et al.: Reduced dietary salt for the prevention of cardiovascular disease. Cochrane Database Syst Rev; 7: CD009217: 2011

Toeller et al.: Evidence-based nutritional approaches to the treatment and prevention of diabetes mellitus. Nutr Metab Cardiovasc Dis 14 (2004); 373–394

Ustunol, Z., The effect of honey on the growth of Bifidobacteria, Publikation des U.S. National Honey Board (2000), 1–8

Witte A: Ernährung auf dem Lande. Nordheide/Winser Marsch Teil I, Museumspädagogische Materialien 2 des Freilichtmuseums am Kiekeberg 1994; 4: 25–29

Yang Q et al.: Sodium and Potassium Intake and Mortality Among US Adults: Prospective Data From the Third National Health and Nutrition Examination Survey. Arch Intern Med; 171 (13): 1183–1191:2011

Zander, E.: Beiträge zur Herkunftsbestimmung bei Honig. I. Pollengestaltung und Herkunftsbestimmung bei Blütenhonig. Verlag der Reichsfachgruppe Imkerei e.V., Berlin (1935).

Zeina B, Othmann O, al-Assad S: Effect of honey versus thyme Rubella virus survival in vitro. J Altern Complement Med 1996; 2: 324–348

Adressen

Deutscher Imkerbund e. V. (D.I. B.)
Villiper Hauptstr. 3
53343 Wachtberg

Landesverband Schleswig-Holsteinischer und Hamburger Imker e. V.
Hamburger Strasse 109
23795 Bad Segeberg

Landesverband Badischer Imker e. V.
Bahnhofstr. 35
77767 Appenweier

Landesverband Württembergischer Imker E.V.
Olgastr 23
73262 Reichenbach/Fils

Landesverband Bayerischer Imker e. V.
Georg-Strobel-Str. 48
90489 Nürberg

Imkerverband Berlin e. V.
Gotzkowskystr. 31
10555 Berlin

Landesverband Hessischer Imker e. V.
Erlenstr. 9
35274 Kirchhain

Landesverband der Imker Mecklenburg und Vorpommern e. V.
Wallstr. 45
19053 Schwerin

Landesverband Hannoverscher Imker e. V.
Johannssenstr. 10
30159 Hannover

Landesverband der Imker Weser-Ems e. V.
Mars la-Tour-Str. 13
26121 Oldenburg

Landesverband Westfälischer und Lippischer Imker e. V.
Langewanneweg 75
59063 Hamm (Westf.)

Imkerverband Rheinland e. V.
Im Bannen 38-54
56727 Mayen

Imkerverband Rheinland-Pfalz e. V.
Breitenweg 71
67435 Neustadt a. d. Weinstraße

Landesverband Sächsischer Imker e. V.
Untere Hauptstr. 79
09243 Niederfrohna

Imkerverband Sachsen-Anhalt e. V.
Ebereschenweg 8
06642 Nebra

Landesverband Thüringer Imker e. V.
Ilmstr. 3
99425 Weimar

Deutscher Berufs- und Erwerbsimker Bund DBIB e. V.
Hofstattstr. 22 a
86919 Utting a. Ammersee

Österreichischer Imkerbund
Georg Coch Platz 3 / 11 a
1010 Wien

Bildquellen

Titelfoto: Nileen Marie Schaldach
Frank, Tim B. (Blackbird Production Hamburg): S. 2, 67, 69, 70, 71, 73
Leelu/Shutterstock.com: S. 74 (unten)
PointImages/Shutterstock.com: S. 74 (oben)
Pro Image Content/Shutterstock.com: S. 72 (unten)
Tatevosian Yana/Shutterstock.com: S. 72 (oben)
Die Zeichnungen fertigte Helmuth Flubacher, Waiblingen, nach Vorlagen der Autorin.

Register

Rezepteverzeichnis

Impressum

Die in diesem Buch enthaltenen Empfehlungen und Angaben sind von der Autorin mit größter Sorgfalt zusammengestellt und geprüft worden. Eine Garantie für die Richtigkeit der Angaben kann aber nicht gegeben werden. Autorin und Verlag übernehmen keine Haftung für Schäden und Unfälle. Bitte setzen Sie bei der Anwendung der in diesem Buch enthaltenen Empfehlungen Ihr persönliches Urteilsvermögen ein.
Der Verlag Eugen Ulmer ist nicht verantwortlich für die Inhalte der im Buch genannten Websites.

Bibliografische Information der Deutschen Nationalbibliothek
Die Deutsche Nationalbibliothek verzeichnet diese Publikation in der Deutschen Nationalbibliografie; detaillierte bibliografische Daten sind im Internet über http://dnb.d-nb.de abrufbar.

Wollgrasweg 41, 70599 Stuttgart (Hohenheim)
E-Mail: info@ulmer.de
Internet: www.ulmer.de
Lektorat: Dr. Eva-Maria Götz, Silke Behling, Lisa Seibel
Herstellung: Silke Reuter
Umschlag-Gestaltung: Atelier Reichert, Stuttgart
Satz: r&p digitale medien, Echterdingen
Druck und Bindung: Pustet, Regensburg
Printed in Germany

MIX
Papier aus verantwortungsvollen Quellen
FSC® C014889

ISBN 978-3-8186-0818-7

HIER KÖNNEN SIE WEITERLESEN:

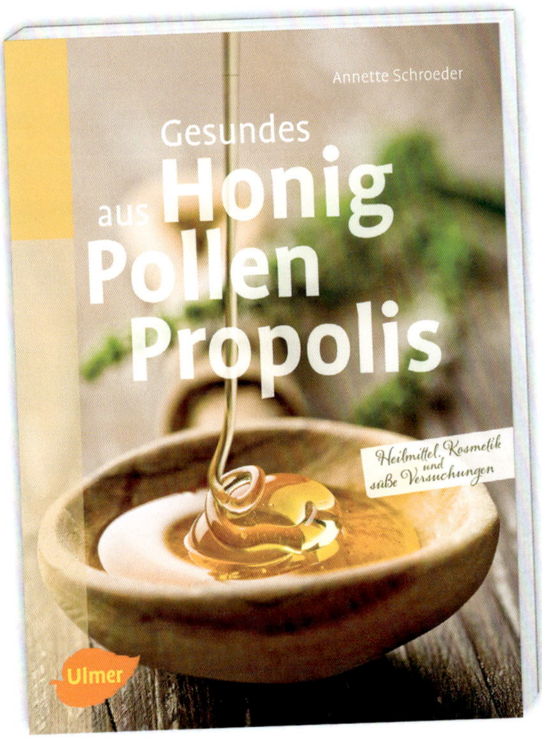

Gesundes aus Honig, Pollen, Propolis.
Heilmittel, Kosmetik und süße Versuchungen.
Annette Schroeder. 2012.
144 Seiten, 55 Farbfotos,
Klappenbroschur.
ISBN 978-3-8001-7728-8.

Gutes aus Honig, Pollen, Propolis, Gelée Royale und Bienenwachs können Sie ganz einfach selbst herstellen. Die leidenschaftliche Imkerin Dr. Annette Schroeder verrät Ihnen ihre besten Rezepte zum Gesundbleiben, Wohlfühlen und Glücklichsein mit Produkten aus dem Bienenstock. Nebenbei erfahren Sie Interessantes über die wertvollen Rohstoffe aus der Natur und was sie zu kleinen Wundermitteln macht.